Dirk Bennewitz
Andrea Kubasch

YOGA FÜR DEIN LEBEN

Mit 220 Farbfotos und 4 Illustrationen

Lotos

ANMERKUNG DER AUTOREN

Wir bedanken uns bei allen Lehrern, Kollegen und Freunden auf dem Pfad des Yoga, die uns inspiriert und unterstützt haben.

2016 sind wir Eltern von zwei wunderbaren Kindern geworden. Einen Teil unserer Einnahmen aus diesem Buch spenden wir dem Bundesverband Deutsche Kindertafel e.V. (www.deutsche-kindertafel.eu). Damit unterstützen wir die Arbeit dieses Vereins, der es den schwächsten Mitgliedern unserer Gesellschaft ermöglicht, ein warmes Mittagessen zu bekommen.

»Sind die Kinder klein, müssen wir ihnen helfen,
Wurzeln zu fassen. Sind sie groß geworden,
müssen wir ihnen Flügel schenken.«

Indisches Sprichwort

Für mehr Lifestyle-Tipps, Rezepte, Wellness-Tipps und Yogavideos besuche unsere Website www.yogafürdeinleben.de. Für einen persönlichen Austausch besuche unsere Power Yoga Germany Gruppe auf www.facebook.de.

INHALT

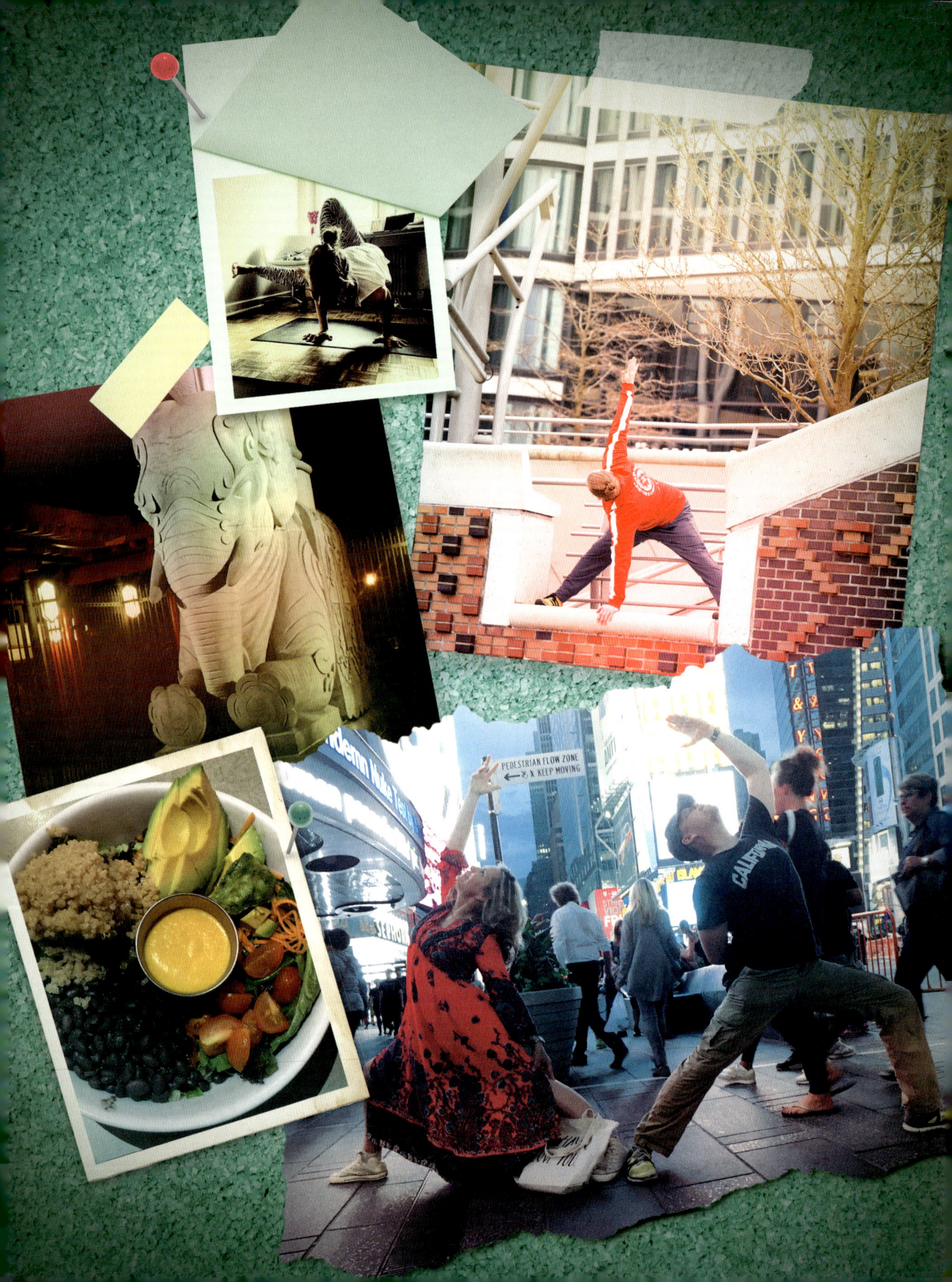
PEDESTRIAN FLOW ZONE
KEEP MOVING
CALIFORNIA

YOGA FÜR DEIN LEBEN

Wie würdest du gern leben, wenn alles möglich wäre? Wer wärst du? Wie würdest du dich fühlen? Egal wie weit weg dir dieses Idealbild momentan erscheint – du kannst heute beginnen, dich dorthin zu bewegen. Den ersten Schritt machst du gleich mit dem Lesen dieses Kapitels. Du informierst dich über einen uralten und doch höchst modernen Weg zu mehr Gesundheit, Lebensenergie und innerer Klarheit. Du informierst dich über Yoga und darüber, wie es zu *deinem* Weg werden kann.

HERZLICH WILLKOMMEN!

Willkommen in unserer Welt. Der Welt des Yoga für Menschen von heute. Wir freuen uns sehr, dass du dieses Buch in die Hand genommen hast. Es wird dein Leben verändern. Zumindest dann, wenn du es nicht nur liest, sondern von den vielen Praxisangeboten auch Gebrauch machst. Genau auf die Art, wie es für dich passt.

Die Techniken, die wir dir hier vorstellen, sind alt und doch modern. Die Herausforderungen, denen die Menschen in ihrem Leben begegnen, scheinen sich in den letzten 2500 Jahren gar nicht so grundlegend verändert zu haben. Schon damals waren die Menschen offenbar auf der Suche nach besserer Gesundheit, einem klareren Fokus und einem langen erfüllten Leben. Deswegen entwickelten sie Meditations- und Körperübungen, von denen wir bis heute profitieren. Yoga gehört dazu und ist ein echter Schatz für uns Menschen von heute. Es hält unterschiedliche Werkzeuge für dich bereit, die dir eine Menge bringen können: Du kannst damit insgesamt bewusster leben, dich psychisch ausbalancieren und deinen Körper formen, kräftigen und gesünder werden lassen. Vor allem kannst du ein Energielevel bekommen, das dich mühelos durch den Tag trägt. Du gewinnst eine für dich vielleicht ungewöhnliche Klarheit, die es dir ermöglicht, dein Leben aktiv und nach deinen Wünschen zu gestalten. Klingt doch lohnenswert, oder?

ES GEHT UM DICH!

Fangen wir also an! Es ist nie zu spät dafür. Egal, von welchem Zustand aus du startest. Ob du fit oder schlapp bist, dick oder dünn, meditationserfahren oder Anfänger: Fang einfach an! Und lass dich auch von deinem Umfeld nicht bremsen, wenn es dort heißt: »Das bringt jetzt sowieso nichts mehr!« Natürlich bringt es was. Leben ist Weiterentwicklung, bis zum letzten Atemzug. Ab jetzt gehörst du nicht mehr zu denen, die schon weit vor dem Ende ihrer Möglichkeiten aufhören, sich zu entfalten. Zehn oder zwanzig Minuten Praxis pro Tag werden bereits dazu führen, dass sich deine Lebensumstände fühlbar verbessern. Du hast mehr Energie, dein Leben wird leichter und sogar die Beziehungen zu deinen Mitmenschen werden deutlich angenehmer. Statt gelebt zu werden, kreierst du dein Leben selbst.

YOGA FÜR KÖRPER, GEIST UND HERZ

Wenn man unser westliches Leben betrachtet, kann man den Eindruck bekommen, als hätten wir alles unter Kontrolle. Wir benutzen einen Haufen hoch entwickelte Technik. Man muss sich nur mal vorstellen, dass wir mit unserem Smartphone 90 Prozent des Wissens der Menschheit in unserer Hosentasche mit uns herumtragen. Jederzeit abrufbar. Die Wissenschaft hat Lösungen für gravierende Probleme gefunden, und es gibt unzählige Dinge und Institutionen, die unser Leben angenehmer und sicherer machen sollen. Trotzdem führt das alles nicht zwangsläufig dazu, dass es uns gut geht. Wir sind uns dieses unglaublichen Überflusses, in dem wir leben, meist nicht einmal bewusst. Wir machen einfach nicht das daraus, was doch aber möglich wäre.

Wir beide stehen da auf einem vielleicht ungewohnten Standpunkt: Wir glauben, dass in unserer Welt alles im Überfluss vorhanden ist, damit wir ein glückliches Leben führen können. Das entspricht nicht so ganz dem Zeitgeist, in dem uns stets noch etwas zum Glück fehlt. Doch wir laden dich ein, es mal anders zu betrachten und dir dein Leben damit leichter und sehr viel schöner zu machen. Wie wir leben und wie wir uns fühlen, hat zu einem großen Teil mit unserer Wahrnehmung zu tun. Und die beginnt in unserem Geist – den wir in unserer Welt leider so gut wie nicht trainieren. Wir stopfen ihn nur voll mit Lehrbuchwissen und Informationen. Und oft füttern wir ihn auch noch mit dem Falschen. Dazu kann die exzessive Gewalt in den Medien gehören oder ein Umfeld, in dem Konkurrenz, Neid und Stress herrschen.

Zum Glück können wir hier mehr Einfluss nehmen, als wir glauben. Yoga ist nicht nur ein Weg des Körpers, sondern sogar in erster Linie einer des Geistes. Die Praxis wird folglich deine innere Klarheit und damit nicht zuletzt die Qualität deiner Beziehungen verbessern. Die Yogawelle, die die westliche Welt überspülte, betont das Individuum sehr stark: Es geht immer nur um den Praktizierenden selbst. Doch wir können es auch für eine positive Interaktion mit der Umwelt nutzen. Und so werden wir in diesem Buch einen weiten Bogen schlagen – vom Yoga für deinen Körper bis hin zu einem Yoga für die Liebe.

Willst du mehr Lifestyle-Tipps, Rezepte, Wellness-Tipps und Yogavideos?
Dann schau auf unsere Webseite: www.yogafürdeinleben.de

DIE ALTEN MUSTER KNACKEN

Einer unserer Freunde, ein Yogi aus Schweden, hat uns eine großartige Geschichte erzählt. Er war im Himalaja auf der Suche nach einem berühmten Lehrer für Yoga und Meditation. Der residierte ein paar Kilometer hinter der letzten Ansiedlung in einem Tal. Um zu seinem Guru zu kommen, musste unser Freund die letzte Etappe im Taxi zurücklegen. Der Fahrer des Dorfes verlangte dafür zwei Dollar und der Freund verbrachte einen ganzen Monat bei seinem Lehrmeister. Er erlernte Achtsamkeit, Yoga, die Kraft des Friedens und war voller Liebe zu allen Wesen.

Als die Zeit gekommen war abzureisen, kam derselbe Taxifahrer aus dem Dorf, um ihn wieder abzuholen. Dieses Mal allerdings verlangte er für die Fahrt 20 Dollar. Er wusste ganz genau, dass unser Freund die Strecke nicht zu Fuß bewältigen konnte, und es sah auch so aus, als ob der Fahrer das nicht zum ersten Mal tat. Und was passierte: Der eben noch beinahe erleuchtete Freund regte sich ordentlich darüber auf und stritt sich mit dem Taxifahrer darüber, dass der Rückweg nicht so viel teurer als der Hinweg sein könne. Beim allerersten Menschen, den er nach seinem einmonatigen Retreat getroffen hatte, war er sofort wieder in die alten Muster im Miteinander verstrickt.

Die Praxis war aber dennoch nicht umsonst. Denn er bemerkte noch während des Streits, was er da tat. Und so lenkte er ein und akzeptierte den Preis, der aus unserer Perspektive sowieso lächerlich günstig war. Er verschwendete keine Energie mehr darauf, zu kämpfen, wo es nichts zu gewinnen gab, und gönnte dem Mann sein Geld.

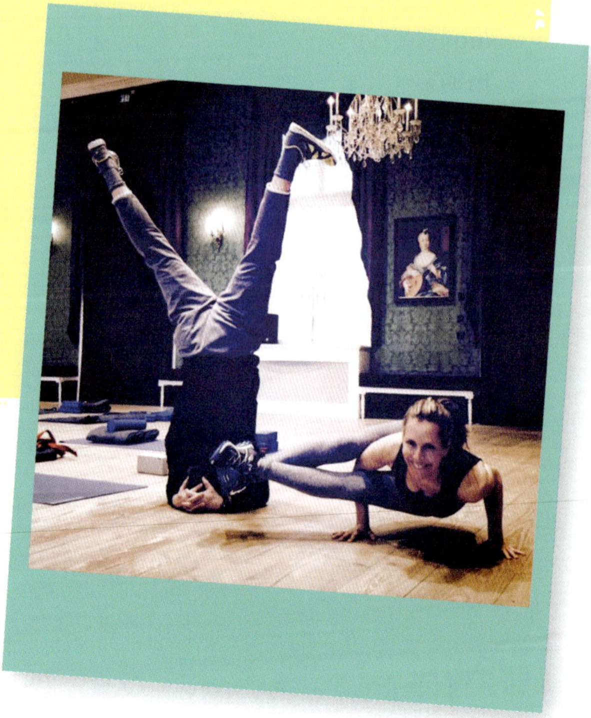

DEIN BESTER GURU BIST DU SELBST

Brauchst du für Yoga nicht einen Meister? Einen Guru? Der Begriff kommt aus dem altindischen Sanskrit und bedeutet »Vertreiber der geistigen Dunkelheit« oder auch »schwer und gewichtig«. Im Japanischen findet der Begriff seine Entsprechung in der Anrede »Sensei«, und im Chinesischen ist es der »Sifu«. All diese Begriffe bezeichnen einen spirituellen Lehrer. Was er tut, geht über die Vermittlung des reinen Handwerks oder einer bestimmten Technik hinaus. Vielmehr beeinflusst der Guru das gesamte Leben seiner Schüler auf allen Ebenen.

Der Guru ist ein Mensch wie seine Anhänger, er ist lediglich auf seinem Weg ein wenig weiter fortgeschritten. Ein wahrer Meister ist er, weil seine Erkenntnis auf seiner eigenen Erfahrung beruht. Der Guru teilt kein theoretisches Wissen, sondern beruft sich auf die Ergebnisse seines Forschens und Lebens. In diesem Sinne glauben wir, dass es gar nicht möglich ist, Yoga zu »unterrichten«. Wir glauben daran, unsere eigene Praxis zu teilen und von unseren Erfahrungen damit zu berichten. Das kann dann »ansteckend« wirken.

In unserer westlichen Welt hat der Ausdruck »Guru« oft einen negativen Beigeschmack, es schwingen dort häufig Worte wie »Abhängigkeit« und »Manipulation« mit. Tatsächlich gibt es Beispiele, in denen skrupellose Sektengründer ihre Macht missbrauchen und gutgläubige Anhänger ins Verderben führen. Das sind allerdings Ausnahmen. Zum Glück. Wirkliche Lehrer bringen dich mit ihren Erfahrungen, Techniken und Ideen nicht in Richtung Abgrund. Im Gegenteil: Ihr Anliegen ist es, dich in Richtung Licht und Klarheit, Liebe und Freiheit zu führen.

WIE FINDEST DU DEINEN GURU?

Musst du nun in den Himalaja reisen und an die Tür eines einsamen Klosters klopfen? Auch wenn das eine Möglichkeit ist (in traditionellen Kampfsportschulen ist das noch heute so), findest du deinen Guru doch viel einfacher: Du brauchst nur den Blick nach innen zu nehmen, dann entdeckst du ihn. Er sitzt nämlich in dir. Allerdings ist er hinter vielen Schleiern versteckt. Du musst ihn also erst ein wenig suchen.

In der Yogaphilosophie werden diese Schleier »Mayas« genannt, es sind Schleier des Bewusstseins. Stell dir eine Zwiebel vor, deren einzelne Schichten du langsam entfernst, um zum Zentrum zu gelangen. Ähnlich sind diese Mayas. Sie geben dir das Gefühl, dass unsere

Welt nur aus physischer Materie und der mentalen Ebene besteht. Eine wahre Verbindung zu allen anderen Ebenen (der emotionalen, der astralen, der energetischen und so weiter) wird erst dann möglich, wenn du die Schleier deines Bewusstseins lüftest. Dein innerer Guru wird dir helfen, diesen Weg zu gehen. Und was er von innen her tut, kann ein Lehrer von außen unterstützen. Oder ein Buch wie dieses hier.

Alles, was wir brauchen, tragen wir bereits in uns. Die Yogapraxis ist damit auch kein weiterer Punkt am Tag, den es zu erledigen gilt, sondern das pure Leben. Es ist der Blick hinter die selbst aufgebauten Kulissen, der dein Leben immer reicher und freier macht. Dann erkennst du auch: Es ist nichts verkehrt mit dir, was erst noch in Ordnung gebracht werden müsste.

Wir glauben, dass du sehr wohl entscheiden kannst, was gut für dich ist und was nicht. Dieses Selbstvertrauen und diese Selbstwirksamkeit möchten wir dir mit unserem Praxisangebot (zurück-)geben. Als Kind hast du alles Mögliche zum ersten Mal machen müssen, und dabei hattest du keine Angst und keine Bedenken. Du hast dich zuerst hingesetzt, und dann bist du aufgestanden und irgendwann losgelaufen. Das sind große Leistungen, die du freudig gemeistert hast. Dieses Grundgefühl musst du nur zurückholen, jetzt, als Erwachsener. Ja, das ist möglich.

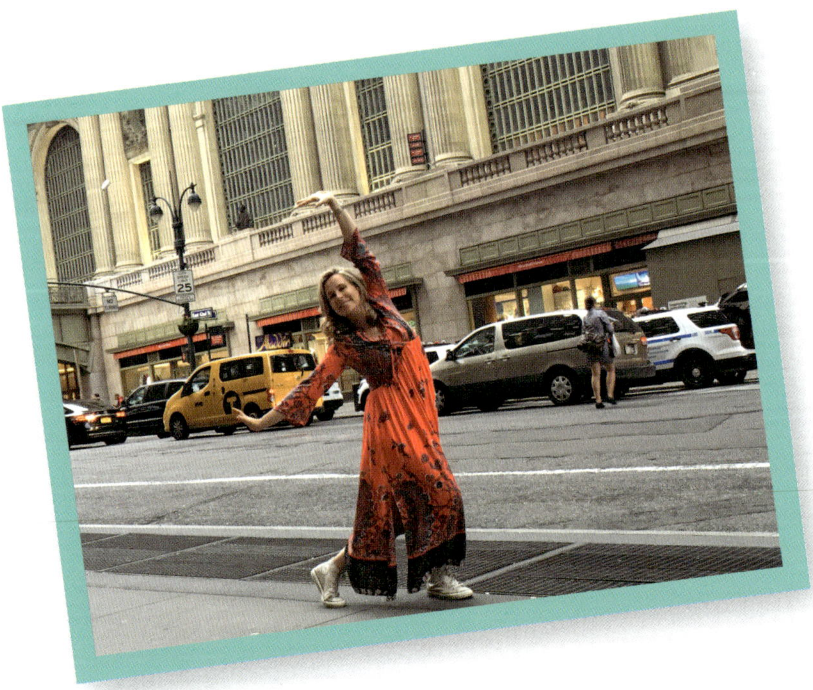

ERLEUCHTUNG IN KLEINEN DOSEN

Die Praxis, dem inneren Guru zu folgen, wird dein Leben auf viele Arten bereichern. In unserer technischen und methodenlastigen Welt werden uns Selbstkompetenz und Selbstwirksamkeit leider schon früh aberzogen. Immer muss erst ein »Experte« gefragt werden, was wir denn nun machen oder wie wir uns verhalten sollen. Wir brauchen einen Arzt, einen Anwalt, einen Schulberater, einen Finanzberater, einen Coach.

Dirk hat von Kindesbeinen an die massive Präsenz japanischer Aikido-Großmeister beeindruckt. Wenn sie auf internationalen Lehrgängen in den 1980er-Jahren ihre Aikido-Techniken präsentiert haben, hatte das eine große Leichtigkeit und gleichzeitig immense Kraft. Diese Meister waren damals oft schon weit über siebzig. Nach dem Geheimnis ihrer Kraft befragt, kam immer nur die Antwort »Du musst weiter praktizieren …« Dirk hat dann immer gedacht, die Meister würden ihm das Geheimrezept nur vorenthalten und irgendwann wäre er dann würdig, es zu empfangen. Das war aber reines Hollywood-Denken, in Filmen kommt die Erkenntnis immer wie eine Explosion und alles wird plötzlich klar. In Wahrheit kommt die »Erleuchtung« in kleinen Schritten und beim regelmäßigen Praktizieren. Der innere Guru wird dich immer weiter anleiten und dir immer genau das »verraten«, was dir gerade weiterhilft. Darauf kannst du vertrauen.

DIE DÄMMERUNG

Lange vor dem eigentlichen Sonnenaufgang beginnt kaum wahrnehmbar die Dämmerung. Minute um Minute wird es dann heller. Lange vor der eigentlichen Geburt beginnt das Leben in uns. Unser Zustand im Mutterleib ist ein Erleben von Einheit. Es ist unsere erste menschliche Erfahrung. Fast alle Glaubensrichtungen, Weisheitslehrer und Philosophien versuchen, uns wieder in diesen Urzustand unseres Seins zu führen, aber nicht auf einem Weg zurück, sondern auf einem Weg nach vorn. Schritt für Schritt auf das Erleben des All-Einen zu. Erleuchtung im Yoga (Samadhi) ist nichts anderes als diese Erfahrung der vollkommenen, bewussten Ganzheitlichkeit.

WAS BEDEUTET YOGA?

Seine Wurzeln liegen im Indien vor etwa 4500 Jahren. Damals entwickelte sich Yoga als eine Methode zum Erkennen des wahren Selbst und zur Vervollkommnung der Wahrnehmung von der Welt. Yoga wurde über die Jahrhunderte ein Weg, um den Herausforderungen des Lebens mit Stabilität und Ausgeglichenheit zu begegnen und den auf Ablenkung ausgerichteten Geist zu fokussieren. Es besteht bei Weitem nicht nur aus Körperübungen, sondern umfasst auch Reinigungstechniken, Atemübungen und Meditation. Hinter all dem liegt eine umfassende Philosophie, eine ganz eigene ausgefeilte Lebensauffassung. Yoga ist damit also kein Gesundheitssport, auch wenn eine deutlich verbesserte Gesundheit eine der Nebenwirkungen ist. Das Ziel des Yoga ist größer: die Erweckung deiner höchsten Ideale und deren Integration in dein Leben. In jeden Moment deines Seins.

Alte Yogis glauben, dass man Yoga gar nicht explizit »machen« kann, sondern dass Yoga unser natürlicher Zustand ist. Wir entfernen mit der Praxis nur die Schichten, die unsere Gesellschaft, die Familie und andere Einflussfaktoren über unser wahres Sein gelegt haben. Dies ist ein anderes Bild für die schon beschriebenen Schleier.

YOGA – EIN ACHTFACHER PFAD

Bereits um 400 vor Christus verfasste der Weise Patanjali einen Leitfaden zur Selbstvervollkommnung. Er umfasst acht Elemente und nennt sich daher achtgliedriger Pfad, die Basis des Yoga:

- → *Yamas* = wie du mit der Umwelt umgehst und interagierst
- → *Niyamas* = wie du mit dir selbst umgehst
- → *Asanas* = wie du mit deinem Körper umgehst
- → *Pranayama* = wie du mit deiner Atmung umgehst
- → *Pratyahara* = wie du mit deinen Sinnen umgehst
- → *Dharana* = wie du dich konzentrierst
- → *Dhyana* = wie du meditierst
- → *Samadhi* = innere Erleuchtung, innere Freiheit, das Höchste

Im Laufe der Jahrtausende haben sich viele Yogastile entwickelt, der Variantenreichtum ist immens. Und das ist gut so, denn Yoga ist eine lebendige Kunst, es ist eine praktische Wissenschaft vom Leben selbst. Es gibt keinen genauen Ablaufplan für diesen Weg zur Selbsterkenntnis. Es ist ein Weg ohne Anfang und Ende, den wir mit dem Beginn unserer Praxis zu beschreiten anfangen.

Du kannst dir dein Selbst als einen Kreis mit einem Dreieck darin vorstellen, an dessen Spitzen jeweils Körper, Geist und Herz stehen. In diesem Bild aber ist es gar nicht wichtig, wo du genau in den Kreislauf einsteigst, um etwas zu optimieren. Egal, wo du anfängst, es werden immer alle Bereiche positiv davon beeinflusst. Die geistige Entspannung wird den Körpertonus herabsetzen und helfen, Verspannungen zu lösen. Eine gute Tat wird dein Herz mit Freude erfüllen, und ein offenes Herz wird auch deinen Körper weicher werden lassen. Und das Praktizieren an sich wird dir das Gefühl geben, etwas Gutes für dich zu tun und dein Leben sinnvoll zu nutzen.

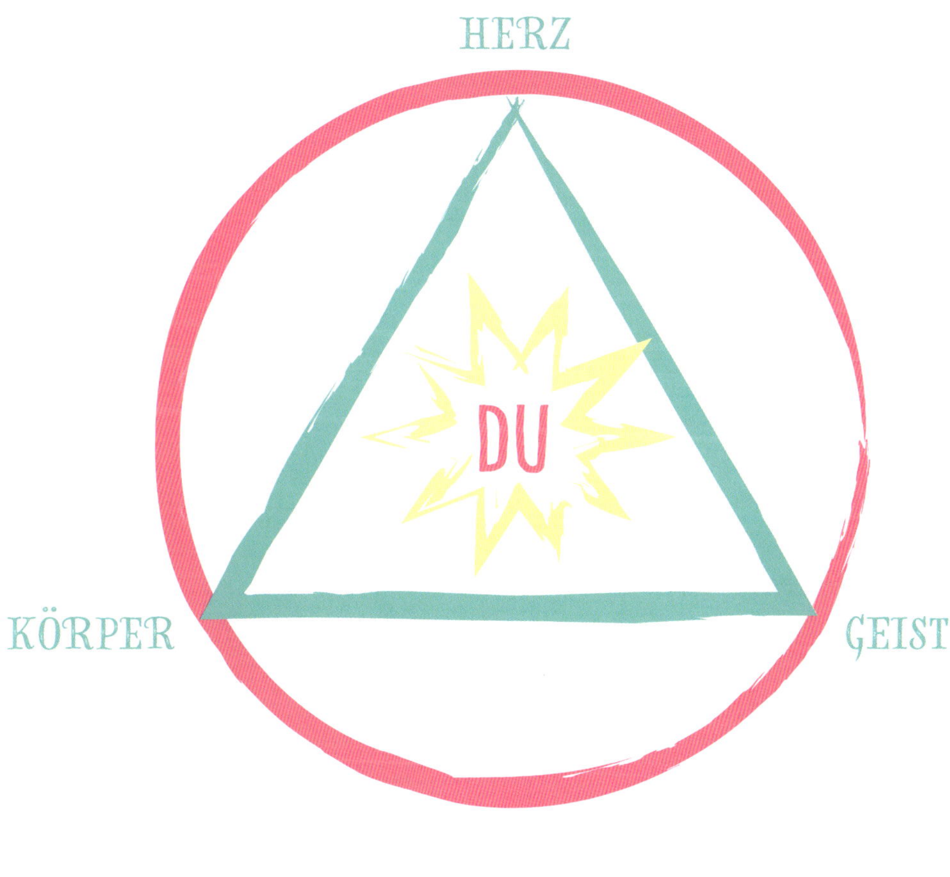

EIN WEG, DER NIEMALS ENDET

Yoga ist keine Religion. Zumindest nicht in dem Sinne, dass es dir als einheitliche Lehre vorgeben würde, was du essen darfst, was du anziehen solltest und wann du zu beten hast. Wenn man Religion hingegen als etwas betrachtet, wofür Menschen sich einem gemeinsamen Werte- und Verhaltenssystem anschließen, dann vielleicht. Es gibt viele Religionen und Konfessionen, aber nur eine Spiritualität. Sie ist ein Weg, der uns aus unserem Zentrum heraus immer bewusster und wacher werden lässt. Die Entwicklung kommt nicht von außen, sondern aus unserem Inneren, und sie wandelt die Art unseres Handelns und unseres Seins zum Positiven. Es ist dabei die Praxis, die die Veränderung herbeiführt, nicht irgendwelche Ideen oder eine Art von Frömmigkeit. Wenn man die religiösen Organisationen, die geografischen und kulturellen Unterschiede und Ähnliches beiseitelässt, kommt man überall zu der universellen Kernaussage: Die letzte Wahrheit liegt in dir.

Was also kann dir speziell Yoga bringen? Ein völlig neues Lebensgefühl: voller Kraft und Leichtigkeit, Stärke und Gelassenheit. Und wie soll das funktionieren? Denn sicher ist auch dein Alltagsleben von Zwängen und Gewohnheiten bestimmt und nicht zwangsläufig von den Dingen, die du gern tust. Angewohnheiten, gute wie schlechte, kann man nicht einfach so löschen. Aber: Du kannst sie mit regelmäßiger Übung durch neue ersetzen und damit alles ändern. Mit dieser Idee verfolgen wir den Ansatz einer lebenslangen Praxis. Es gibt sie auch in den Kampfkünsten, dort ist im jeweiligen Namen die Silbe »do« auffällig – Aikido, Judo. Sie steht für den Weg, der niemals endet und uns immer weiter in Richtung Meisterschaft führt, wenn wir einfach in unserem individuellen Tempo vorangehen. Das ist das Wesentliche: dranbleiben, weitergehen, aktiv bleiben. Das Tempo ist nicht entscheidend.

Wir bevorzugen in diesem Buch keinen speziellen Yogastil und erheben auch keinerlei Dogma. Wir bieten dir lediglich einen Weg an, der Körper, Geist und Herz gleichermaßen ausbalanciert und stärkt.

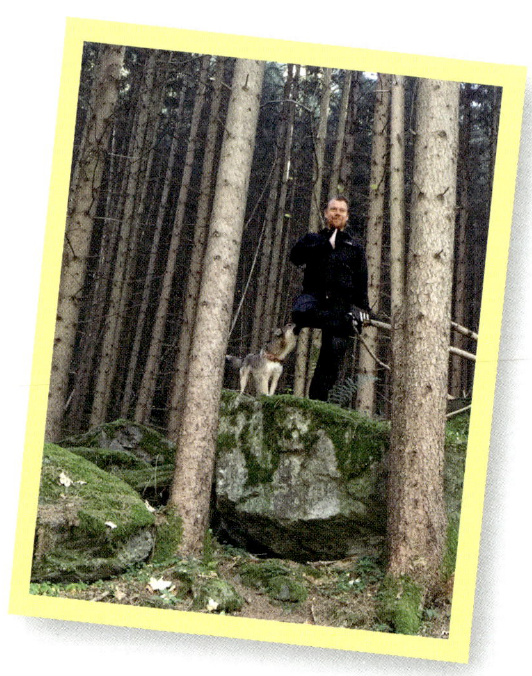

ENTSPANNT UND KRAFTVOLL – DEIN WEG ZUR FREIHEIT

Yoga kann dein Leben grundlegend verändern, so wie es das bei uns beiden getan hat. Es kann dich aus allen Negativschleifen herausholen. Schauen wir uns die zuerst noch mal an, damit du weißt, worauf du dich freuen kannst, wenn du sie durch Praxis nach und nach zum Verschwinden bringst.

Unsere Welt ist in einem hohen Maß technisiert. Die Vernetzung ist weit vorangeschritten, mit einem Smartphone, diesem Computer zum In-die-Tasche-Stecken, können wir von beinahe überall aus mit Menschen weltweit Kontakt aufnehmen. Wir können mit geliebten anderen Erlebnisse teilen oder unterwegs den Weg finden. Wunderbar. Wir können uns aber auch dauerhaft mit unnützen Informationen zuschütten, die Klatsch- und Tratschpresse ansehen und uns von permanent negativen Nachrichten Angst einjagen lassen. Wir können ein falsches und idealisiertes Selbst in den sozialen Medien inszenieren und uns hinter dieser Maske verstecken.

Wir haben die Wahl. Die Technik selbst kann eine Qual oder ein Segen sein. Sie ist neutral. Es kommt darauf an, welche Bedeutung und welchen Sinn wir ihr zugestehen. All die Gerätschaften sind nur Werkzeuge, die wir entsprechend unserer Wünsche einsetzen können. Sie haben uns mitnichten versklavt, das führen wir nur gern als Entschuldigung für unser Verhalten an. Sicher haben sie eine nicht zu unterschätzende Sogwirkung und sind deshalb für Kinder und Jugendliche nicht unschädlich. Als Erwachsene aber haben wir die Aufgabe, einen sinnvollen Umgang damit zu finden und an unsere Kinder weiterzugeben.

MONKEY MIND

In unserer mittlerweile mehr als zwanzigjährigen Praxis haben wir gemerkt, dass sich der Geist auch ohne die vermeintlich störende Technik ablenkt. Selbst in einem Retreat, einem spirituellen Rückzug, bei dem alle Technik ausgeschaltet wird und man morgens draußen in einem wunderschönen Wald meditiert, wandert der Geist gern herum und lenkt sich mit allem ab, was er finden kann. Mal ist es zu kalt, mal zu heiß, eine Fliege setzt sich auf deine Nase, du fragst dich, ob es vielleicht regnen wird und wann denn endlich mal diese tollen

Momente in der Meditation kommen und so weiter und so fort. Das Gehirn ist in einem permanenten Denkprozess, auch ganz ohne die moderne Technik.

Warum tut es das? Es ist darauf programmiert, unser Überleben zu sichern, also scannt es permanent alles Mögliche, ob da nicht was schiefgehen könnte. Deswegen sind wir auch so auf negative Nachrichten programmiert und ängstigen uns vor den Terroranschlägen irgendwo weit weg oder vor Krankheiten, die wir mit hoher Wahrscheinlichkeit nie bekommen werden. Interessanterweise schaffen wir es gleichzeitig, direkte Gefahren, die tatsächlich bestehen, zu ignorieren. Über die schädlichen Folgen einer falschen Ernährung oder des Rauchens beispielsweise sind die meisten von uns aufgeklärt. Diese Tatsachen kann unser Gehirn allerdings verlässlich wegstecken.

WAS HEISST MEDITATION?

Meditation gehört untrennbar zum Yoga und wird oft völlig falsch verstanden. Stell dir vor, du würdest an einer Straße sitzen, alle möglichen Autos fahren vorbei. Jedes dieser Autos ist ein Gedanke, da geht es um die Arbeit, um Süßigkeiten, um Sex, Einkaufen, die Kollegen, deinen Mann, deine Frau, das Fernsehprogramm, deine Sorgen … Im Alltag versuchen wir, auf jedes dieser Autos zu springen und mit ihm mitzufahren. Alles scheint so wichtig! Und in der Meditation? Viele meinen, da sollte man die Gedanken anhalten. Aber wir springen auf keinen Fall auf die Straße und versuchen, die Autos zu stoppen! Dann gibt es nur ein noch größeres Chaos. Wir bleiben am Rand sitzen und schauen dem Verkehr entspannt zu. Wir bemerken, wenn wir gern auf ein Auto aufspringen würden – und lassen es sein. Und wenn wir bereits aufgesprungen sind, merken wir auch das und setzen uns wieder an den Straßenrand.

Wenn wir im zarten Alter von sechs Jahren in die Schule kommen, erklärt man uns, dass jetzt das kindliche Leben ein Ende hat. Unsere Eltern und die Nachbarn stehen dann vor uns und verkünden feierlich, das jetzt »der Ernst des Lebens« beginnt. Und im schlechtesten Fall glauben wir ihnen das und bleiben in diesem Modus, bis wir unser irdisches Dasein beenden. Die ganze Zeit über empfinden wir das Leben als hart und ernst. Und vor allem sind wir selbst hart zu uns und zu unseren Mitmenschen. Konkurrenten könnten uns überholen und wir bleiben auf der Strecke. Werden vergessen im Niemandsland. Deswegen strengen wir uns noch mehr an. Das Leben wird ein Kampf. Diese Einstellung finden wir bei unseren Schülern in verschieden starker Ausprägung immer wieder. Sie bringen sie auch mit zum Yoga.

Wenn du innerlich im Krieg mit dir selbst bist, wenn du unbedingt Gewicht verlieren oder einen Marathon schaffen willst, überschreitest du sehr schnell eine innerliche Grenze. Die sagt dir instinktiv, was für dich und deinen Körper gesundheitsförderlich wäre. Aber du hörst nicht auf sie, wenn du kämpfst. Dann opferst du deine Gesundheit und deine Lebensfreude, um irgendwann einmal an irgendeinem Ziel zu sein. Hinzu kommt: Wenn wir innerlich im Krieg sind, lassen meistens auch die äußerlichen Konflikte nicht lange auf sich warten. Was wir fühlen und wie wir uns benehmen, strahlt nämlich auf unsere Außenwelt ab und zieht entsprechende Auseinandersetzungen an.

GEH DEN BESSEREN WEG!

Bist du reif, es anders zu machen? Hat dich der Kampfmodus vielleicht schon dahin gebracht, dass Angst, Anspannung und Frustration deine regelmäßigen Begleiter sind? Oder dass sich bereits körperliche und seelische Beschwerden wie Rückenschmerzen oder depressive Verstimmungen zeigen? Kommst du während deiner mit Terminen voll gepackten Tage, egal ob du Topmanager oder Mutter bist (oder sogar beides), immer weniger dazu, mal kurz innezuhalten und einfach zu fühlen, was in deiner Innenwelt los ist?

Bevor du dich zum Ausgleich mit Fastfood, Kaffee, Zigaretten oder Süßigkeiten »belohnst« und dein schlechtes Gewissen dann im Fitnessstudio abarbeitest, um deine Fitness-App zufriedenzustellen – probier einen neuen Weg. Wir beide und viele, viele Schüler unserer Yogaschulen haben es geschafft, aus dieser destruktiven Spirale auszusteigen. Unsere Praxis bietet sicher auch dir eine Alternative dazu. Sie ist ein natürliches Antidepressivum, hilft gegen Melancholie und Stress, gegen Verspannungen und Rückenschmerzen.

Vor allem macht sie ein rundum gutes Lebensgefühl. Du läufst bald keinem fernen Ziel mehr nach, sondern merkst: Es ist die Praxis selbst, die alles liefert, was du brauchst, und das auf jeder einzelnen Stufe des Weges und nicht erst am Schluss. Sie wirkt vom ersten Tag an. Du wirst dich selbst sofort bewusster wahrnehmen und deine Leistungsfähigkeit und Effizienz werden sich in allen Bereichen spürbar erhöhen. Das Paradox ist: Du wirst weniger machen, entspannter sein und mehr erreichen. Um das besser zu verstehen, kannst du dir Menschen ansehen, die in ihren Bereichen wirklich Außergewöhnliches leisten: Leistungssportler, Rockstars oder auch manche Unternehmer. In unserem langjährigen Berufsleben hatten wir häufig die Gelegenheit, mit solchen Menschen zusammenzuarbeiten. Dabei ist uns eine Gemeinsamkeit an ihnen allen aufgefallen: In dem Moment, wo sie sich beweisen müssen, zum Beispiel auf der Bühne beim Konzert vor zigtausenden Menschen oder bei einem olympischen Wettkampf, setzen sie ihren Fokus und entspannen sich so weit, dass sich ihre Leistung frei entfalten kann. In der oberen Liga ist es absolut nötig, voll präsent und dabei entspannt zu sein, um das ganze Potenzial auszuschöpfen. Anspannung oder Verkrampfung hemmt einen Top-Performer. Er lässt seinen Fähigkeiten den Raum, sich auszuleben. Er schafft innerlich Platz dafür, dass die Energie fließen kann.

Diese Entspannung hat dabei nichts mit der landläufigen Idee von »Füße hochlegen« und faul sein zu tun. Es ist eine Art aktive Passivität, mit der auch ein japanischer Kampfkünstler den Angriff erwartet, um dann angemessen darauf zu reagieren und den Kampf letztendlich zu gewinnen. Diese Freiheit im Leben, bei hoher Leistungsfähigkeit und zugleich fokussierter Entspannung die eigenen Potenziale auszuschöpfen, die schenkt dir auch eine regelmäßige Yogapraxis.

ECHTES GLÜCK

Du kennst bestimmt den Zustand des akuten Verliebtseins. Wenn du das gerade erlebst, erfährst du dein ganzes Leben mit großer Leichtigkeit und Sorglosigkeit. Du traust dir zu, Berge zu versetzen, und steckst alle Niederlagen locker weg. Ach was, es gibt gar keine Niederlagen in dieser Zeit.

Leider geht so eine Verliebtheit aber wieder vorbei. Woher soll also echtes, dauerhaftes Glück kommen? Im Yoga weiß man: Es kann nur aus dir selbst kommen. Stell dir einfach mal vor, du bist in dich selbst verliebt und in dein Leben. Versetz dich in den Zustand kindlichen Staunens. Alles erscheint dir bunt und aufregend, besonders und schön. Allein schon das Atmen und der Herzschlag oder die Bewegungen des Körpers. Fühlt sich doch gut an, oder?

Im Yoga wird diese Erfahrung als Ananda bezeichnet: höchste Freude, Glückseligkeit. Sie entsteht aus uns selbst, ganz ohne äußeres Vergnügen. Ananda kommt von innen, es ist dein ursprünglicher Zustand. Und das heißt auch: Du kannst es erleben. Jederzeit. Die Praxis weist den Weg.

DAS LEBEN SELBST GESTALTEN

Wenn wir Kinder sind, träumen wir große Dinge. Sie kommen uns zu der Zeit ganz normal vor. Wir wollen Astronauten und Königinnen werden. Bis zum Schulabschluss ein paar Jahre später kommt aber was dazwischen: die Erziehung. Durch Vorgaben, durch Strafen und Spott, in der modernen Weise durch Lob, Anregung und Humor, werden wir dazu gebracht, linear zu denken und vernünftig zu sein. Also werden wir »nur« Sachbearbeiterin, Taxifahrer, Journalist, Mutter oder Ärztin. Wir stehen früh auf, um als Erste bei der Arbeit zu sein, sagen brav Ja, wenn der Chef etwas will, trinken am Wochenende ein paar Bier, konsumieren ein bisschen Entertainment, shoppen im Internet irgendwelche Dinge, die wir eigentlich nicht brauchen, und am Montag geht dann alles wieder von vorn los. Das Leben geht dahin, und wir sind in einer Art gehetzter Langeweile gefangen. Bequem, gewohnt, bestenfalls ungefähr-

RAUS AUS DER BOX

Unsere Welt und vor allem das Berufsleben fordern von uns lineares Denken. Es gibt ein vorgegebenes Ziel, und das muss mit einer Reihe logischer Schritte, die aufeinander aufbauen, erreicht werden. Es wird auch als analoges Denken bezeichnet. Wenn man diese Linie gedanklich verlässt, wird es als Abschweifen wahrgenommen. Lineares Denken ist tatsächlich sehr wertvoll bei der Bewältigung unserer Alltagsaufgaben.

Es gibt aber noch eine andere Art, sich Aufgaben zu nähern. Bei divergentem Denken wird ein Ziel nämlich von unterschiedlichen Seiten eingekreist und aus verschiedenen Blickwinkeln beleuchtet. So lange, bis sich eine – oft verblüffende – Lösung zeigt. Es ist ein Denken »outside the box«. Die Hirnforschung steht hier noch am Anfang, allerdings deuten Forschungsergebnisse darauf hin, dass es bei dieser Art zu denken teilweise zu starken Hirnaktivitäten kommt, es aber auch Phasen der verlangsamten Aktivität gibt, wo das Gehirn in den entspannten Alphazustand wechselt. Das passiert vor allem in Arealen, die für die visuelle Wahrnehmung zuständig sind. Man könnte es aus yogischer Sicht als ein Zurückziehen der Sinne interpretieren (im Sanskrit »Prathyahara«). Kurz bevor eine neue Idee sich Bahn bricht, entsteht dieser Effekt. Macht Yoga deshalb kreativer?

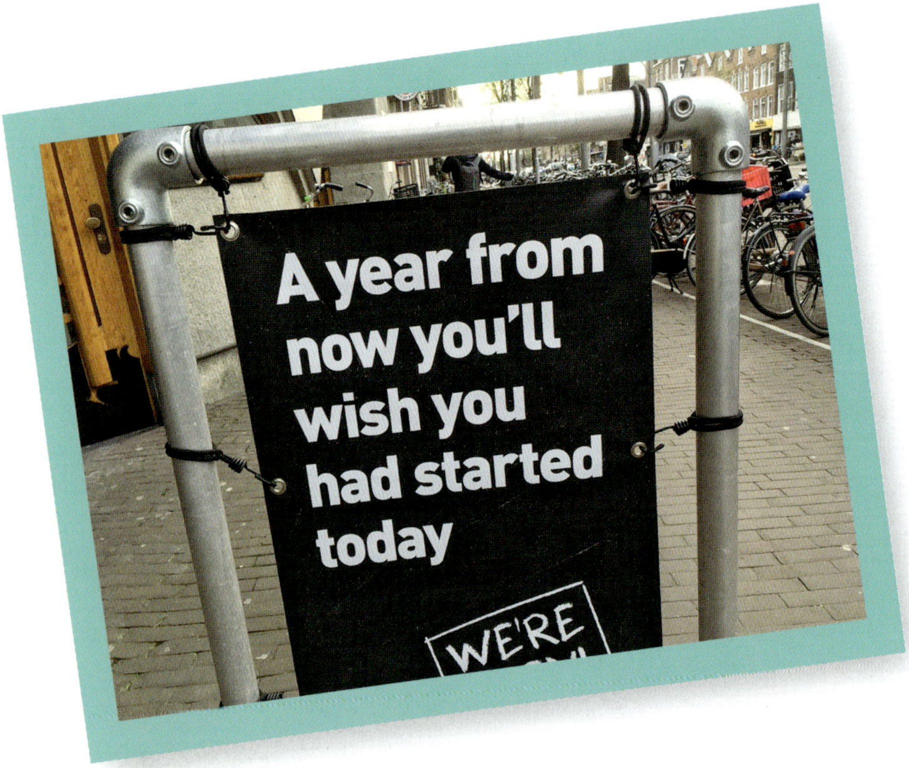
A year from
now you'll
wish you
had started
today
WE'RE

lich, aber leider auch etwas lahm. Wie kommt man aber raus aus diesem Trott? Wie findet man aus der Zuschauerperspektive des gewöhnlichen Alltags hin zu einer Position in der Mitte des eigenen Lebens? Eines aufregenden, prickelnden, selbstbestimmten Lebens? Es gibt mehrere Wege in die Zone, in der die wirklich süßen Trauben hängen. Und sie sind nicht geheim.

1. KOMM IN DIE GEGENWART

Unser Leben findet immer nur und ausschließlich im aktuellen Moment statt. Die Zeit ist letztlich eine Täuschung und nur ein Maß, das wir für praktische Dinge festgelegt haben. Erleben können wir immer nur den gegenwärtigen Moment. Und doch geben wir der bereits abgeschlossenen Vergangenheit und der ungewissen Zukunft meistens immensen Raum in unserem Leben. Wir gehen spazieren – und was tun wir, statt die Gegend zu genießen? Wir analysieren die Vergangenheit und projizieren unsere Gedanken in die Zukunft. Dann entstehen Ängste, und so bleiben wir lieber in unbefriedigenden Situationen, als etwas Neues zu wagen. Der Ausweg ist, die Veränderung anzugehen, ganz klar. Und der einzige Zeitpunkt dafür, die Weichen umzustellen, ist jetzt.

2. LERNE, DICH ZU FOKUSSIEREN

Fokussieren heißt, sein ganzes Handeln, Denken und Fühlen auf ein bestimmtes Ziel auszurichten. Im Yoga wird dies mit »Dharana« beschrieben. Es ist die sechste Stufe des achtgliedrigen Pfades (siehe Seite 12). Es bedeutet »den Geist anhalten, das Denken anhalten« oder auch »Konzentration«.

Den eigenen Fokus zuerst zu finden und dann zu behalten, ist in unserer Gesellschaft eine herausfordernde Angelegenheit. Sehr viele Kanäle buhlen Tag und Nacht um unsere ungeteilte Aufmerksamkeit und bombardieren uns mit ihren Nachrichten. Dazu gehören das Fernsehen, die Nachrichten-Apps, Zeitungen, unsere Telefone, Skype, WhatsApp, E-Mails, SMS, Plakate, Radio … Einen Großteil von deren Nachrichten nehmen wir schon gar nicht mehr bewusst wahr. Im Unterbewusstsein allerdings landen sie fast alle und von dort aus beeinflussen sie uns.

Die Werbung macht sich das zunutze und wiederholt einfach oft genug die Nachricht, dass Getränk X oder Parfum Y dich glücklich macht. Dein bewusster Verstand erkennt natürlich, dass ein Getränk gut schmecken und ein Parfum gut riechen, aber nicht wirksam zu deinem Glück beitragen kann. Wenn du dann allerdings im Geschäft stehst, greifst du doch zum Produkt aus der Werbung. Der Impuls kommt aus dem mächtigen Unterbewusstsein. Und du denkst, du hast dich frei und mündig entschieden … Hinzu kommt: Diese Art der Beeinflussung funktioniert auch aus unserem Inneren heraus. Im Laufe unseres Lebens haben wir bestimmte Vorstellungen und Glaubenssätze für uns als »wahr« im Unterbewusstsein abgespeichert. Dazu gehören solche Zuschreibungen wie »Ich bin unordentlich«. Ausreichend oft wiederholt wurde das zu einer inneren Wahrheit, die wir uns auch im Außen immer wieder bewiesen haben. Dann leben wir im Chaos und denken: So sind wir eben. Tatsächlich aber besteht gar kein Grund dazu, das als unausweichliche und unabänderliche Tatsache hinzunehmen. Wir können einen solchen vermeintlichen Fakt jederzeit nach unseren Wünschen ändern und unser Leben aktiv gestalten.

Bis wir hier zu Bewusstsein kommen, lebt unser Geist, und damit wir selbst, in einer Art Dauerrauschen, das von außen und von innen kommt. Das ist, als würde den ganzen Tag der Fernseher im Hintergrund laufen. Um diese Art der Beeinflussung zuerst zu erkennen und dann zu reduzieren und selbst zu bestimmen, wie wir mit den Einflüssen umgehen, gibt es diverse Techniken. Interessanterweise kannten Yogis schon vor Tausenden von Jahren Mittel, so ein »Rauschen« zu vermindern oder – besser – sich ihm nicht willenlos auszusetzen. Wie gesagt: Die Probleme der

Menschen ändern sich über die Epochen hinweg gar nicht allzu sehr. Die Technik gibt ihnen nur andere Formen.

Um nun den Fokus von den Dingen, die uns negativ beeinflussen, wegzunehmen und auf die positiven Dinge, die uns guttun, zu lenken, ist eine regelmäßige Yogapraxis ein verlässliches Tool. Das achtsame Ausführen der Positionen, der Atemübungen und der Meditationen ist der Schlüssel dazu, fokussiert selbst zu steuern, wie wir leben möchten.

Während des Übens kommt der Fortschritt langsam und auch nicht immer linear. Manchmal hat man das Gefühl, es geht sogar rückwärts, doch das sind nur kurze Phasen. Mit regelmäßiger Praxis unserer Vorschläge in diesem Buch wird es dir gelingen, deine eigenen Bedürfnisse besser zu erkennen und dein Handeln danach auszurichten. Es ist weniger eine Explosion, die die verkrusteten Strukturen einfach wegsprengt, sondern ein Fluss, der mit seiner Weichheit und seiner Beharrlichkeit den Stein bearbeitet und neu formt. Nach und nach schält sich dein Wesenskern hervor. Dein Leben wird leicht und klar.

3. DU BRAUCHST KEINE LEISTUNGSFÄHIGERE VERSION DEINER SELBST ZU ENTWICKELN

Die Entwicklung eines verbesserten Selbstwertgefühls mit unzähligen Methoden und Techniken ist eine richtige Industrie geworden. Die Menschen suchen an der Oberfläche nach neuen Möglichkeiten, ein größeres Selbstbewusstsein und mehr Selbstliebe zu entwickeln. Wenn sie eine gefunden haben, sind sie sehr motiviert und setzen alle vorgegebenen Schritte gleich in die Tat um. Allerdings werden häufig die darunterliegenden Mechanismen nicht bearbeitet. Die Schüler denken dann, sie würden entweder nicht hart genug daran arbeiten, ihre Gedanken neu zu ordnen oder positiv zu denken, oder sie würden die Anwendung noch nicht richtig können, wo sie doch bei Lehrer XY so hervorragend funktioniert. Das ist, als würdest du im Yogastudio denken: »Verdammt nochmal! Ich muss jetzt entspannen!!«

Unsere Praxis beginnt an dem Punkt, an dem wir nach innen gehen. Alle Mechanismen in unserem Inneren müssen auch genau dort bearbeitet werden. Und dabei beginnen wir mit dem, was wir dort vorfinden. Mit dem Menschen, der wir gerade sind. Erst wenn wir aufhören, ein besserer, glücklicherer oder entspannterer Mensch werden zu wollen, und uns stattdessen einfach erlauben, zu sein, wie wir sind, fängt der Wandel an. Dann kommen wir dem Ziel, unser Leben aktiv zu gestalten, näher.

Wieder wirkt die Meditation – und auch das Üben auf der Matte ist ja Meditation. Eine Ebene unterhalb deiner wilden Gedanken findest du dabei einen klaren, ruhigen See. Es ist so, als würdest du einen Schritt zurücktreten und diesen Punkt in deinem Selbst beobachten. Du bist nicht (nur) deine Gedanken, du bist viel mehr als das. Es ist so, als würdest du mit etwas Abstand die größere Version deiner selbst bemerken – alle Selbstkritik fällt von dir ab. Dein Geist darf sich endlich so ausdrücken, wie er möchte.

Dann reagierst du nicht mehr instinktiv und automatisch auf jeden einzelnen Gedanken, sondern betrachtest sie wie Wolken, die am Himmel vorbeiziehen. Oder eben wie Autos, die an dir vorbeifahren, während du auf dem Gehweg stehst. Du erlebst einfach das Leben, wie es ist, genau in dem Moment. Aus einer Perspektive der Klarheit, aus einem Raum ohne Bewertungen. Und in dieser Haltung kannst du nun auch dich selbst betrachten. Dann erkennst du ein unerschütterliches Selbstbewusstsein und eine innere Zufriedenheit, die du vorher nicht für möglich hieltest.

Du richtest deine Aufmerksamkeit ins Jetzt und lebst in dieser Klarheit immer voll und ganz den aktuellen Moment. Frei von den Vorstellungen, wer du sein solltest. Du bist einfach. In dir entdeckst du einen Raum unendlicher Kreativität und voller Potenzial. Deine Praxis führt dich immer tiefer dort hinein.

DEINE ESSENZ

Es ist deine ureigene Essenz, zu der du findest, wenn du die drei beschriebenen Regeln und die hier vorgestellte Praxis regelmäßig nutzt. Dann legst du nach und nach auch alle Identitäten und Rollen ab, die dich bisher bestimmt haben. Dann bist du nicht mehr einfach nur Mutter oder Vater, Abteilungsleiterin oder Verkäufer, in der Freizeit Gärtner und auch Yogi. Du bist einfach.

Solche Rollen können auch viel subtiler sein, sodass es ein bisschen Übung braucht, sie zu entdecken. Denn glaubst du nicht vielleicht, dass du Nichtraucher, Whiskytrinker, Cabriofahrerin, Nichttänzer, Vegetarier, antiautoritär Erziehende und so weiter bist? Unzählige solcher Identitäten erfüllen wir bis zu einem gewissen Grad, und sie funktionieren im gesellschaftlichen Kontext auch ziemlich gut. Unsere Interaktionen werden dadurch leichter, und wir bekommen in der Regel auch die entsprechende Anerkennung für bestimmte Rollen (»braver Junge«, »süßes Mädel«).

Im Laufe der Zeit entwickeln sie die Tendenz, zu unserer alleinigen Realität zu werden. Und da uns viele dieser

Rollen durch die Hintertür aufgezwungen wurden, ohne dass wir es wirklich gemerkt haben, leben wir vielleicht ein Leben, das gar nicht das ist, was in unserem Kern für uns angelegt ist. In der Schulzeit und der Phase der Identitätsfindung als Jugendliche bauen wir eine Menge Persönlichkeitsaspekte auf. Wir lernen oder studieren etwas den Eltern zuliebe oder weil sich damit gut verdienen lässt. Und Jahre später fragen wir uns: Bin das ich, was ich da lebe?

Nein, das bist du nicht. Doch es gibt einen Kern in dir, der auch jetzt noch trägt. Wenn du dich auf eine einsame Insel zurückziehen würdest und in keinem gesellschaftlichen Kontext mehr interagieren müsstest – das wäre es, was dann nach einer Zeit übrig bliebe. Dieser Kern ist unveränderlich. Er ist deine Essenz. Nimm zum Beispiel deinen Musikgeschmack. Du hast dir nicht rational überlegt, welche Musikrichtung dir gefällt und welche nicht. Du (deine Essenz) stehst einfach auf bestimmte Stilrichtungen.

Das meiste, was diesen Kern ausmacht, liegt im Unterbewusstsein. Nur fünf bis zehn Prozent dessen, was dich ausmacht, sind dir bewusst. Also wäre es spannend, zu diesem unterbewussten Teil deiner selbst zu gelangen. Das geht zum Beispiel mit den Fragen auf der Seite gegenüber. Nimm dir am besten Zeit und Ruhe, sie zu beantworten, denn sie können einiges in dir auslösen. Genau dafür sind sie ja auch da. Mehr dazu ab Seite 26.

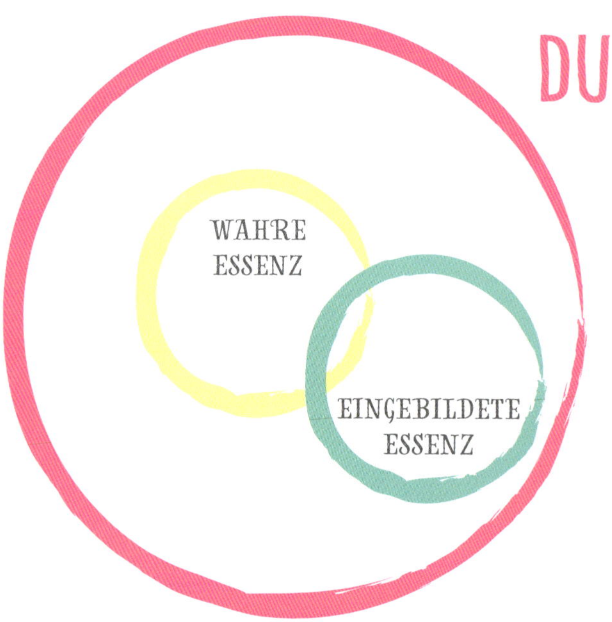

ARBEITSBLATT: WER BIN ICH? UND WAS WILL ICH?

→ Was tue ich mit Leidenschaft und viel Energie?

→ Was kann ich besonders gut?

→ Was genau will ich in meinem Leben?

→ Was steckt eigentlich an Motivation dahinter? Ist es eine Belohnung, Status, Geld, Macht, Einfluss, Idealismus, Altruismus …?

→ Warum tue ich bisher nicht, was ich wirklich will?

→ Was und/oder wer hindert mich daran?

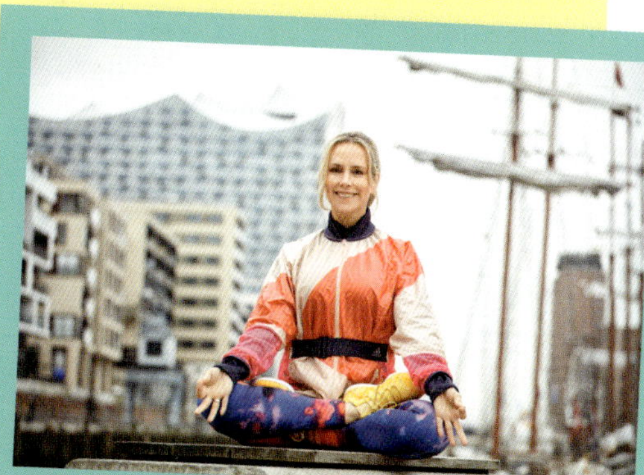

DAS UNTERBEWUSSTSEIN BELAUSCHEN

Wir empfehlen dir, diese Fragen spätestens alle sechs Monate neu durchzugehen, um zu sehen, ob sich etwas verändert hat. Auch wir tun das, es ist ein Teil unserer Praxis. Die Beantwortung dieser Fragen ist eine persönliche Angelegenheit, es ist daher gut, die Ergebnisse nicht mit anderen zu teilen. Wenn du das tust, verflüchtigt sich nämlich leicht ein Teil der Energie und der kraftvollen »Ladung«. Die Inhalte werden im Gespräch oft auf die rationale Ebene gezerrt, diskutiert und angepasst. Damit verwässert sich das Ergebnis sehr schnell. Und mal ganz ehrlich: Wer kennt dich besser als du selbst? Wir führen gern an, dass bestimmte Menschen uns besser kennen als wir uns selbst. Mit denen reden wir dann gern über Ziele und Eigenheiten unsere Persönlichkeit. Und vielleicht erwachsen daraus auch neue Erkenntnisse. Trotzdem dürfte ziemlich sicher sein, dass auch der Zugang dieser Menschen zu uns nicht alles umfasst, was wir selbst in uns sehen können, wenn wir nur wollen.

Der Sinn der Übung besteht darin, so weit wie möglich unbeeinflusst von außen die Fragen für dich zu beantworten. Du brauchst dich dabei keinen Beschränkungen zu unterwerfen, sei spielerisch und frei. Schreib einfach alles auf, was dir in den Sinn kommt. Und vergiss dabei nicht: Dein jetziges Leben ist das Ergebnis deiner Entscheidungen aus der Vergangenheit. Deine Zukunft hängt also nicht von den Entscheidungen in der Zukunft ab, sondern von denen, die du heute triffst.

Daraus kann nur folgen: Setz deine Ziele groß an und untersuche deine Wünsche und deine Motive dafür sehr genau. Sonst wird sich in der Zukunft nichts zum Gewünschten hin verändern. Deine Entscheidungen im Jetzt, dem einzig existenten Moment, beeinflussen, wie sich dein Leben zukünftig gestaltet. Niemand anderes hat darauf wirklich einen Einfluss.

Im Yoga erreichen wir die Erfahrung des »Einsseins« mit dem jetzigen Moment unter anderem in der Verschmelzung des Körpers und des Atems. In guten Augenblicken der Praxis wird alles ganz leicht, und alle Widerstände lösen sich, zumindest für einen Moment, auf. Dann sind wir ganz bei uns und spüren einen Sinn in unserem Dasein. Auf diesem Weg kannst du auch zu deiner Essenz finden, deinem »Kerninhalt«.

DU SELBST KREIERST DEINE ZUKUNFT – IM JETZT

Diese Erkenntnis hat Dirk mit knapp dreißig wie ein Blitz getroffen. Obwohl er diese Aussage in seinem Aikido-Unterricht schon sehr häufig gehört und sogar selbst erklärt hat. Im Aikido übt man das »Im Moment sein« mit der sogenannten freien Verteidigung (Jiyu-Waza). Es gibt dabei keine genauen Trainingsabsprachen, und man muss sich gegen einen oder mehrere Angreifer verteidigen. Das ist eine sehr schwere Übung, denn die Gedanken rasen, man ist aufgeregt und will die richtigen Techniken ausführen. Man hat also im Prinzip vorher jede Menge Antworten trainiert und hofft nun darauf, dass die Angreifer auch die passenden Fragen stellen. Das tun sie aber meistens nicht, und dann muss man instinktiv und möglichst ohne Gewalt auf die Angriffe reagieren. Man muss dafür gänzlich eins werden mit dem Moment und seinen Erfordernissen.

Dirk hat zu diesem Zeitpunkt sein ganzes Leben radikal auf den Kopf gestellt, seinen alten Berufsweg verlassen und seine erste eigene Firma gegründet. Die besteht bis heute und dient dem Schutz von Menschenleben. Für Dirk ist das eine lohnenswerte Aufgabe. Das Yoga kam dann wenig später dazu. Andrea hat ihre sehr erfolgreiche Laufbahn in der Musikindustrie beendet, um Yogalehrerin zu werden und den Menschen etwas zu geben, was sie brauchen. Wir beide haben unsere Essenz gefunden.

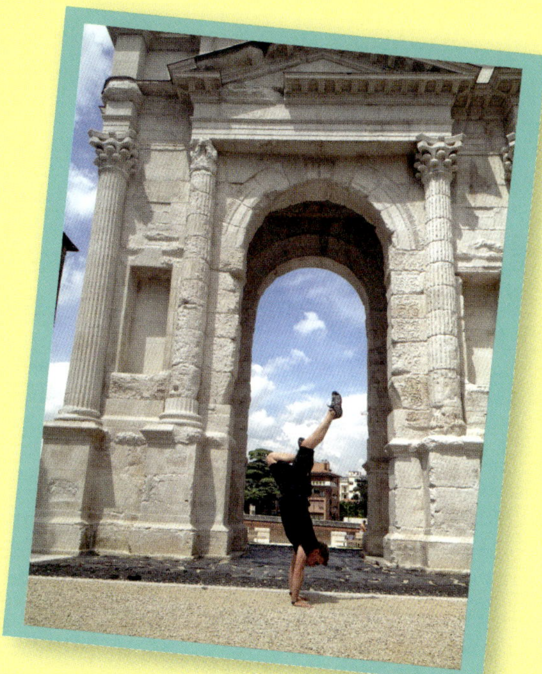

WIE FUNKTIONIERT DIESES BUCH?

Jetzt bist du hoffentlich gut eingestimmt und heiß auf die Praxis. Was also erwartet dich in diesem Buch? Es ist in drei große Bereiche aufgeteilt: Yoga für deinen Körper, deinen Geist und dein Herz. Alle drei sind in jedem von uns da, aber sehr unterschiedlich ausgeprägt. Der eine ist ein Kopfmensch, der andere ein Praktiker, der nächste hat »viel Herz«. Um ein erfülltes Leben zu führen, ist es nun wichtig, eine persönlich richtige und stimmige Gewichtung dieser drei Bereiche zu finden. Diese ist nicht in jeder Phase des Lebens gleich, sie unterliegt permanenten Veränderungen. Aber eine gewisse Harmonie braucht es immer.

Der körperliche Aspekt steht für das Praktische. Unser Körper, möglichst gesund und effektiv, ist das Vehikel, mit dem wir durch dieses Leben reisen. Und er ist in der Lage, Dinge anzufassen, etwas herzustellen und sich sichtbar auszudrücken. Auf dieser Ebene werden Ideen in die Tat umgesetzt.

Der Geist dagegen ist in der Lage, systemisch zu denken und Dinge zu verstehen. Er ist fähig, die Mechanismen hinter den Abläufen zu erkennen und zu abstrahieren. Einmal erkannte Muster können später in anderen Situationen angewandt werden.

Der Herzbereich, die empathisch-emotionale Intelligenz, entzieht sich all diesen logischen Verknüpfungen und praktischen Anwendungen. Hier geht es vor allem um das Fühlen.

WO FEHLT ES BEI DIR DERZEIT?

Sind alle drei Komponenten in einem persönlich richtigen Gleichgewicht, geht es uns gut. Jeder hat seinen Lieblingsaspekt, die Ebene, die ihm am leichtesten fällt. Und eben ein oder zwei andere, wo er sich schwerer tut. Wenn du genau hinschaust, kannst du erkennen, dass in allen Situationen deines Lebens immer alle drei Aspekte enthalten sind – oder sein sollten. In unserer Welt werden allerdings die logische und die praktische Ebene häufig übermäßig stark betont. Die emotionale und empathische Intelligenz, oftmals kaum erklärbar und scheinbar unlogisch, verunsichert uns hingegen. Doch auch sie gehört untrennbar dazu – und mit unserer Praxis wird sich ein bewussteres, gesundes Gleichgewicht einstellen.

Schauen wir uns ein paar Beispiele an, die für unsere Gesellschaft typisch sein dürften und die wir in unseren Studios oft erleben. Zuerst: Wir hatten einen Schüler, der im Vorstand eines großen Konzerns tätig war. Sein Job war es, Entscheidungen durchzusetzen, Sanierungsprogramme zu leiten und Leute zu entlassen. Eben zu »managen«. Bei ihm waren dadurch die logisch-systemische und die praktische Seite extrem überbetont. Gefühle wurden nicht zugelassen, weil es natürlich unangenehm ist, beispielsweise Mitarbeiter zu feuern. Mit 55 kam der erste Herzinfarkt. Erst danach, ausgelöst durch dieses dramatische Ereignis, war der Mann in der Lage, eine Praxis zu beginnen, die auch seine Herzebene mit einbezieht und entwickelt.

Wenn allein die praktische Ebene ausgeprägt ist, wird jede Aufgabenstellung sofort angegangen. Solche Menschen haben noch nie eine Aufbauanleitung für neu gekaufte Möbel angeschaut, sie schreiten sofort zur Tat. Wenn hinterher drei Schrauben übrig sind, dann stört sie das nicht weiter. Bei ihnen besteht das Risiko, zu wenig zu reflektieren und später festzustellen, dass man das ganze Haus an der verkehrten Stelle gebaut hat.

Schauen wir uns das Gegenteil an, Menschen, die wir häufig in der spirituellen und esoterischen Szene treffen. Sie sind erfüllt von dem hohen Ziel, sich selbst und die Menschheit zum Positiven zu verändern. Sie fühlen aufrichtig und möchten sich und der Welt etwas geben. Es kommt aber nichts dabei heraus, weil die praktische Seite, konkrete Dinge zu tun und zu bewegen, nicht ausreichend entwickelt ist. Es wird nur geträumt. Viel Herz, zu wenig Körper.

Und dann gibt es die Theoretiker, die alles verstanden haben und alles hervorragend erklären können. Leider fehlt auch hier der Output an Handlungen. Das sind oft die typischen Besserwisser. Sie wissen es meistens auch tatsächlich besser, aber auf der empathischen Ebene liegen sie oft daneben und wirken unangenehm belehrend. Sie können meist gar nicht verstehen, dass sie auf Ablehnung stoßen, wo sie doch nur etwas erklären wollten. Die logische Ebene ist hier überentwickelt, der Rest schwächelt.

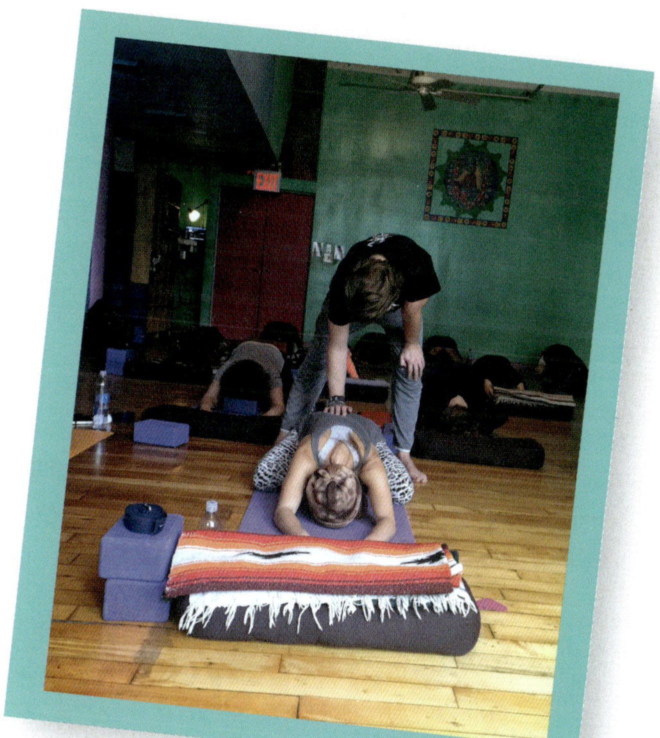

Vielleicht erkennst du dich an der einen oder der anderen Stelle wieder. Wir werden in diesem Buch gemeinsam daran arbeiten, durch Yoga die großen Bereiche im Leben zu harmonisieren, damit du dein Leben erfüllter und ausgeglichener gestalten kannst.

Im ersten Abschnitt kümmern wir uns um deinen Körper. Wenn er mit neuer Kraft und Energie versorgt wird, wird er dich in allen Bereichen deines Lebens unterstützen. Du kannst deinem Körper das geben, was er braucht. Dann wird er nicht über dein Leben bestimmen, sondern du kannst ihn als dein Fahrzeug durchs Leben nutzen.

Danach arbeiten wir mit dem Geist, um ihn ruhiger und klarer werden zu lassen. Das wird dir dabei helfen, die Entscheidungen in deinem Leben aus einer inneren Weisheit heraus zu treffen. Nur der unentwickelte Geist handelt impulsartig und unreflektiert aus Ängsten und Süchten heraus oder ist phlegmatisch und wie gelähmt. Das sollte bald der Vergangenheit angehören.

Als Letztes beschäftigen wir uns mit deinem Herzen, dem Sitz der Gefühle. Wir bringen deinen Gefühlshaushalt dazu, sich zu reinigen und allen möglichen alten Ballast endlich über Bord zu werfen. Umso freudiger wird sich dann dein Dasein gestalten, umso heller wird dein Licht scheinen können. Sei dir sicher: Ohne die Integration dieser Ebene bleiben alle anderen Bausteine nur Flickwerk, die Arbeit mit dem Herzen ist der Booster für dein neues Leben in allen Bereichen.

Mit welchem Kapitel du anfängst, ist deine Sache. Wähle einfach aus, mit welchem Thema du dich gerade beschäftigen möchtest. Du musst also nicht in der Reihenfolge vorgehen, die du hier findest. In den Transformationsprogrammen am Ende dieses Buches findest du zudem Vorschläge, wie du eine eigene Praxis aufbauen kannst. Auf der Website www.poweryogagermany.de findest du viele weitere, ständig aktualisierte Übungsfolgen und Tipps zu deiner persönlichen Praxis.

MACH ES ZU DEINEM WEG

Lies dieses Buch so, wie du es möchtest. Die Reihenfolge entspringt unserer Bemühung, eine Struktur für die Masse an Erfahrungen zu finden, die wir in den letzten dreißig Jahren gemeinsam gemacht haben. Wir sind uns sicher, dass du im richtigen Moment auch die Seite aufschlagen wirst, die dir gerade bei deinem Thema helfen wird. Ob es um einen fitten Körper, Entspannung oder Wunscherfüllung geht. Wir werden dir in jedem Fall helfen, innere Selbstbeschränkungen abzubauen und ein Gefühl von Freiheit zu erzeugen, wie du es vielleicht als Kind zuletzt erlebt hast. Dabei ist es uns nicht wichtig, den 100 000. Ratgeber zur Methode XY zu schreiben. Getreu dem beliebten Motto »Schlank im Schlaf«. So einfach ist es nämlich nicht. Wir möchten dir persönlich schreiben und dich inspirieren, deinen eigenen Weg zu finden. Die Techniken, mit denen wir dich dabei unterstützen und die wir für äußerst wirksam halten, kommen eben aus dem Yoga.

Wenn du deinen Weg beschreitest, setzt du immer nur den einen Schritt, der jetzt möglich ist. So gehst du weiter und immer weiter. Und nach und nach legst du die tiefsten Dimensionen deines Potenzials frei.

Nimm dieses Buch immer wieder zur Hand, um dich inspirieren zu lassen. Leg dir am besten daneben ein Notizbuch für deine individuellen Erfahrungen an. Das vertieft die Reflexion und ist eine großartige Möglichkeit, deine Fortschritte zu beobachten, ganz egal, in welchem Stadium der Praxis du beginnst. Und damit nun: viel Erfolg und vor allem viel Freude mit dem Yoga für dein Leben.

EMPFEHLUNGEN FÜR EINE GESUNDE PRAXIS

Um Yoga in dein Leben zu integrieren, braucht es nicht viel. Sinnvoll ist eine Yogamatte und etwas Platz, wo du sie auf dem Boden ausrollen kannst. Wenn du keine Matte hast, tut es auch der normale Fußboden. Eine Decke in Griffweite zu haben, schadet nicht, mit ihr kannst du dich entweder am Ende bei der Entspannung zudecken oder sie unterlegen, wenn du irgendwo im Körper einen Druckschmerz auf dem Boden verspürst. Dazu bequeme Klamotten. Mehr ist nicht nötig.

Deine Praxis sollte eine Balance zwischen Körperübungen (Asanas) und Meditation sein. Beides unterstützt sich gegenseitig. Immer gilt:

→ Übe achtsam und beobachte deinen Atem. Er sollte auch in der Belastungsphase ruhig und frei fließen. Geht er zu schnell oder stoßweise, fahr die Intensität zurück.
→ Geh in den Dehnungen nicht bis an die 100-Prozent-Marke, sondern stoppe bei etwa 80 Prozent Intensität.
→ Konzentriere dich auf die jeweilige Übung und bleib mit deinem Bewusstsein bei deinen Wahrnehmungen. Lass dich nicht ablenken und hol den Geist immer wieder zur Übung zurück.

Kostenlose Videoanleitung findest du auf www.yogafürdeinleben.de.

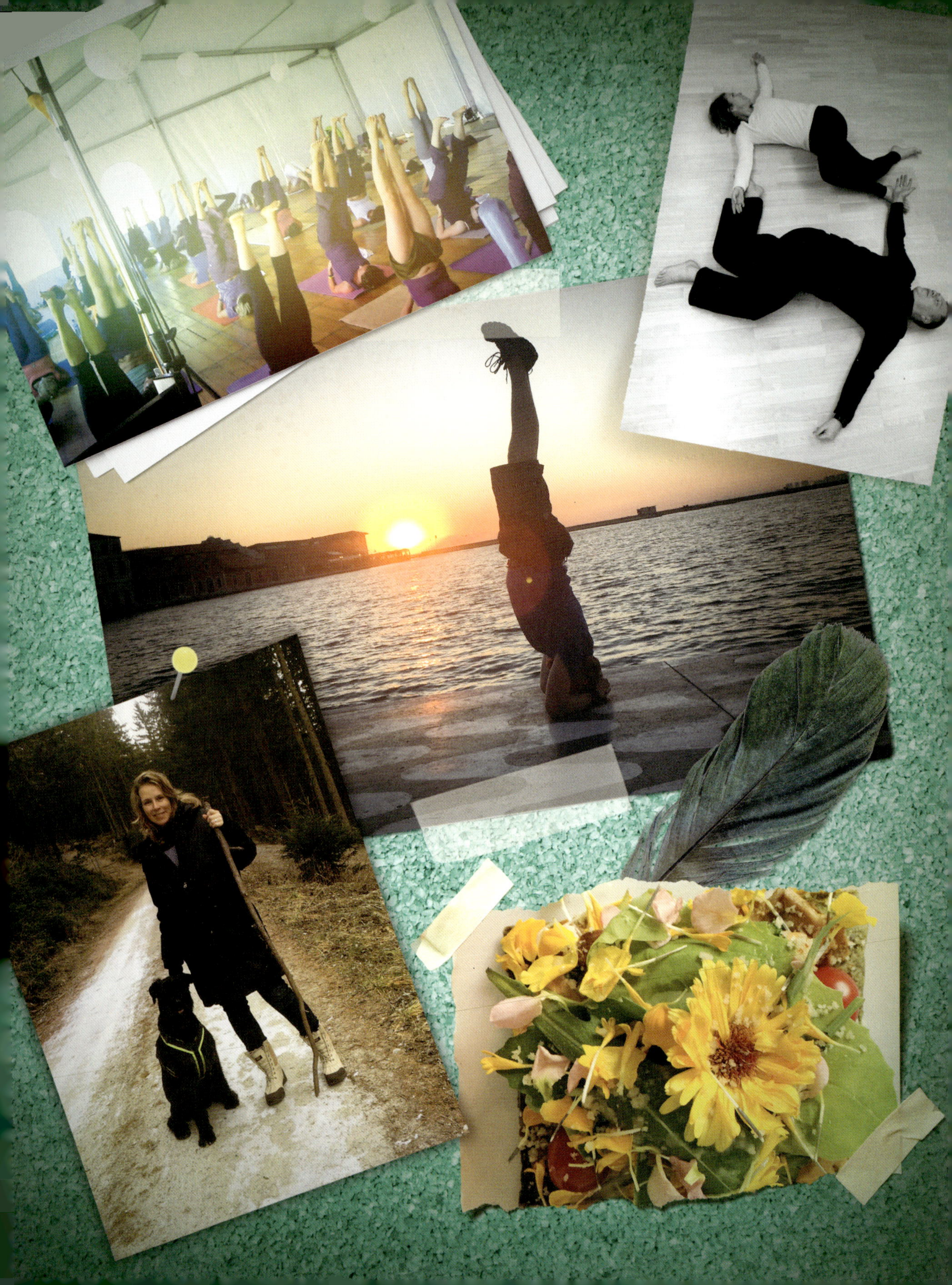

YOGA UND DEIN KÖRPER

Yoga ist nicht einfach Fitness.
Aber es kann ein wichtiges und
wirksames Instrument sein, um deine
Gesundheit nicht nur zu erhalten,
sondern auch zu verbessern.
Alles profitiert davon: der gesamte
Organismus, die Psyche,
die Lebensfreude. Voraussetzung:
Du praktizierst regelmäßig.

YOGA FÜR EINEN FITTEN KÖRPER

Der Begriff Fitness ist in unserer Gesellschaft sehr weit gefasst. Er umschreibt vom Prinzip her jede gesunde Art der sportlichen Aktivität und zugleich deren Ergebnis: die Fitness, die sich jemand dabei erwirbt. Ein fitter Körper ist in der Lage, den Belastungen des Alltags zu widerstehen und unser Bewegungs-, aber auch Atmungs-, Verdauungs- und Kreislaufsystem im Gleichgewicht und damit gesund zu halten. Gleichzeitig sind Sport und Aktivität, jegliche Bewegung das Ausdrucksmittel des Körpers. Damit zeigt er sich.

A UND O: DEIN TRAINING

Eine regelmäßig wiederkehrende Belastung oder Stimulation führt dazu, dass der Körper sich daran anpasst. Das betrifft Kraft, Koordination und Haltung. Immer wenn wir uns bewegen, trainieren wir eigentlich, auch wenn wir es gar nicht so verstehen.

Um das Ganze zu veranschaulichen, nehmen wir ein Beispiel. Stell dir vor, du lernst Geigespielen. Wenn du das Instrument zum ersten Mal in die Hand nimmst, wird sich sehr wahrscheinlich danach eine Art Muskelkater einstellen. Es ist für deinen Körper eine ungewohnte Belastung. Um das Instrument zu halten, benötigst du bestimmte Schulter- und Nackenmuskeln, du musst den Bogen halten und führen, also eine Koordinationsleistung vollbringen, damit auch die gewünschten Töne herauskommen. Mit zunehmender Wiederholung (= Training) wird dein Spiel immer besser, und es wird dir auch immer leichter fallen, das Instrument zu halten und virtuos darauf zu musizieren. Dein Bewegungsapparat passt sich der Anforderung an. Wer allerdings als professioneller Musiker dreißig Jahre lang in einem Sinfonieorchester spielt, hat einen daran angepassten Körper. Wahrscheinlich etwas schief und asymmetrisch und vielleicht mit Verschleißerscheinungen am Bewegungsapparat.

Vergleichbar ist es bei Computerarbeit, Fußball, Gerüstbau, wenn wir Kinder einseitig durch die Gegend tragen, High Heels mögen, extrem viel Fahrrad fahren, Joggen. Mit dem Yoga versuchen wir dann, neu Balance ins System zu bringen.

AKTIVITÄT OHNE ZIEL – UND DOCH WIRKSAM

Yoga ist eine ergebnisunabhängige Aktivität. Es gibt kein Ziel zu erreichen. Man muss in der stehenden oder sitzenden Vorwärtsbeuge die Zehen nicht anfassen können. Und ob man den Kopfstand »kann« oder nicht, ist auch nicht entscheidend. Ziel ist es nur, es immer wieder zu versuchen. Regelmäßig zu üben und sich dabei bewusst zu erleben. Es ist in dem Sinne eben kein Sport, kein Rehaprogramm, kein Fitnessworkout – und trotzdem kann es all das sein. Außerdem Meditation, Atemschulung, Geistesschulung, Charakterschulung.

Yoga basiert auf sportphysiologischen Elementen, die in der Zeit, als die Übungen entwickelt wurden, eigentlich noch gar nicht bekannt gewesen sein dürften. Zumindest nicht im heutigen wissenschaftlich untersuchten Sinne. Betrachten wir die dazugehörigen Elemente heute aus einem logischen und vor allem physiologischen Blickwinkel und erklären wir die Wirkungsweise der Übungen auf der mechanischen Ebene, trägt das auch dazu bei, Yoga zu entmystifizieren. Es ist keine Zauberei dabei, es ist einfach ein perfekt ausgeklügeltes System, das viel vom Körper und vom Wesen des Menschen versteht. Es ist letztlich erstaunlich, wie positiv die moderne Wissenschaft die Yogaübungen mittlerweile bewertet, wurden sie doch unter ganz anderen Voraussetzungen geschaffen. Sie sind Hunderte von Jahren alt und wie für uns gemacht.

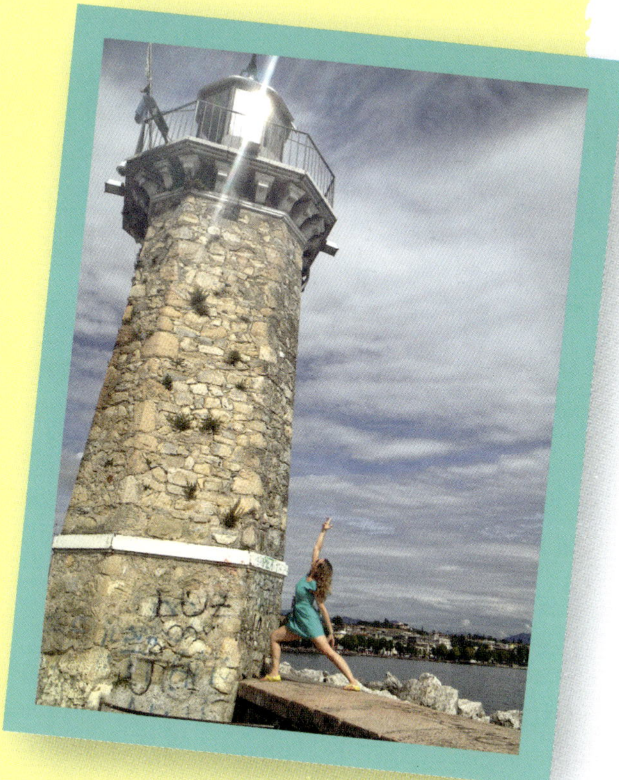

KRAFT

Worauf wirkt Yoga alles ein? Zunächst auf unsere Kraft. Sie entsteht aus der Fähigkeit unserer Muskeln, sich zusammenzuziehen (zu kontrahieren). Muskeln bestehen aus röhrenartigen Geweben, die sich auf ein Signal hin verkürzen. Durch diese Muskelkontraktion entsteht Bewegung, denn die beiden Enden eines Muskels sind an verschiedenen Knochen angewachsen, die sich bei der Muskelkontraktion einander annähern. Zwischen den Knochen sitzt ein Gelenk, das die Bewegung vorgibt und lenkt.

Trainieren kann man seine Kraft auf verschiedene Weisen. Es gibt zum einen die Maximalkraft: Der Muskel arbeitet dabei mit voller Power bis zur Belastungsgrenze. Dafür übst du zum Beispiel Liegestütze, bis du nicht mehr kannst und nicht mehr vom Boden hochkommst. Die so trainierte Muskulatur wird dicker und größer.

Die andere Art, Kraft zu entwickeln, zielt auf die Kraftausdauer ab. Dabei wird mit geringerem Kraftaufwand geübt, dafür aber öfter wiederholt. Wir würden also zum Beispiel die Knie im Liegestütz absetzen und damit die Belastung für die Muskulatur reduzieren. So schaffen wir mehr Wiederholungen.

Damit wir unsere körperliche Bewegungsfähigkeit und Unabhängigkeit bis ins hohe Alter behalten können, ist eine Kräftigungspraxis sehr wichtig. Die Gesamtmasse der Muskulatur geht nämlich bereits ab dem dreißigsten Lebensjahr zurück. Bis zu unserem siebzigsten Lebensjahr bleiben uns nur noch etwa 40 Prozent der Muskelmasse erhalten, die wir mit fünfundzwanzig hatten. Wenn wir nicht trainieren. Sportlich aktive Menschen haben im siebzigsten Jahr noch etwa 65 Prozent ihrer Muskelkraft. Dies sind Näherungswerte, die sich aus verschiedenen Studien ergeben haben.

Wichtig ist für uns: Muskeln reagieren auch im sehr hohen Alter, selbst über neunzig, immer noch positiv auf Trainingsreize. Auch die Knochendichte wird wieder erhöht. Altersunabhängig profitieren Menschen also immer von einem Kräftigungstraining.

Mit unseren Yogübungen kräftigen wir vor allem die Haltemuskulatur, das sind Muskelstränge mit nur wenig Beweglichkeit. Sie sind praktisch immer aktiv und halten beispielsweise als Nackenmuskeln den Kopf auf dem Ende der Wirbelsäule. Diese Muskeln bilden das stabile Korsett für unsere Körperhaltung. Liegestütze sind natürlich ebenfalls ein großartiges Kräftigungstraining für den ganzen Körper. Die Kombination von Kräftigung und Dehnung macht es aus.

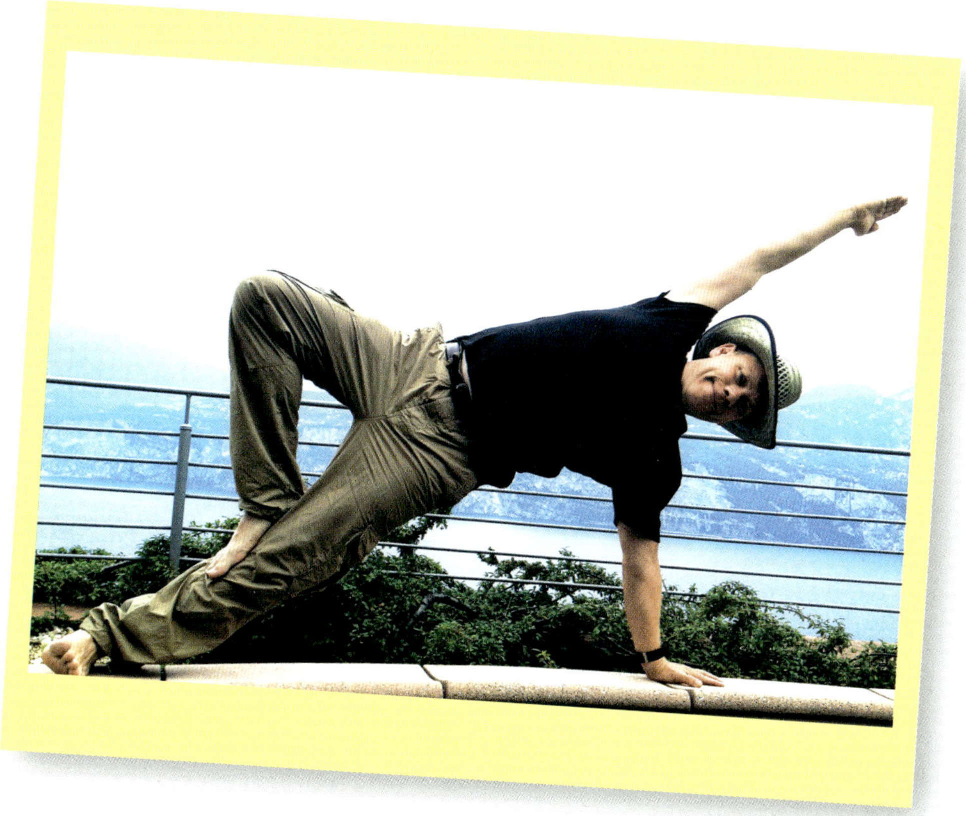

FLEXIBILITÄT

Yoga verbessert natürlich die Beweglichkeit all unserer Muskeln, Sehnen und Gelenke. Der wichtigste Aspekt von Flexibilität ist die Vergrößerung des Bewegungsradius. Der Bereich also, in dem Bewegungen kontrolliert und vor allem sicher ausgeführt werden können. Für Sportler kann das bedeuten, zum Beispiel Handbälle ins Tor zu werfen, den Tennisschläger zu schwingen oder einen Boxhaken zu schlagen. Für diese Beispiele ist ein bewegliches und gleichzeitig kräftiges Schultergelenk von Nutzen. Gleiches gilt analog für andere Körpersegmente wie das Hüftgelenk, die Füße oder die Knie. Eine regelmäßige Yogapraxis vergrößert den Bewegungsradius und stimuliert die Gelenke dahingehend, dass die Blutversorgung und damit die Gesundheit verbessert werden.

Der Unterschied zum Stretching, wie es aus dem Sportbereich bekannt ist, findet sich in der Art und der Ausführung der Dehnungen. Im Yoga trainieren wir meistens sogenannte integrierte Bewegungen, in denen eine ganze Anzahl von großen Muskeln, kleinen Stabilisierungsmuskeln und auch Faszien gestreckt und stimuliert wird. Regelmäßiges Yoga hilft dadurch bei der Regeneration und der Neustabilisierung.

BEWUSSTES ATMEN

Was Yoga stark von Fitness oder Stretching unterscheidet, ist auch die Art der Atmung. Sie erfolgt verlangsamt, vertieft und bewusst – eine Art inneres Stretching. Probier es einmal aus: Setz oder stell dich gerade hin. Lass dir jetzt deine Atmung zuerst bewusst werden. Spüre, wie sich die Bauchdecke beim Einatmen wölbt und der Brustkorb sich weitet. Beim Ausatmen passiert das Ganze umgekehrt.

Konzentrier dich jetzt darauf, die Ein- und die Ausatmung gleich lang werden zu lassen. Im nächsten Schritt verlangsame den Rhythmus: Du kannst dafür zum Beispiel bei jedem Atemzug von eins bis fünf zählen. Werde immer langsamer und erhöhe die Zahl, bis zu der du zählst.

Da viele Sportarten nicht symmetrisch auf den Körper wirken – man schlägt beim Tennis zum Beispiel nur mit einem Arm – unterstützt Yoga den Ausgleich. Dann werden Verspannungen im Schlagarm gelindert und die sonst zwangsläufig auftretenden Dysbalancen ausgeglichen. So bleibt der Körper insgesamt flexibel, geschmeidig und stark.

Neben diesen funktionalen Aspekten geben uns Flexibilität und Dehnbarkeit auch ein Empfinden von Jugendlichkeit. Es ist die körperliche Entsprechung der Gefühle von Leichtigkeit und Anpassungsfähigkeit. Steifheit, das Gegenteil also, empfinden wir meist als alt, unflexibel im Kopf und verhärtet. Es ist nicht nur sprichwörtlich so: Man wird tatsächlich starrsinnig.

Das ist wie mit einem dicken Gummiring. Wie würdest du ihn behandeln, damit er möglichst lange seine positiven Eigenschaften wie Dehnbarkeit und gleichzeitige Zugfestigkeit behält? Wenn du ihn in eine Schublade legst und erst zwei Jahre später wieder herausholst, wird er wahrscheinlich trocken und brüchig sein und recht schnell reißen. Wenn du ihn aber alle zwei oder drei Tage aus der Schublade nimmst und moderat in alle Richtungen dehnst, wird er nach den zwei Jahren sicher in einem besseren Zustand sein. Wenn unsere Muskeln zudem – anders als der Gummiring – gut mit Nährstoffen versorgt werden, bleiben sie umso länger geschmeidig. Auf gute Ernährung (siehe Seite 42) und regelmäßige Praxis kommt es an.

FASZIEN

Über sie wird heute viel geredet, nachdem die Wissenschaft endlich ihre überragende Bedeutung für unsere Gesundheit erkannt hat. Mit unserem Yogatraining allerdings halten wir unser Bindegewebe, die Faszien, schon immer gesund. Dieses Organ (so wird es mittlerweile gesehen) gibt dem Körper seine Form. Es ist eine dreidimensionale Struktur, die wie ein großes Spinnennetz körperweit alles miteinander verbindet. Knochen, Organe, Muskeln, Sehnen und Bänder werden von Faszien umhüllt und zusammengehalten, wobei mittlerweile auch Sehnen und Bänder faszialem Gewebe zugeordnet werden. Es bildet unterschiedliche Formen, mal sind es eher flächige Membranen, an anderen Stellen wieder stabile Netze.

In diesem Gewebe ist ein Großteil der Körperflüssigkeit gespeichert. Ihr Erhalt über einen möglichst langen Zeitraum ist sehr erstrebenswert. Führt er doch dazu, dass die faszialen Schichten erfolgreich aufeinander hin- und hergleiten können. Das sorgt für Flexibilität. Und das Mittel dazu ist gezieltes Training. Man kann den Flüssigkeitsanteil im Gewebe nämlich nicht direkt dadurch erhöhen, dass man viel trinkt. Viel Wasser zu trinken hat viele Vorteile, aber diesen Effekt hat es nicht.

Da das Fasziennetz körperweit alles zusammenhält und sich Spannungen gegenseitig beeinflussen, kann es sein, dass sich Übungen, die für eine bestimmte Körperstelle gedacht sind, an einer ganz anderen Stelle auswirken.

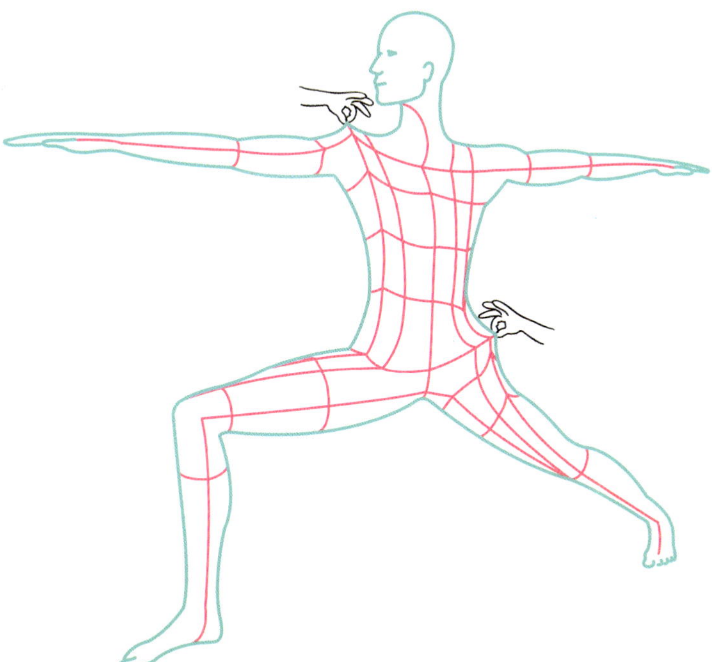

Wenn du weitere Informationen zu diesem Thema haben möchtest, empfehlen wir dir unser Buch *Faszientraining mit Yin-Yoga*. Erleben kannst du es aber auch mit einigen Übungen hier im Buch. Manchmal dehnst du den Körper nämlich auch in den Programmen hier über Zeiträume von drei bis fünf Minuten. Dabei wird das Bindegewebe an den entsprechenden Stellen zusammengepresst oder in die Länge gezogen. Die flüssige Grundsubstanz, die diesen Raum ausfüllt, wird so aus diesem Teil des Fasziennetzes herausgedrückt. So als würdest du einen nassen Schwamm zusammendrücken. Wenn du die Dehnung wieder löst, fließt die Grundsubstanz zurück. So wird das Fasziennetz belebt und gesund erhalten. Diese Übungen beugen also der Verschlackung im Bindegewebe vor, und die Vielzahl der körperlichen Systeme kann besser funktionieren. Aktiv für die Faszien zu sorgen, bringt wirklich viel.

DER KÖRPER ALS KOMPLEXES SYSTEM

Unser Körper ist ein in sich geschlossenes System, das sich weitgehend selbst reguliert, wenn wir es nicht durcheinanderbringen. Der Lebensstil der westlichen Welt ist nicht optimal dafür, da wir zu wenig körperlich aktiv sind, und wenn, dann häufig zu extrem für unseren Trainingsstand. Der Lebensstil, für den unser Körper geschaffen ist, besteht aus viel Bewegung, aber auch viel Ruhezeit. Bei den meisten von uns gibt es jedoch viel geistige Arbeit bei gleichzeitiger Bewegungslosigkeit am Schreibtisch. Dadurch entstehen die Einschränkungen des Bewegungsapparats und Probleme mit dem Herz-Kreislauf-System. Soweit ist der Sachverhalt klar.

Wenn du nun aber Beschwerden hast – verschwende keine Zeit darauf herauszufinden, woher sie kommen mögen. Der Körper ist ein so komplexes System, dass es sogar Ärzten und Therapeuten nicht immer gelingt festzustellen, was die genaue Ursache für ein Problem ist. Es ist so ähnlich wie in einem Krieg, der schon zehn Jahre andauert. Da möchte auch keiner mehr wissen, wer denn nun angefangen hat oder was da genau los war. Jeder möchte nur noch, dass es aufhört.

Damit deine Beschwerden aufhören oder du insgesamt fitter wirst, gibt es Yoga. Richte deine Praxis ruhig nach den Symptomen aus. Wenn dir die Schultern wehtun, dann lass sie ein paar Tage in Ruhe. Deute die Zeichen so, wie du sie verstehst. Bring dich mit der Praxis neu ins Gleichgewicht und sei rücksichtsvoll mit deinem Körper. Übe so, dass es dir guttut.

YOGA UND DEIN IMMUNSYSTEM

Nie mehr erkältet! Yoga als ausgleichende Praxis bringt die verschiedenen Systeme im Körper wieder in Einklang. Dazu gehört auch das Immunsystem, das uns vor Krankheiten und Infekten schützt. Mehrere Organe und Funktionskreise arbeiten hier mit, dazu gehören die Leber, der Darm, die Lymphdrüsen und auch die Lunge.

In einer Studie der Ohio State University aus dem Jahr 2014 mit zweihundert Krebspatienten wurde nachgewiesen, dass eine regelmäßige Asanapraxis (mindestens zweimal pro Woche) mehrere Werte im Blut positiv beeinflusst. Neben dem subjektiven Empfinden der Probanden wie zum Beispiel einer verbesserten Vitalität stellte sich auch heraus, dass sogenannte Entzündungsmarker im Blut um 10 bis 15 Prozent zurückgegangen waren. Bei den Probanden trat also eine Verbesserung des Allgemeinbefindens durch ihre Praxis ein.

Wenn dies schon bei schwer kranken Menschen der Fall ist, wie sehr können dann wohl Gesunde vom Yoga profitieren? Unsere persönliche Erfahrung ist jedenfalls: Seit wir regelmäßig Yoga praktizieren, waren wir beide nicht mehr nennenswert krank.

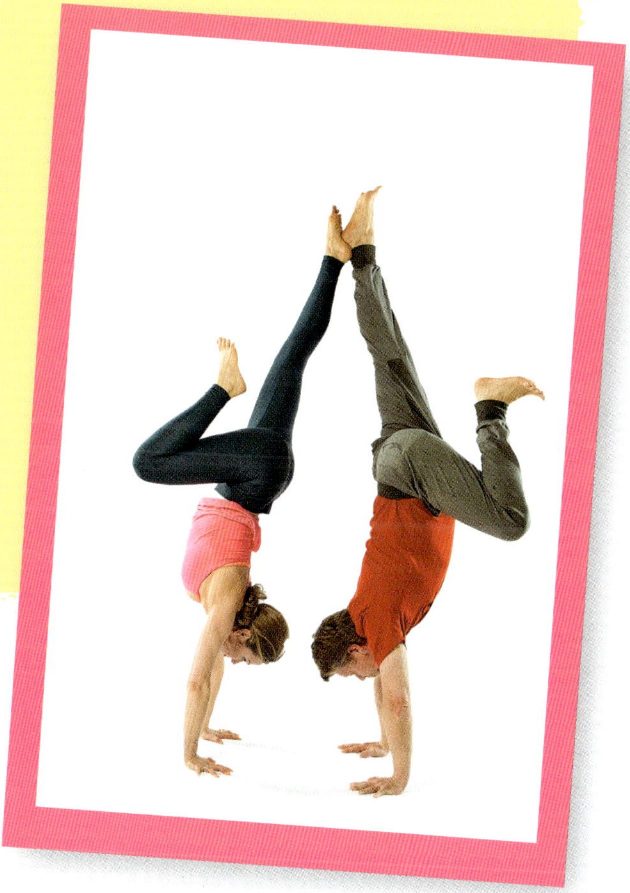

ISS, WAS DICH STÄRKT

Für einen fitten Körper brauchst du eine gute Energieversorgung. Die speist sich aus der Nahrung, die du zu dir nimmst. Kaum ein Thema ist so von Ideologien, Dogmen und sich widersprechenden Anweisungen angefüllt wie gesunde Ernährung. Da gibt es Grillzeitungen, die Fleisch propagieren, vegane Kochbücher, Steinzeitdiäten, Bikinidiäten, Glyxdiäten, Trennkost, die Ernährung der »Stars«, Low Carb, Fünf-Elemente-Küche, Smoothiekuren und alles Denkbare und Undenkbare mehr. Und fast alles, was man dabei lesen kann, klingt auch irgendwie logisch.

Fakt ist aber: Jedes Lebewesen ist einzigartig. Deswegen ist es deine Aufgabe, für dich herauszufinden, mit welchem Essen du am besten dein Gleichgewicht zwischen Genuss und Nährstofffülle herstellen kannst. Wichtig dabei ist, das die Angelegenheit Spaß macht. Für viele Menschen ist Essen, das ein wahrer Genuss sein sollte, eher zur Quelle von Frustration oder zu einer übellaunigen Ideologie geworden. Man darf dies nicht, jenes nicht nach 18 Uhr und so weiter. Verbissenheit aber macht sicher nicht gesund. Dirks Meditationslehrer sagt immer: »Wir machen jeden Morgen unsere Meditation, außer an den Tagen, an denen wir sie nicht machen.« Es gibt immer gute Gründe, etwas zu essen oder nicht zu essen. Wichtig ist, sich nicht fertigzumachen, wenn man doch mal den Hot Dog beim schwedischen Möbelhaus gegessen hat oder ein Glas Wein zu viel hatte. Wenn die Basisernährung stimmt, fallen Ausrutscher nicht groß ins Gewicht.

DIE BASISERNÄHRUNG

- Iss ausgewogen, also ausreichend Eiweiß, Fette, Kohlenhydrate. Und bau viele unterschiedliche Lebensmittel ein.
- Nimm immer frische natürliche Lebensmittel, idealerweise von lokalen Produzenten (Wochenmarkt). Kauf alles möglichst ohne chemische Behandlung, am besten nichts, was es ohne Lebensmittelindustrie nicht gäbe. Koch viel selbst.
- Trink frisches, warmes Wasser. Die Menge wird dir dein Körper vorgeben.
- Meide weißen Zucker und sieh Süßstoffe als Ausnahme an. Alkohol, Koffein, Nikotin solltest du einschränken, es sind Gifte.
- Bedenke bei alldem immer, das Essen keine Religion oder Ideologie ist. Mengen, Uhrzeiten und Häufigkeit der Mahlzeiten musst

du selbst bestimmen. Menschen ändern sich im Laufe der Zeit und ihre Bedürfnisse ebenso. Nur weil ein Supermodel dies und das isst, heißt das nicht zwangsläufig, dass es auch für dich gut ist.

Was wir dir hier vorschlagen, ist keine Diät. Wir essen nicht aus dem Mangel heraus, wir verbieten uns nichts. Nimm nur das an, was du mit Freude umsetzen kannst – ein paar Widerstände musst du vielleicht schon überwinden, aber insgesamt soll es entspannt gehen. Es bringt nichts, wenn du dein Bedürfnis nach einem Lebensmittel ignorierst und stattdessen etwas isst, von dem du denkst, das du es essen solltest (obwohl du gar nicht in der Stimmung dafür bist). Damit verschwindet meistens nicht das ursprüngliche Bedürfnis.

Übrigens: Beim Essen solltest du dich aufs Essen konzentrieren und nicht nebenbei beim Fernsehen oder der Arbeit etwas hinunterschlingen. Bewusstes und langsames Essen beruhigt das Nervensystem, und du spürst besser, wenn du satt bist.

RAUS AUS DER KÜCHE, REIN IN DIE KÜCHE

Raus aus Kühlschrank und Küchenschrank:

Fertigprodukte, Produkte mit Konservierungsstoffen, Farbstoffen und allerhand Zusätzen, mit viel Zucker, Fett und Salz; stark gesüßte Getränke (Cola aller Art, Limonaden). Alles, was eine ellenlange Zusatzstoffliste hat.

Rein in Kühlschrank und Küchenschrank:

- frischer Salat und Gemüse (Möhren, Gurken, Zucchini, Tomaten, Paprika, Brokkoli)
- reifes Obst der Saison
- Hülsenfrüchte (Linsen, Mungbohnen, Nierenbohnen)
- Naturreis, Hirse, Quinoa
- Gewürze: unbehandeltes Ursalz, Pfeffer, Currypulver, Paprikapulver, Kurkuma, getrocknete Kräuter wie Rosmarin, Thymian, Oregano
- Gute Öle: Olivenöl, Sesamöl, Leinöl
- Kokosnussöl, Kokoswasser
- Balsamicoessig
- getrocknete Tomaten, Oliven
- Nüsse, Mandeln, Rosinen, Datteln
- dunkle Schokolade
- Reis- oder Maiswaffeln oder -kekse
- Tees (Grüner Tee, Maisbarttee, Kamillen-, Pfefferminz- und anderer Kräutertee ohne Aromazusätze)
- Und alles andere, was dir wirklich guttut.

YOGA UND DEINE PSYCHISCHE GESUNDHEIT

Was nützt der fitteste Körper, wenn es psychisch klemmt, wir niedergeschlagen oder nervös sind? Doch Yoga hilft auch hier. Es gibt viele qualitativ hochwertige Untersuchungen zu seinen positiven Auswirkungen auf die Psyche. Da wir beim Praktizieren von unserem Alltagsbewusstsein in eine andere Schwingung wechseln, zeigen sich für unseren Geist viele Vorteile.

Heute gelten folgende Auswirkungen des Yoga auf die Psyche als gesichert: Es verbessert Konzentrationsfähigkeit und Gedächtnisleistung, es hellt die Stimmung auf und gleicht Emotionen längerfristig aus, es reduziert Ängste und nimmt einen positiven Einfluss auf chronische Schmerzen. Yoga ist also nachgewiesenermaßen mehr als der spirituelle Sport, als der es eine Zeit lang belächelt wurde. Die Tiefe der Praxis ist mittlerweile erwiesen.

Die Frage ist damit auch nicht mehr, ob spirituelle Praxis eine Wirkung auf unser Gehirn und unser Selbst zeigt, sondern welche genau. Die Verbesserung der Aufmerksamkeit wurde bereits 2007 in einer Studie der Universität von Wisconsin nachgewiesen. Dort haben sich die Teilnehmer einem dreimonatigen Meditationstraining unterzogen. Vorher und nachher wurde die Fähigkeit untersucht, versteckte Zahlen in Buchstabenreihen auszumachen – sie hatte sich stark verbessert. Zugleich hat Geistestraining einen nachgemessenen Einfluss auf den Mandelkern, eine Struktur im Gehirn, die für die Steuerung von Ängsten zuständig ist. Er schrumpft sich gewissermaßen gesund, während Hirnareale wachsen, die beispielsweise für Mitgefühl zuständig sind. Dies haben Studien am General Hospital in Boston ergeben.[1]

Wenn wir uns körperlich bewegen, hat das ebenfalls einen positiven Effekt auf unser Gehirn. Forscher gehen dabei davon aus, dass die erhöhte Durchblutung des Gehirns günstig ist, andererseits nimmt die Aktivität des präfrontalen Kortex ab. Der ist für logisches Denken zuständig und wird durch die körperlichen Übungen heruntergefahren. Das ist, als würde man einen hoch drehenden Motor auf Standgas zurückfahren und abkühlen lassen oder den Arbeitsspeicher des Computers in einem Neustart entleeren. Nach so einem Reset fällt auch uns eine neuerliche Belastung leichter, und unser Denken ist wieder freier.

---

1 www.sueddeutsche.de/wissen/meditation-spuren-im-kopf-1.2339128, letztmalig abgerufen im Oktober 2016.

EIN NATÜRLICHER RHYTHMUS IN DEINEM LEBEN

Alles im Leben bewegt sich in wiederkehrenden Zyklen. In der Natur gibt es kosmische Kreisläufe wie die Jahreszeiten oder Sonnenauf- und -untergang, wir haben Monatsrhythmen und wiederkehrende Tagesabläufe. Und auch jedes Lebewesen hat einen eingebauten Zeitmesser oder Taktgeber. Wir nennen es die innere Uhr. Wer schon mal über mehrere Zeitzonen hinweg verreist ist, kennt das Phänomen des Jetlag. Am Zielort geht die innere Uhr nicht mehr synchron mit der äußeren Wirklichkeit. Erst langsam gewöhnen wir uns an die neuen Verhältnisse. Dabei sind Einflussfaktoren von außen die wichtigsten Helfer, weil sie uns in den neuen Takt hineinhelfen: Dazu gehören Licht-Dunkel-Zeiten und auch Temperaturänderungen – und natürlich der Wecker.

Wichtig für lang anhaltende Gesundheit und Wohlbefinden ist es, möglichst mit dem Rhythmus der Natur zu leben und dem inneren Taktgeber zu lauschen. Dazu gehört, ausgewogene Arbeits- und Ruhezeiten, regelmäßige Mahlzeiten und einen Wechsel von Zeiten draußen und drinnen einzuhalten.

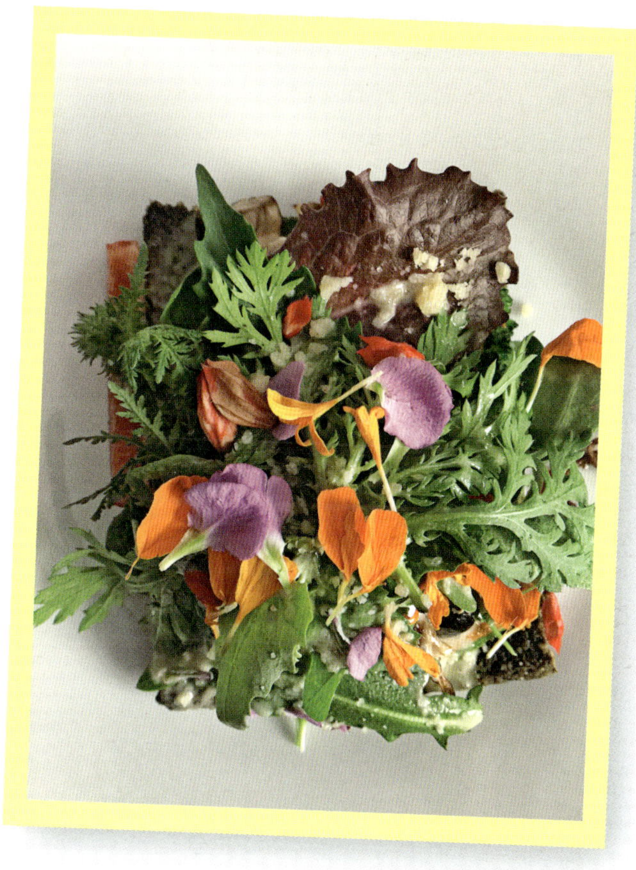

EIN RITUAL AM MORGEN

Fast alle erfolgreichen und erfüllten Menschen, die wir kennen, haben ein Ritual, mit dem sie in den Tag starten. Wir tun es auch. Dirk beispielsweise beginnt den Tag immer mit zehn bis zwanzig Minuten Meditation. Jeden Morgen geht der Wecker, und er schlurft, mit dem Hund im Schlepptau, ins Wohnzimmer und setzt sich dort aufrecht hin. Ein bisschen so wie »Täglich grüßt das Murmeltier«. Morgens ist die Wirkung der Meditation am stärksten, denn der Geist ist noch nicht von irgendwelchen Tageseinflüssen abgelenkt. Wir haben noch keine Energien von außen durch Reden, Mails, Post, TV etc. aufgenommen. Der Geist ist noch wie ein ruhiger See. Andrea beginnt jeden Morgen mit einer heißen Zitrone, einer Yogapraxis von zehn bis dreißig Minuten und einer anschließenden Meditation.

Auf der folgenden Seite findest du ein paar Vorschläge, wie du dir den Tag einteilen und in eine rundum sinnvolle Praxis verwandeln kannst. Wie üblich geht die Veränderung auch hier langsam vonstatten. Nimm dir erst mal einen dieser Punkte vor und versuche, ihn für drei, vier Wochen in dein Leben zu integrieren. Wenn dir das gelungen ist, nimmst du den nächsten und so weiter. So macht die Angelegenheit Freude.

WIE VERBRINGST DU DEINE ZEIT WIRKLICH?

Es geht in diesem Buch häufig darum, weniger zu tun. Es klingt aber gerade alles so, als würde so viel an Neuem dazukommen, das Zeit erfordert. Mach dafür einfach mal folgendes Experiment:

Notiere dir eine Woche lang, das sind exakt 168 Stunden, was du wann machst. Am besten in einer Art Kalender. Dort siehst du dann, was du wirklich tust. Es kann erschreckend sein, das mal genau aufzulisten. Damit ist es die beste Gelegenheit, einiges zu verändern. Wenn du Yogapraxis oder Meditation einbauen willst, spare dir vielleicht einfach dreißig Minuten Internetsurfen oder Fernsehgucken. Schon ist die Zeit da, die du brauchst.

VORSCHLÄGE FÜR DEINE TAGESGESTALTUNG

- → Stehe morgens zwischen fünf und sieben Uhr auf. Versuche, ausreichend (etwa acht Stunden) zu schlafen. Stell deinen Wecker auf mindestens zehn Minuten vor der Zeit, zu der du spätestens aufstehen musst. Lass dich möglichst sanft wecken. Wenn du nur schwer aufwachst, benutze vielleicht einen Wecker, der in der Gegend herumfährt, wenn er losgeht.
- → Mach morgens immer den gleichen Ablauf. Geh ins Bad, sag deinem Spiegelbild »Guten Morgen« und setz eine Intention für den Tag, zum Beispiel »Ich bin heute glücklich«. Dann Zähne putzen, Zunge schaben, waschen …
- → Finger weg vom Internet. Widerstehe der Versuchung, online zu gehen, Nachrichten zu checken, Newsfeeds anzusehen. Wenn man den Tag damit beginnt, sich um sich selbst zu kümmern, hat man mehr Fokussierung für alles Weitere.
- → Meditation: Setz dich für zehn Minuten still hin. Anregungen für Meditationen findest du hier im Buch. Mach dann eine kurze Yogapraxis, und du bist sofort in deinem Körper.
- → Mach dir ein gutes Frühstück.
- → Starte deine Arbeitsphase, Aktivitätsphase. Beginne mit den Dingen, die am wichtigsten sind. In dieser Phase sind wir meist am kreativsten und produktivsten.
- → Nimm ein Mittagessen zu dir. Normalerweise ist das die größte Mahlzeit des Tages.
- → Gib dir direkt nach dem Essen ein wenig frei, geh spazieren oder lies etwas.
- → Schaff abends einen bewussten Übergang von der Arbeits- zur Freizeitphase. Fahr runter, triff dich mit Freunden, tu was Nettes.
- → Abendbrot: Bereite dir eine etwas kleinere Mahlzeit als am Mittag zu. Sie sollte leicht sein. Iss möglichst drei Stunden vor dem Zubettgehen.
- → Plane am Abend etwas Zeit ein, um drängende Fragen deines Lebens zu beantworten. Schaff Ungeklärtes aus deinem System.
- → Plane den morgigen Tag. Und zwar vor dem Schlafengehen. Dann musst du es nicht im Bett tun, wenn du eigentlich schlafen möchtest.
- → Kreiere dir auch ein Abendritual. Nimm ein Bad, lies etwas Inspirierendes, trinke einen Tee …. Was immer dir guttut.

DYNAMIKSEQUENZ

Leben ist Bewegung. Stillstand im Beruflichen, im Privaten, in Beziehungen hängt oft mit Unbeweglichkeit in Körper und Geist zusammen. Deswegen ist es wichtig, sich regelmäßig aktiv und dynamisch zu bewegen: Mit dieser Übungsfolge bringst du deine Energie zum Fließen. Du trainierst Koordination, Balance und Kraft. Von allem kann man nie genug haben. Was beim Yoga oft vergessen wird: Kraftaufbau ist ein wichtiger Faktor für dein Körpergefühl. Je mehr Kraft du hast, desto leichter wirst du dich auch fühlen, denn du hast mehr Muskelmasse pro Kilogramm Körpergewicht, die dich aktiv bewegt.

Führe die Sequenz als eine dynamische Folge aus, in deinem eigenen Rhythmus. Du kannst die Positionen länger oder kürzer halten, je nach deiner momentanen Verfassung. Unsere Zeitangaben sind Vorschläge. Übe erst in die eine, dann in die andere Richtung: Drehungen also zuerst nach rechts, in der Wiederholung nach links.

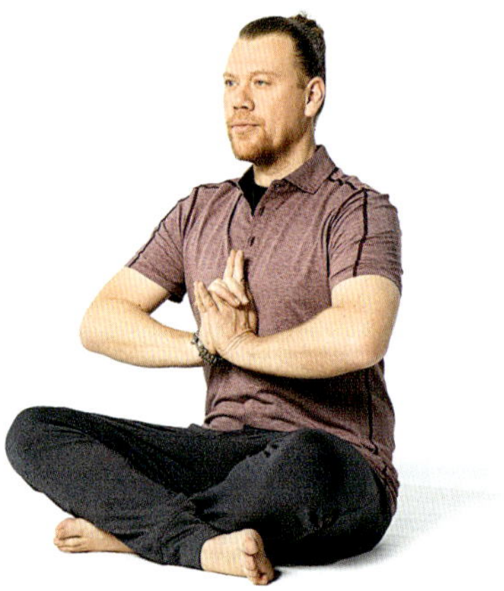

EINFACHER SITZ

Setz dich aufrecht hin und bring die Beine in einen einfachen Schneidersitz: Unterschenkel gekreuzt. Nimm das rechte Bein zuerst nach vorn.

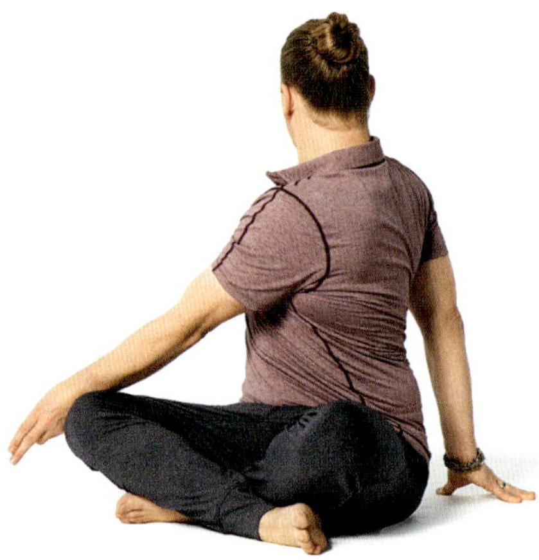

SITZENDE DREHUNG

Bleib aufrecht sitzen und dreh den Oberkörper beim Ausatmen nach rechts. Lass dabei den linken Handrücken das rechte Knie berühren. Über diesen Hebel kannst du dich etwas weiter drehen. Beide Sitzbeinhöcker sollten am Boden bleiben. Die Wirbelsäule ist gerade. Fünf Atemzüge halten.

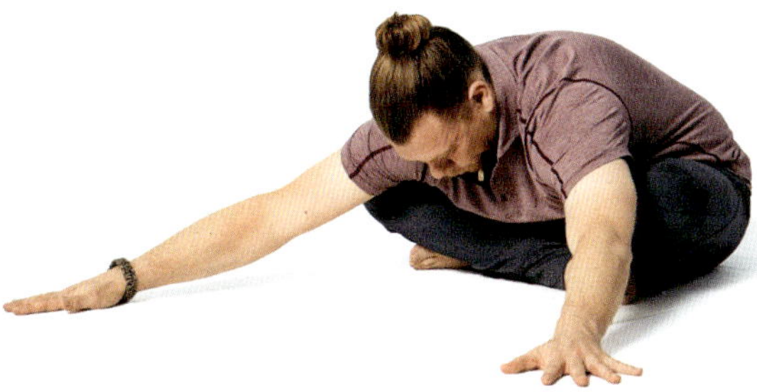

EINFACHER SITZ MIT VORWÄRTSBEUGE

Mit dem Einatmen kommst du wieder zur Mitte, und beim anschließenden Ausatmen beugst du dich nach vorn und unten. Bauchnabel Richtung Matte, der Rücken darf ruhig rund werden. Der Nacken ist entspannt. Bleib auch hier für fünf Atemzüge.

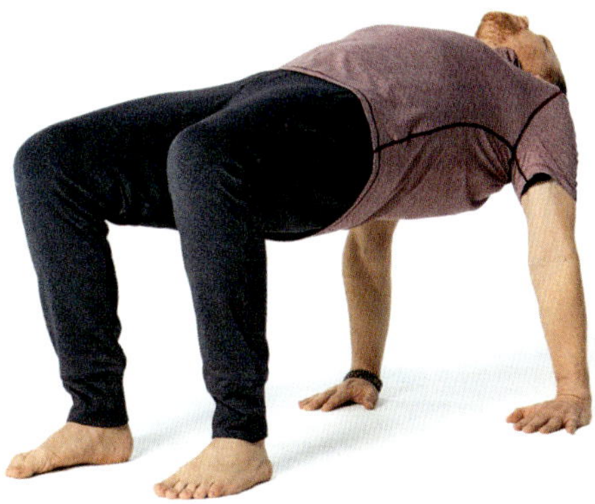

TISCH

Komm eintamend wieder nach oben und stell beide Hände hinter den Schultern auf die Matte. Atme aus, stell die Füße parallel unterhalb der Knie auf den Boden. Mit dem Einatmen hebst du nun die Hüfte gen Himmel. Zehen und Fußballen in den Boden pressen. Halte auch hier fünf Atemzüge, dann mit dem Ausatmen das Gesäß absenken.

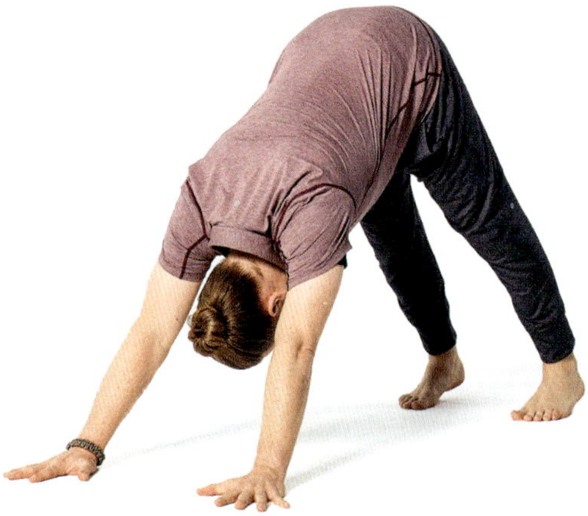

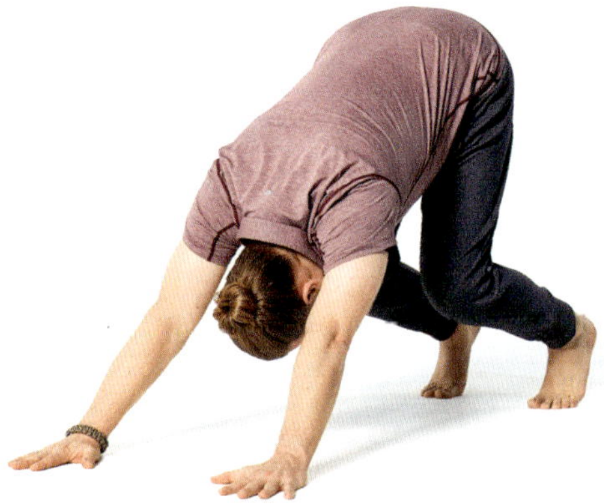

HERABSCHAUENDER HUND

Einatmen, Unterschenkel kreuzen, Hände vor den Beinen schulterbreit absetzen. Stell nun die Füße hüftbreit nebeneinander zurück und streck beim Ausatmen die Beine. Heb das Gesäß nach oben. Fünf Atemzüge halten.

HUND, KNIE GEBEUGT

Beim Ausatmen beide Beine beugen, Knie zur Matte. Nur kurz halten.

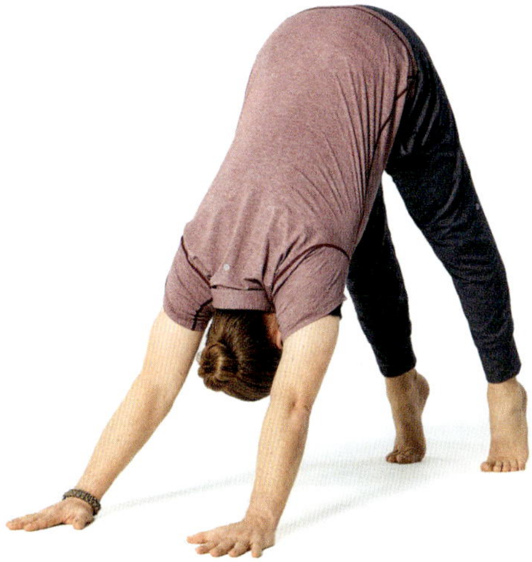

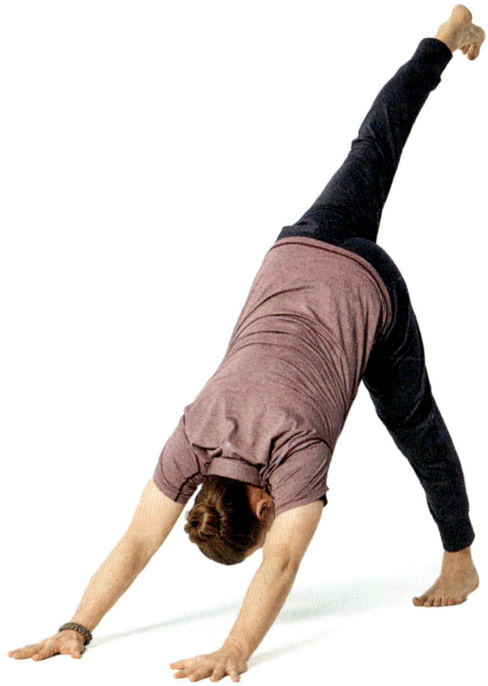

HUND AUF ZEHENSPITZEN

Einatmen, Beine wieder zum Hund strecken, diesmal auf Zehenspitzen. Zieh die Schultern zu den Ohren. Fünf Atemzüge halten, mit dem Ausatmen Fersen wieder absenken.

EINBEINIGER HUND

Einatmen und das rechte Bein nach hinten in die Luft strecken, in einer Linie mit dem Oberkörper.

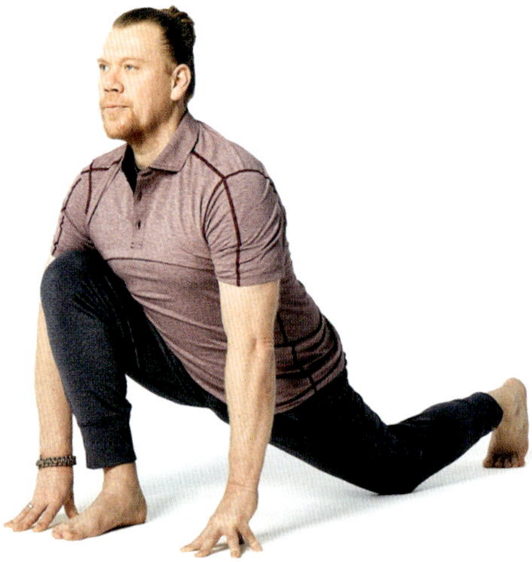

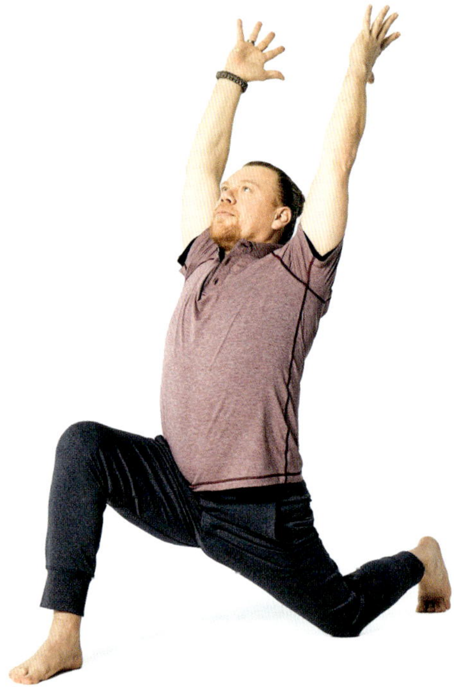

AUSFALLSCHRITT

Beim Ausatmen den rechten Fuß in einem Zug nach vorn zwischen die Hände führen.

AUSFALLSCHRITT MIT RÜCKBEUGE

Einatmen, setz das hintere Knie ab und führ die Arme hoch und zurück. Der Rumpf geht in eine Rückbeuge. Bleib hier für fünf Atemzüge.

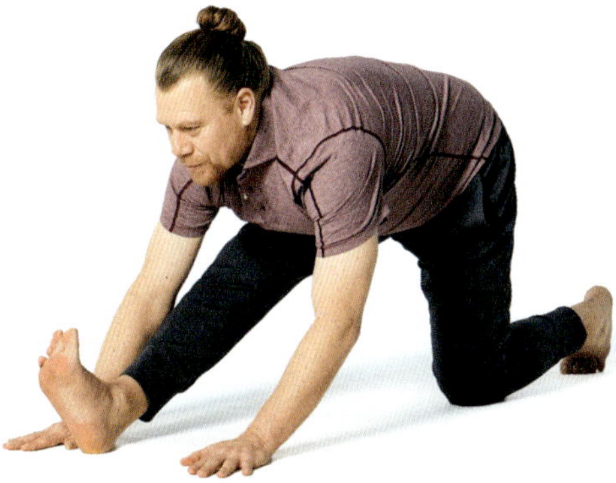

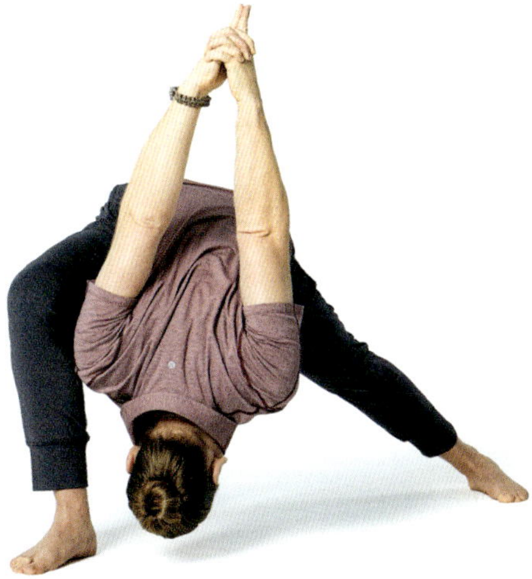

HALBER SPAGAT

Streck mit dem Ausatmen dein vorderes Bein und beuge dich langsam vorwärts. Setz die Hände links und rechts neben deinem Schienbein auf den Boden. Fünf Atemzüge halten.

DEMÜTIGER KRIEGER

Einatmen, vorderes Bein wieder beugen, hinteres strecken. Der hintere Fuß steht in einem Winkel von etwa 45 Grad, die Fußaußenseite presst in den Boden, das vordere Knie steht über dem Fußgelenk. Verschränke beide Hände hinter dem Rücken und beuge dich beim Ausatmen mit gestreckten Armen nach vorn. Die rechte Schulter kommt dabei an die Innenseite des vorderen Knies. Fünf Atemzüge halten.

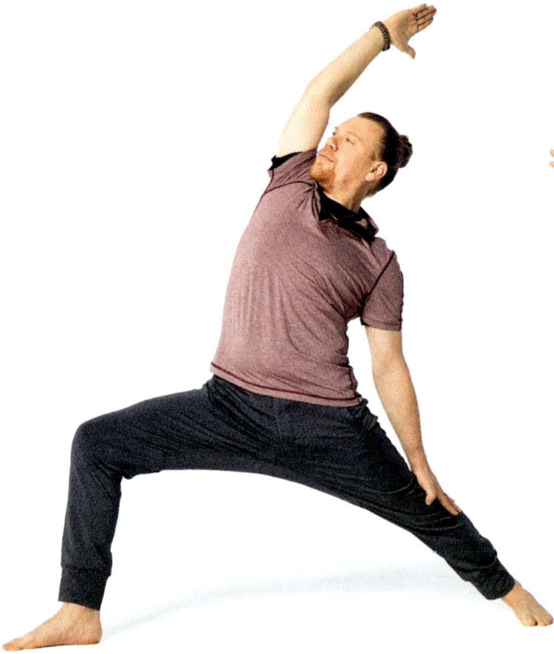

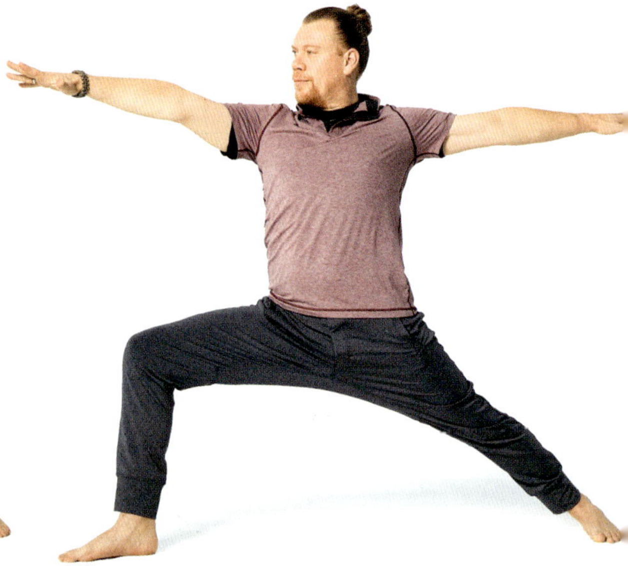

FRIEDVOLLER KRIEGER

Einatmen, richte den Oberkörper wieder auf und löse die Hände. Hüftabwärts bleibt alles, wie es ist. Der rechte Arm geht nach oben und leicht nach hinten. Fünf Atemzüge halten.

KRIEGER 2

Mit dem Ausatmen die Schultern in eine Linie mit den Füßen drehen. Beide Arme seitlich ausstrecken. Kopf drehen, du schaust über den Mittelfinger der vorderen Hand. Fünf Atemzüge halten.

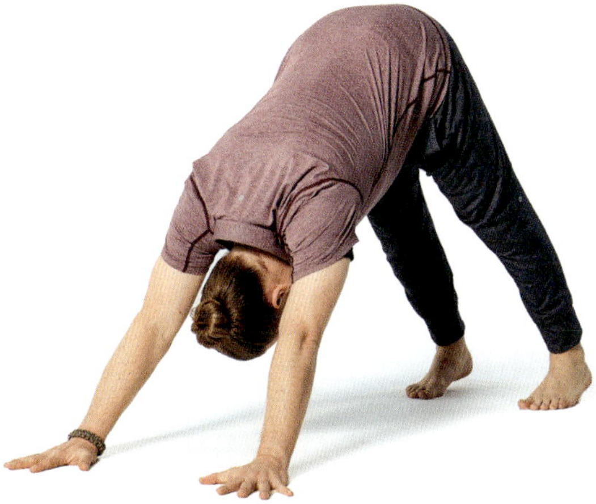

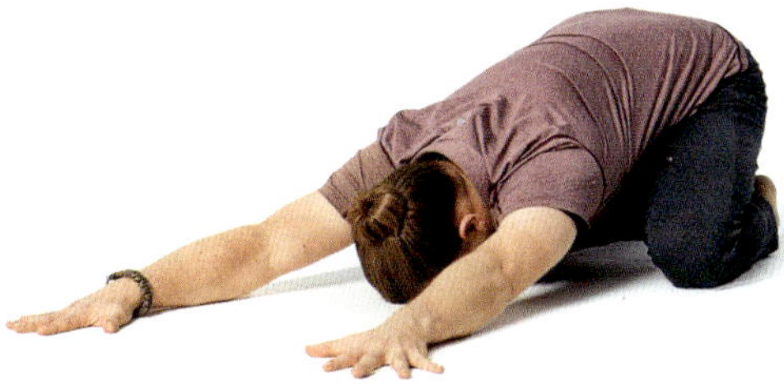

HERABSCHAUENDER HUND

Mit dem Ausatmen bringst du beide Hände zum Boden. Mit dem Einatmen führst du das rechte Bein zurück neben das linke und streckst das Gesäß nach oben.

Führe jetzt die gesamte Folge noch einmal zur anderen Seite aus. Im einfachen Sitz kommt das linke Bein nach vorn und so weiter. Danach komm zum Entspannen in die Kindshaltung.

KINDSHALTUNG

Leg beide Unterschenkel am Boden ab und bring das Gesäß zu den Fersen. Beuge dich lang nach vorn, leg die Stirn am Boden ab und führe die Arme seitlich am Körper nach hinten. Bleib in dieser Ausgleichshaltung für zehn Minuten.

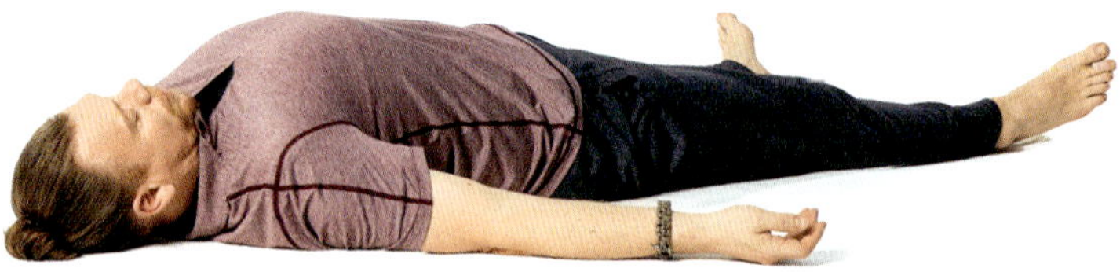

ENTSPANNUNG

Nun brauchst du nur noch die Beine gerade auszustrecken und dich in der Rückenlage einzurichten. Bleib für fünf bis zehn Minuten liegen und entspanne. Ein Wecker kann dir helfen, wirklich ganz nach innen zu tauchen.

FEUERATEM

Dies ist eine sehr effektive Atemübung. Du reicherst damit den Sauerstoffgehalt im Blut nicht an, wie oft behauptet wird, denn diese Sättigung ist bereits im Ruheatem bei 97 Prozent. Aber du sorgst dafür, dass mehr Kohlendioxid ausgeatmet wird. So reinigst du dein System und baust zugleich die Leistungsfähigkeit von Zwerchfell und Atemmuskulatur auf. Niedergeschlagenheit verschwindet, und innere Verspannungen lösen sich leichter auf. Solltest du dich etwas schwindelig fühlen, hör vorerst mit dem Üben auf. Während der Menstruation, der Schwangerschaft und bis drei Monate nach der Geburt empfehlen wir diese Atmung nicht.

KAPALABHATI

Setz dich aufrecht in den Schneidersitz, Hände auf die Oberschenkel. Atme tief durch die Nase ein und wieder aus. Lass den Mund die ganze Zeit über geschlossen. Atme nun ein und press bei jedem Ausatmen die Bauchdecke ruckartig zur Wirbelsäule, als würdest du deine Nase kräftig freipusten wollen. Die Einatmung geht von allein, es entspannt sich lediglich die Bauchdecke. Der Oberkörper bleibt möglichst bewegungslos. Führe das Ganze rhythmisch für zehn bis vierzig Wiederholungen aus. Mach danach eine Pause mit vier bis fünf natürlichen Atemzügen und wiederhole den »Feueratem«. Übe bis zu drei Runden.

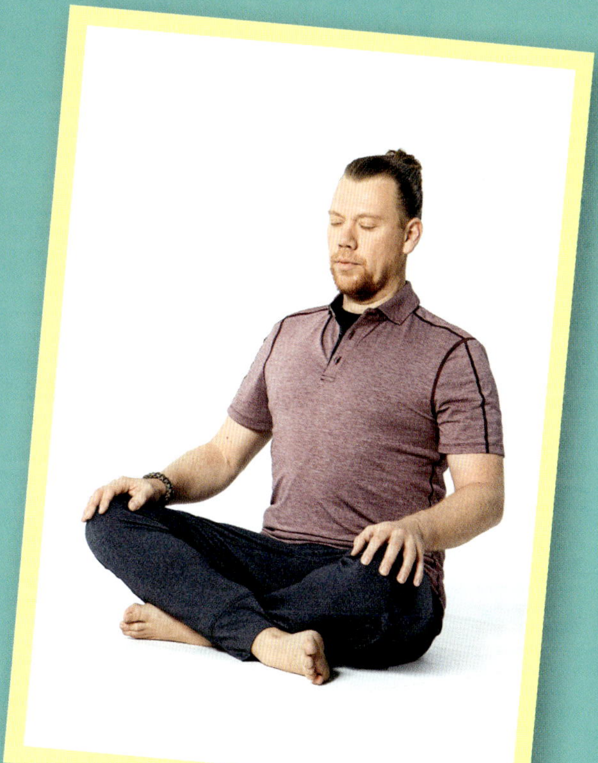

POWERFRÜHSTÜCK

Ein stark zuckerlastiges Frühstück, gepaart mit viel Koffein, erzeugt meistens einen wahren Energieausbruch, der aber schnell wieder abflaut. Mit diesem Drink hast du hingegen etwas Leckeres, das dir konstant Energie liefert. Du kannst ihn zudem in einem Schraubglas mitnehmen und genüsslich auf dem Weg zur Arbeit oder sonst wohin trinken.

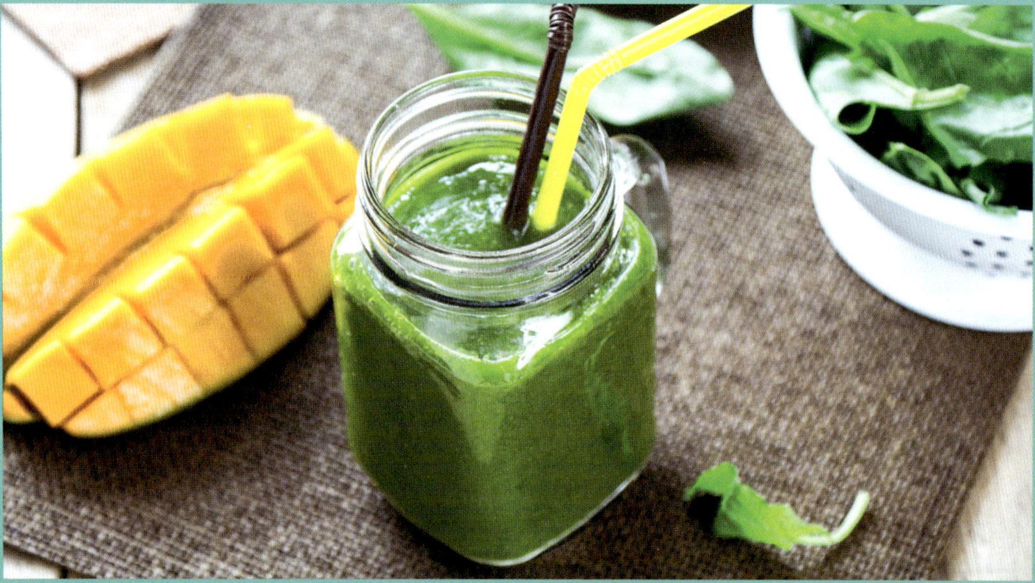

MORGENSMOOTHIE

Dieser Smoothie ist ein Kraftpaket. Du trinkst ihn am besten morgens. Das Frühstück sollte das Verdauungssystem nämlich möglichst wenig belasten und trotzdem Energie bis zur Mittagszeit liefern. Dafür ist eine Kombination aus Proteinen, gesunden Fetten und Kohlenhydraten ideal. Ergänze den Smoothie daher am besten um ein Ei oder iss einen Protein-Müsliriegel dazu. Die Zutaten sind für eine Person.

- 1 Handvoll frische Mangostücke
- 1 Tasse Kokosnusswasser, Mandelmilch oder Orangensaft
- 1 Tasse frisches Wasser
- 1 TL Honig
- 2 Handvoll Spinat
- 1 Selleriestange

Das Ganze im Mixer pürieren. Bei Bedarf etwas mehr Wasser hinzugeben.

YOGA UND DEINE PHYSISCHE GESUNDHEIT

Yoga ist so spannend, dass es lohnt, tiefer in die körperlichen Abläufe einzutauchen. Unser Bewegungsapparat besteht aus weichen und aus harten Strukturen. Die Knochen sind dabei die stabilsten Elemente, der Rest ist weicher. So auch die Faszien (siehe Seite 39), Bänder, Sehnen und Muskeln. Sie alle formen sich nach einem Prinzip, das Tensegrity genannt wird. Der Begriff ist ein Kunstwort aus den zwei englischen Begriffen *Tension* und *Integrity*. Auf Deutsch kann man sie als Spannung und Integrität bezeichnen. Gemeint ist ein harmonischer Zusammenhalt, der über eine Zugspannung entsteht.

Das lässt auch gleich die Herkunft des Wortes erahnen: die Architektur. Den Begriff hat der Architekt Buckminster Fuller in den 1960er-Jahren geprägt, obwohl es auch noch andere Ingenieure und Künstler gab, die mit diesen Strukturen experimentiert haben. Und heute übertragen wir es auch aufs Yoga.

ZUSAMMENHALT UNTER ZUGSPANNUNG: TENSEGRITY

Tensegrity-Formen sind dreidimensional, leicht und flexibel, sie ersetzen in Bauwerken oder Konstruktionen massive Körper, die andernfalls nötig wären. In alle Richtungen sind sie vergleichbar zug- und druckstabil. Sie bestehen aus festen Komponenten und aus weicheren Elementen, die für die Verbindung der Teile untereinander sorgen.

Stell dir ein Zelt vor, das mit Leinen an den Ecken im Boden verankert und auf Zug gebracht wird. Die Zeltstangen sind dabei die einzigen massiven Elemente, der Rest sind Zeltbahnen und die entsprechenden Seile. Erst mit der korrekten Zugspannung wird das Zelt stabil und kann sogar einem Sturm trotzen.

Die Vorteile solcher Formen sind Leichtigkeit, Stabilität und Flexibilität. Eine der größten Sportstätten der Welt, der Georgia Dome in Atlanta, misst in der Grundfläche 235 mal 86 Meter und besitzt keine einzige tragende Säule für das Dach. Das besteht aus einer Plane und Drähten, die in einem ausgeglichenen Verhältnis unter Zugspannung stehen. Seit 1992 existiert dieses Stadion und trotzt bisher allen Belastungen.

Und damit kommen wir zurück zum Yoga: Im Yogasutra von Patanjali (eine 2500 Jahre alte grundlegende Yogaschrift) heißt es, dass eine leichte und gleichzeitig stabile Verbindung zur Erde durch ein ausgewogenes Verhältnis aller beteiligten Kräfte entsteht. Wie in der Architektur. Die Stärke und zugleich auch der Schwachpunkt solcher tensegralen Formen ist die Verbundenheit untereinander. Wenn auch nur ein Verbindungsteil der Gesamtstruktur zu steif ist oder gar reißt, leidet das ganze Netz darunter und verliert an Stabilität. Die Gesundheit aller Teile des Systems ist also der entscheidende Faktor.

BIO-TENSEGRITY

Im biologischen Sinne finden wir die Prinzipien der Tensegrity also auch in unserem eigenen Körper wieder. Wenn wir bei dem Zeltbeispiel bleiben, sind unsere Knochen die Zeltstangen, unsere Muskeln und unser Bindegewebe sind die Leinen und die Zeltplane. Erst wenn diese Komponenten in einem Gleichgewicht sind, finden wir zu einem optimalen Körpergefühl.

Es geht dabei nicht um die Belastung oder gar Überlastung einzelner Teile, sondern um eine gesunde Grundspannung, die uns gleichzeitig flexibel und stabil macht. Unsere Knochen berühren sich im Idealfall überhaupt nicht, sie sind allein durch die faszialen und muskulären Verstrebungen miteinander verbunden.

Wir sind körperlich in der Lage, in allen drei Dimensionen zu agieren und trotzdem unsere Integrität zu behalten. Wir können aufrecht stehen, wir können uns waagerecht ausstrecken wie im Liegestütz und wir können auf dem Kopf stehen.

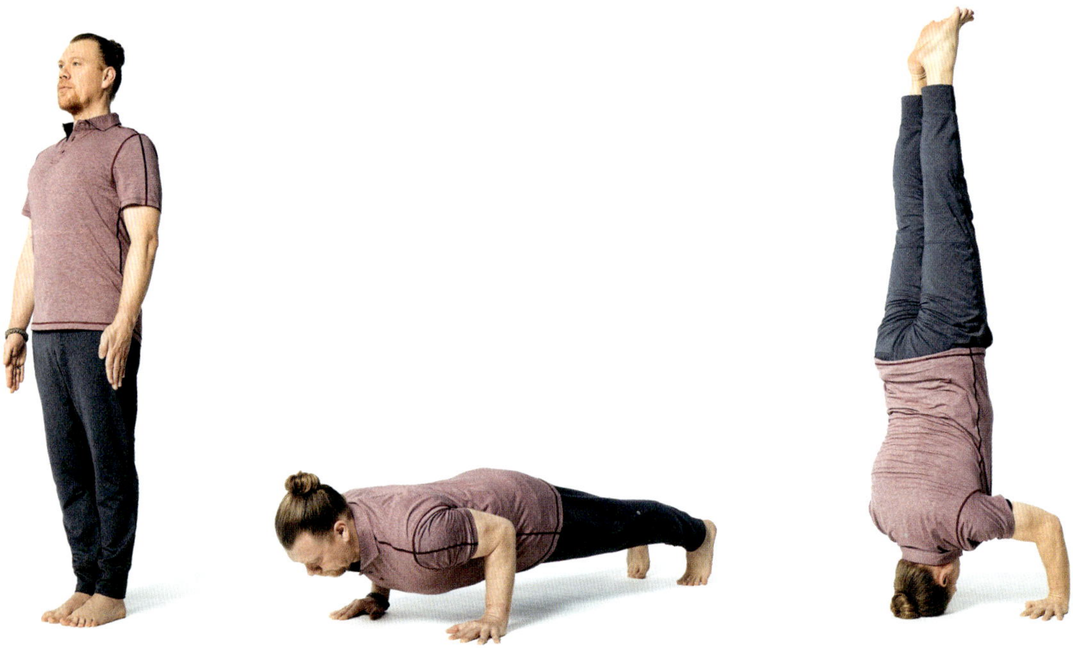

In allen Fällen wirkt die Schwerkraft gleich stark, nur eben auf unterschiedliche Bereiche der Struktur. Es werden Zug- und Druckkräfte wirksam, die unseren Körper stark machen und ihn seine Integrität behalten lassen. In der Vergangenheit wurde in der Anatomie häufig das Modell des Leuchtturms angewandt: Man erklärte, dass im Körper alle seine Komponenten schichtweise aufeinandergestapelt sind. Der Kopf drückt auf den Hals, die Schultern sinken zum Becken und alles drückt in die Beine. Aber würden wir nach diesem Modell nicht auseinanderfallen, wenn wir einen Kopfstand machen?

Für unsere Asanapraxis hilft eher das Modell der Tensegrity weiter. Wir begreifen dabei auch, dass es um weit mehr als nur Entspannen geht. Wir möchten vielmehr eine Wohlspannung erzeugen und den allgemeinen Muskeltonus senken. Besser gesagt: Wir verteilen ihn im gesamten Netz um. In diesem balancierten Zustand ist der Körper gesund, wie ein gut gespanntes Zelt. Wir sind in der Lage, unsere Bewegungsfähigkeit maximal und sicher zu nutzen. Auf der geistigen Ebene findet der harmonische körperliche Zustand dann eine direkte Entsprechung: Wir sind ruhig und gelassen.

DIE BIO-TENSEGRITY IM ALLTAGSLEBEN

Auch in unserem täglichen Leben spielt ein gesundes tensegrales Netz im Körper eine wichtige Rolle. In diesem System steckt nämlich die erstaunliche Fähigkeit, Bewegungsenergie zu speichern. Sichtbar wird diese Absorptionsfähigkeit des Systems zum Beispiel, wenn wir nach einem Sprung wieder auf der Erde landen. Unser Sprunggelenk verteilt die Energie des Sprungs in das gesamte System. Die Kräfte, die bei solchen dynamischen Vorgängen auftreten, können sehr stark werden, insbesondere wenn man beim Sprungbeispiel nur auf einem Fuß landet. Wenn die Faszienstruktur flexibel und stabil ist, macht uns das nichts aus. Die auftretende Kraft wird auf das ganze System verteilt. Anders verhält es sich beim sogenannten Katapulteffekt. Dabei wird das Gewebe unter eine Vorspannung gebracht, und die unterstützt anschließend mit ihrer frei werdenden Energie die Bewegung. Das ist der Fall, wenn ein Werfer im Baseball ausholt, um am Ende der Bewegung den Ball zu schleudern. Diese vorbereitenden Gegenbewegungen finden wir in unserem Bewegungsalltag zuhauf. Und genauso macht es eine Katze, die im Gras darauf lauert, eine Maus zu fangen. Sie spannt sich mit einem nach oben zeigenden Rundrücken an, um in dem Moment, in dem sie losspringt, die Spannung wieder loszulassen.

Die richtige Spannung im System hilft aber auch uns, uns dynamisch und vor allem effizient zu bewegen. Und wenn wir beim Yoga die Einheit anstreben, so ist damit auch dieser Aspekt gemeint, denn alles in uns ist verbunden. Das regelmäßige Üben macht diese funktionalen Systeme nicht nur effizienter, es macht sie uns auch allmählich bewusster.

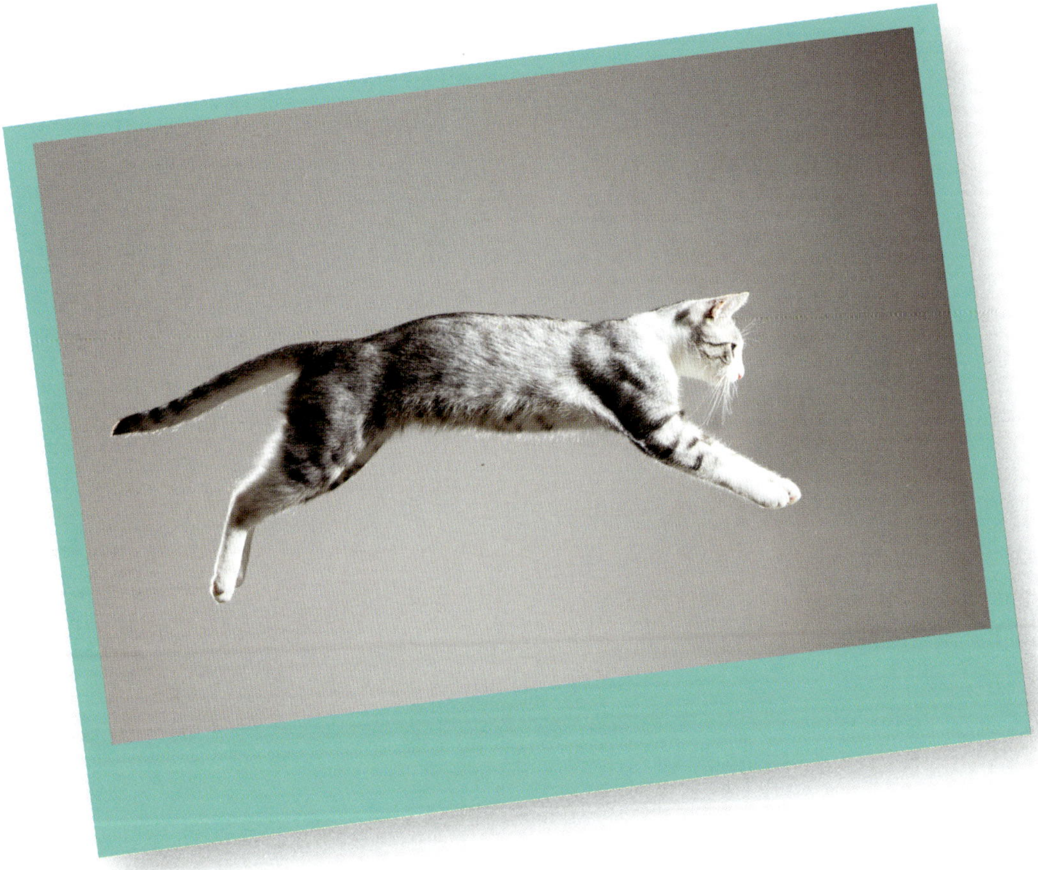

VERLETZUNGEN VORBEUGEN

In puncto Verletzungsvermeidung am Bewegungsapparat ist eine Yogapraxis ebenfalls eine wichtige Hilfe. In unserer westlichen, häufig aggressiven Trainingsmentalität kämpfen wir meistens so lange, bis wir einen Schmerz verspüren oder sogar noch etwas darüber hinaus. Etwas schwillt an, etwas reißt oder ein Druckschmerz wird spürbar. Unsere Achtsamkeit kommt also meistens erst nach der verkehrten Bewegung oder der Überbelastung. An diesem Punkt ist es für die Gesundheit bereits zu spät. Wir schädigen uns, und dann wird so gut wie möglich repariert. Viele Sportler ticken so. Dass sie ihr Ziel erreichen, ist ihnen das Wichtigste. Damit dir das nicht passiert, musst du auf deine innere Stimme hören und Körpergefühl entwickeln.

Der Körper und seine Komponenten sind eigentlich so konstruiert, dass sie einhundertzwanzig Jahre halten können. Sie sind dafür gemacht, Bewegungen und Positionen Millionen Male zu wiederholen. Zugleich ist es sinnvoll, Bewegungen technisch achtsam und nicht extrem auszuführen. Das heißt nicht, dass wir uns nicht belasten dürfen, im Gegenteil: Eine Stimulation ist sehr gut. Sie darf jedoch nicht ins Extrem abgleiten, wenn Gesundheit unser Ziel ist. Sie sollte moderat sein. Immer ist dafür natürlich der individuelle Blickwinkel entscheidend. Der Tierarzt von unserem Hund beispielsweise ist ein Ultramarathon-Läufer. Er nimmt an Einhundert-Kilometer-Läufen teil. Für ihn ist ein Marathon eine schöne Trainingsdistanz, also nichts Extremes. Für andere ist er die Krönung ihrer Laufkarriere und wird nur einmal im Leben in Angriff genommen. Was jeder als normal oder als extrem empfindet, variiert stark. Wenn wir so manchen Superläufer in eine vergleichsweise einfache Yogahaltung bringen würden, würde er wahrscheinlich wiederum das als extrem empfinden.

SINNVOLL UND MIT MASS

Die alte Fitnessmentalität »höher, schneller, weiter« ist überholt. An ihre Stelle ist ein ganzheitlicher Ansatz getreten, der physiologisch sinnvoll und intelligent ist: Training nach Maß, mit Freude und einem Gespür für die eigenen Grenzen. Das gilt auch fürs Yoga. Wir empfehlen, jede Sportart so zu üben, dass ein leichter Schweißfilm die Haut bedeckt. So lange ist das Training noch moderat.

HÜFTENTSPANNER

Zwei kurze Sequenzen sorgen schnell für Entspannung und sind das perfekte Spezialtraining für die Faszien. Dazu benötigst du einen Schaumstoffroller. Aber auch eine prall gefüllte PET-Wasserflasche tut es. Beide Sequenzen arbeiten an zwei oft verspannten Zonen: Hüften und Rücken.

Der Roller ist dabei ein Selbstmassage-Werkzeug, mit dem du dein fasziales Gewebe anregst und Reparatur- und Regenerationsmechanismen in Gang setzt. Diese Folgen lassen sich gut mit anderen Sequenzen des Buches kombinieren.

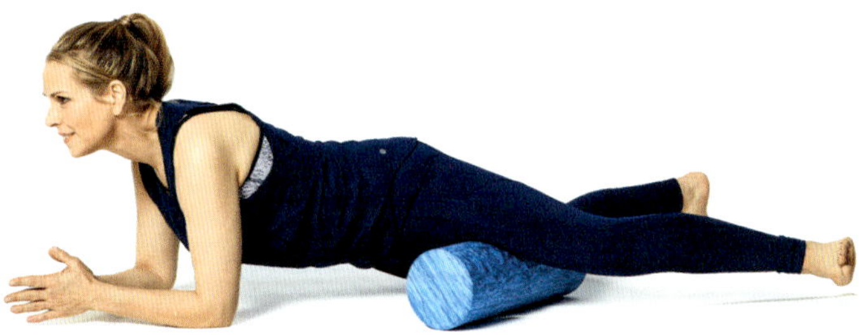

THIGH GAP ROLL

Leg dich auf den Bauch und winkel das linke Bein seitlich an. Komm auf die Unterarme und führe den Roller von der Innenseite des Knies am Oberschenkel entlang zur Leistengegend und zurück. Mach das sehr langsam, ein Durchgang sollte schon eine Minute dauern. Wechsel nach zwei, drei Wiederholungen die Seite.

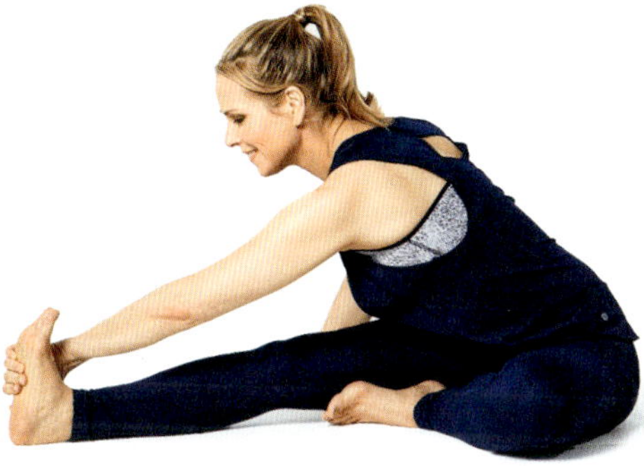

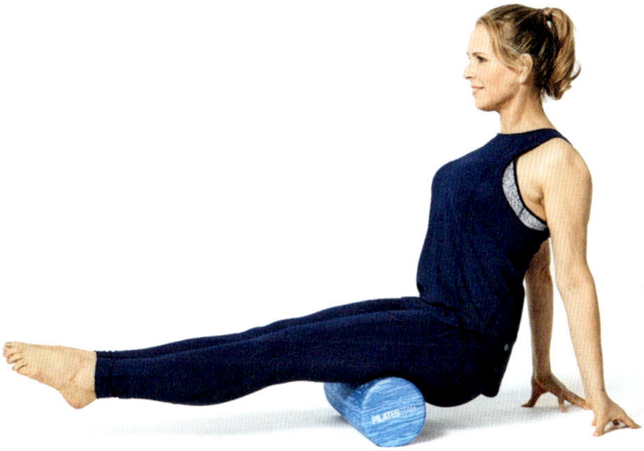

HALBER SCHMETTERLING

Setz dich aufrecht hin und streck beide Beine nach vorn aus. Winkel das linke Bein an und führe die Fußsohle an die Innenseite des rechten Oberschenkels. Beuge dich dann über das ausgestreckte Bein nach vorn und bring die Hände links und rechts vom Unterschenkel auf den Boden. Wenn es dir möglich ist, kannst du auch den rechten Fuß greifen. Fünf Atemzüge halten, dann das andere Bein anwinkeln.

CRASH TEST HAMMIES

Setz dich aufrecht auf den Roller. Heb die Füße an und roll mit beiden Beinen vom Sitzbeinhöcker bis zur Kniekehle über den Roller. Dann wieder nach oben zurück. Auch hier sollte ein Durchgang etwa eine Minute dauern. Übe zwei-, dreimal.

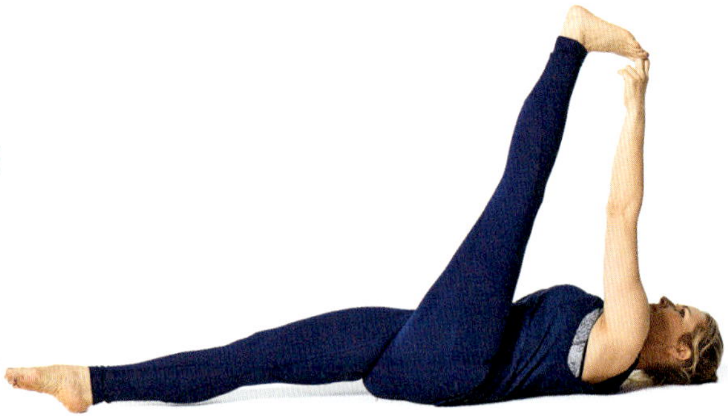

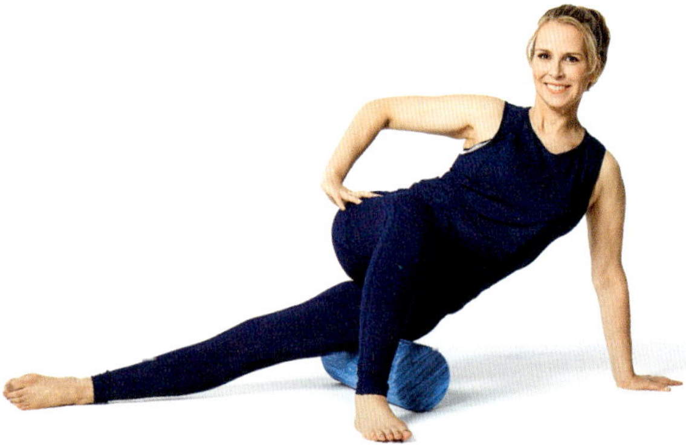

HAND-ZUM-ZEH IM LIEGEN

Leg dich auf den Rücken und greif mit deiner rechten Hand die rechte große Zehe. Streck das rechte Bein gerade nach oben. Wenn das nicht geht, kannst du dir mit einem Gürtel oder Handtuch um die Fußsohle helfen. Das linke Bein bleibt locker gestreckt am Boden. Bleib so für zwei bis drei Minuten und wechsel dann das Bein.

IT-BAND-ROLL

Komm jetzt auf deine linke Seite und leg die Oberschenkelaußenseite auf den Roller. Beweg dich von der Knieaußenseite bis hoch zum Beckenknochen und zurück auf dem Roller. Wieder ganz langsam und für zwei bis drei Wiederholungen. Wechsel dann die Seite.

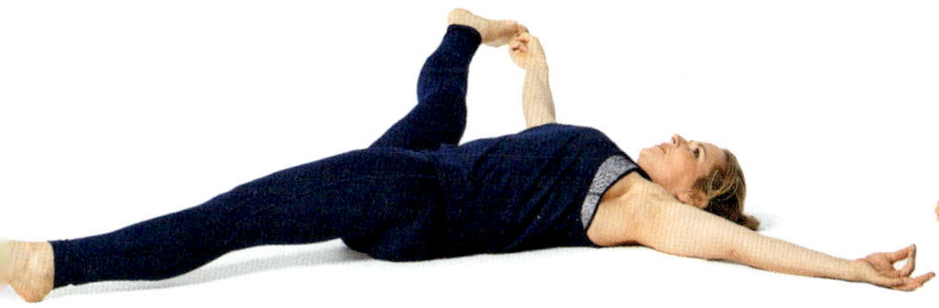

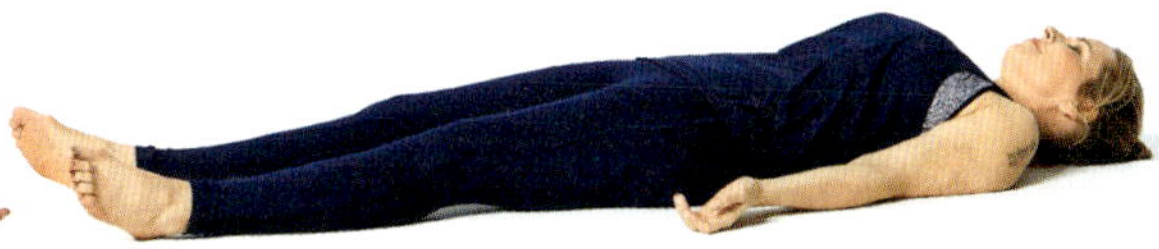

HAND-ZUM-ZEH SEITLICH

Leg dich wieder auf den Rücken und greif mit der rechten Hand die rechte große Zehe. Streck das Bein. Wenn ein Abstand bleibt, kannst du ihn wieder mit Gürtel oder Handtuch überbrücken. Führ das Bein nun nach außen. Zwei bis drei Minuten halten, dann wieder nach oben strecken, lockern und anschließend mit dem linken Bein und der linken Hand üben.

ENTSPANNUNG

Leg dich auf den Rücken, die Beine in einem lockeren Abstand, die Arme etwas weg vom Körper, die Handflächen nach oben. Schließ die Augen, atme ganz natürlich und komm zur Ruhe. Konzentrier dich auf nichts weiter und lass aufsteigende Gedanken einfach ziehen. Bleib so für fünf Minuten. Wenn du dir einen Wecker stellst, kannst du vollständig loslassen.

RÜCKENENTSPANNER

Auch hier gibt es eine Kombination aus Asanas und Massagen auf dem Roller. Wenn du dabei eine besonders schmerzhafte Stelle findest, kannst du damit experimentieren, das Bein zu strecken oder den Fuß zu kreisen, während du hin und her rollst. Das verstärkt die Wirkung.

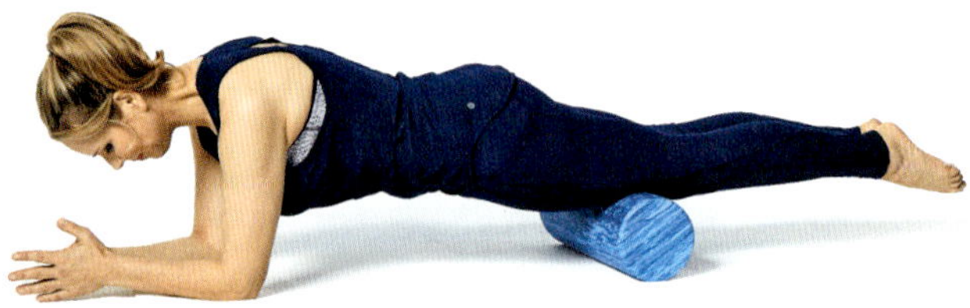

TFL ROLL

Leg dich auf den Bauch und stütz dich auf die Unterarme. Leg den Roller unter die Oberschenkel, kurz oberhalb des Knies. Roll jetzt langsam nach oben zum Becken und wieder nach unten. Ein Durchgang sollte etwa eine Minute dauern. Mach zwei, drei Wiederholungen.

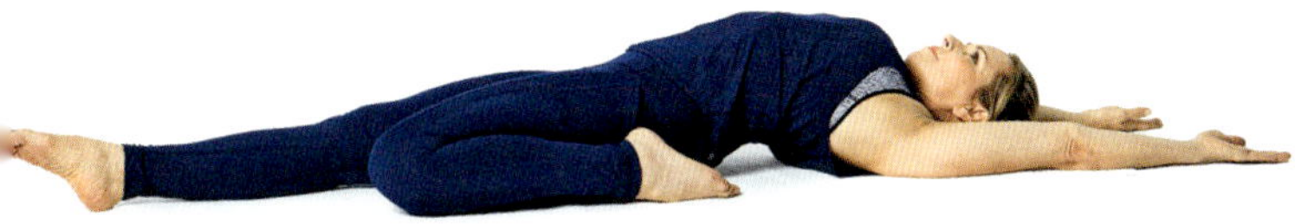

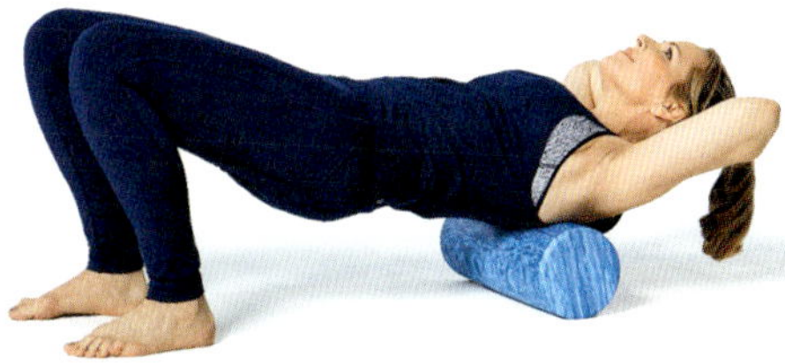

LIEGENDER HELD, HALB

Setz dich mit ausgestreckten Beinen auf die Matte. Greif dir den linken Fußspann, beuge das Bein und führe den Fuß neben die linke Gesäßhälfte. Wenn du jetzt nicht mehr aufrecht sitzen kannst, setz dich auf ein Buch oder eine gefaltete Decke. Beuge den Oberkörper nun zurück, komm zuerst auf die Ellenbogen und dann ganz auf den Rücken – aber nur so weit, wie es dir ohne Schmerzen im Knie möglich ist. Fünf Atemzüge halten, auflösen und die andere Seite dehnen.

BACK ROLL

Leg dich mit dem Rücken auf den Roller, etwas oberhalb der unteren Rippen. Stell die Beine auf und roll jetzt langsam den Rücken aus, nach oben bis zum Hals und wieder zurück. Mach auch hier zwei bis drei Wiederholungen von jeweils einer Minute.

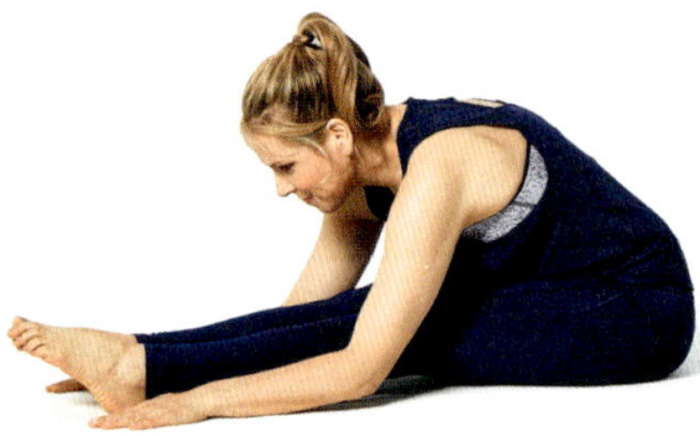

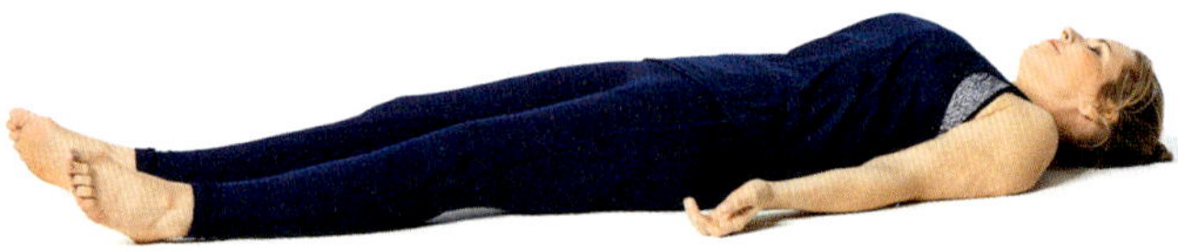

SITZENDE VORBEUGE

Setz dich auf die Matte und streck beide Beine aus. Neig dich dann nach vorn, der Bauchnabel zieht in Richtung Oberschenkel. Die Hände greifen nach den Waden oder den Füßen oder liegen entspannt am Boden. Kopf und Nacken sind locker. Bleib so für zwei bis drei Minuten.

ENTSPANNUNG

Leg dich auf den Rücken, die Beine in einem lockeren Abstand, die Arme etwas weg vom Körper, die Handflächen nach oben. Schließ die Augen, atme ganz natürlich und komm zur Ruhe. Lass aufsteigende Gedanken einfach weiterziehen. Bleib so für fünf Minuten.

LEICHT UND NÄHREND

Kitchari ist ein nährstoffreiches und simpel zu kochendes Gericht, das den Verdauungstrakt nur wenig belastet. In Indien bekommen es oft Kinder, ältere Personen und Menschen in der Heilungsphase nach einer Krankheit. Durch die Mungbohnen ist es reich an natürlichem pflanzlichem Protein und an Mineralstoffen. Das macht fit für sportliche Betätigung und Aktivität. Die Zutaten sind für zwei bis drei Portionen berechnet.

KITCHARI MIT MUNGBOHNEN

- 1 bis 2 Tassen Reis
- 2 EL Olivenöl
- 6 Tassen Gemüse, geputzt und gewürfelt (zum Beispiel Sellerie, Brokkoli, Zucchini, Möhren)
- 2 Zwiebeln, geschält und fein gehackt
- 1 daumengroßes Stück Ingwer, klein gehackt
- 2 bis 3 Knoblauchzehen, klein gehackt
- je 1 TL Kurkuma und Kreuzkümmel
- je ½ TL Korianderpulver und schwarzer Pfeffer
- 1 Tasse Mungbohnen, gewaschen
- 1 TL Meersalz

Reis wie gewohnt kochen. Olivenöl in einer Pfanne erhitzen, Gemüse, Zwiebeln, Knoblauch, Ingwer, Gewürze, Salz und Pfeffer dazugeben, kurz anbraten. In einem großen Topf etwa zehn Tassen Wasser erhitzen. Dann den fertigen Reis und die Mungbohnen dazugeben. Den Inhalt der Pfanne in den Topf geben und alles aufkochen. 45 bis 60 Minuten bei kleiner Hitze köcheln lassen.

ATEM-RELAX

Nadi Shodhana, die Wechselatmung, ist eine zentrale Atemübung im Yoga. Sie dient dem Ausgleich der beiden Energiekanäle in unserem Körper, die sich auch in der Nase zeigen. Im yogischen Verständnis befinden sich in uns zwei Haupt-Energieleitbahnen: Ida und Pingala. Sie entspringen dem Wurzelchakra im Bereich des Beckenbodens und schlängeln sich über Kreuz um den Hauptkanal Shushumna Nadi. Ida und Pingala enden dann in den Nasenlöchern.

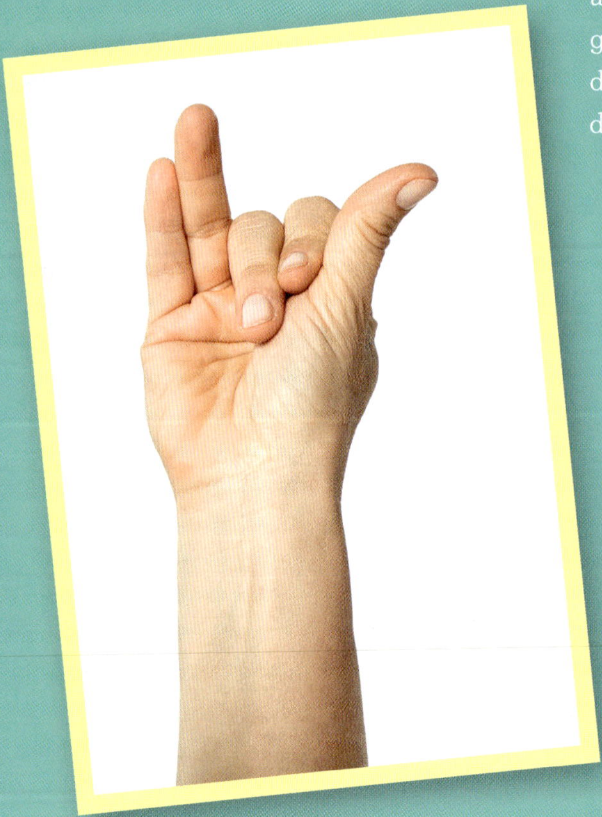

Mit dem Wechselatem stimulieren wir beide Nadis und gleichen sie aus. Das harmonisiert den ganzen Organismus. Im übertragenen Sinne stehen diese beiden Kanäle sogar für alle Polaritäten in unserem Leben: Sonne/Mond, Tag/Nacht, männlich/weiblich, aktiv/ruhend.

Körperlich hat die Übung zwei Effekte. Sie sorgt einerseits dafür, dass das Gehirn verstärkt Alphawellen zeigt. Diese Schwingung steht für einen entspannten Zustand, der zum Beispiel auch Kreativität und Inspiration beflügelt. Zum anderen reinigt Nadi Shodhana die Nasenkanäle und stimuliert die Schleimhäute.

NADI SHODHANA

Setz dich aufrecht hin und konzentriere dich auf deine rechte Hand. Beuge Zeigefinger und Mittelfinger zur Wurzel des Daumens. Kleiner Finger, Ringfinger und Daumen bleiben gestreckt. Halte deinen Blick geradeaus und führe die rechte Hand mit dem Mudra zur Nase. Verschließe mit dem Daumen das rechte Nasenloch, er liegt dabei seitlich an der Nase. Atme zur Vorbereitung durch das linke Nasenloch aus.

Nun beginnt die Wechselatmung: Atme durch das linke Nasenloch ein. Zähle dabei bis vier. Dann verschließe das linke Nasenloch mit dem rechten Ringfinger, löse den Daumen vom rechten Nasenloch und atme rechts aus. Zähle dabei wieder bis vier. Atme rechts ein, dann wieder links aus – immer so weiter, immer im gleichen Rhythmus. Der Wechsel der Finger passiert jeweils am Ende der Einatmung.

Variiere gern die Zählzeiten und versuche, die Übung langsamer auszuführen, indem du statt bis vier nun bis acht oder zwölf zählst. Nach zehn bis dreißig Runden löst du nach einer Ausatmung durch das rechte Nasenloch die Finger ganz von der Nase. Nimm abschließend ein paar tiefe Atemzüge durch beide Nasenlöcher gleichzeitig und spüre der Übung nach.

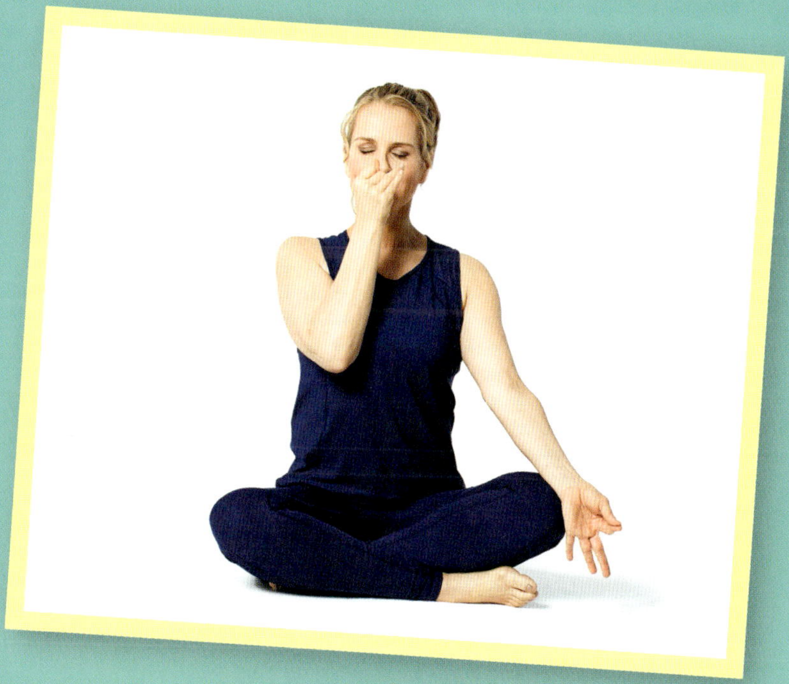

YOGA FÜR STRAHLEND GUTES AUSSEHEN

Gutes Aussehen wird häufig mit Attraktivität gleichgesetzt. Dabei geht es einerseits natürlich schon um äußere Merkmale, aber andererseits auch um Charaktereigenschaften. Was zählt, ist die Ausstrahlung.

Eine umwerfende Ausstrahlung zu haben, ist meist das Gegenteil davon, all den stereotypen Vorschriften in Sachen Beauty zu folgen. Und trotzdem kann man natürlich nachhelfen. Viele Menschen nehmen sogar einen chirurgischen Eingriff in Kauf, meistens um sich einem gängigen Schönheitsmerkmal anzunähern. Sie möchten weniger Falten oder einen größeren Busen. Das kann und muss man gar nicht bewerten. Wenn es diesen Menschen auf ihrem Weg hilft, ist das in Ordnung. Bei unserer Betrachtung geht es allerdings um etwas anderes. Wir empfinden strahlend gutes Aussehen nicht als etwas Messbares und äußerlich Gestaltbares, das allein durch Körperumfänge, Klamotten, perfektes Make-up oder trendige Frisuren definiert wird.

Vielmehr kommt eine Aus-Strahlung von innen. Wenn wir mit uns im Reinen sind und Leichtigkeit empfinden, ist unsere Wirkung auf Menschen eine andere, als wenn wir perfekt aussehen, aber miesepetrig drauf sind.

SCHÖN = SYMPATHISCH

Bei uns Menschen gibt es so einen Übertragungsmechanismus: Äußere Qualitäten werden auf innere übertragen. Wer schön oder einfach attraktiv ist, wird für klüger, sympathischer, irgendwie »besser« gehalten. Deswegen haben Menschen, die ein angenehmes äußeres Erscheinungsbild haben, im Leben nachweisbar mehr Erfolg. Es ist untersucht, dass sie bessere Schulnoten bekommen, eher Hilfe erhalten und mehr Geld verdienen. Interessanterweise ist die positive Reaktion auf Menschen, die wir als attraktiv empfinden, bereits bei wenige Monate alten Babys zu beobachten. Es kann also nicht allein an der Sozialisation liegen, die attraktivere Menschen etwas Bestimmtes machen lässt, was sie in den Augen der anderen als »besser« dastehen lässt.

SELBSTLIEBE MACHT SCHÖN

Die Entwicklung von Attraktivität wird im Zusammenhang mit einer spirituellen Praxis oft als oberflächlich abgetan. Manchmal hört man sogar die Auffassung, dass einer ganzheitlichen Weiterentwicklung das Arbeiten an gutem Aussehen im Wege stünde. Es wird als sinnentleerte Oberflächlichkeit verstanden, die der vermeintlich erstrebenswerten »Abtötung« des Egos (ja, daran arbeiten tatsächlich Menschen) im Wege steht und die Eitelkeit befeuert. Unsere Auffassung geht in die entgegengesetzte Richtung: Wir möchten unser Ego lediglich im Zaum halten und ihm nicht die alleinige Kontrolle über unser Leben überlassen. Wir haben aber noch keinen Menschen gesehen, der auf dem Weg fortgeschritten war und sich in seinem Körper nicht wohlgefühlt hätte.

Der wichtigste Aspekt in Bezug auf eine spürbare und sichtbare Attraktivität sind Selbstliebe und Selbstakzeptanz. Die bloße Tatsache, dass du dich gut um dich selbst kümmerst, dich hegst und pflegst, führt dazu, dass du ein immer positiveres Bild von dir bekommst. Wenn es dir gelingt, Selbstliebe zu kultivieren, wirst du dich nicht nur selbst viel besser fühlen, sondern du wirst für deine Mitmenschen attraktiver. Du bist außerdem nicht mehr so extrem von ihrer Zuneigung abhängig und kannst dich dadurch trauen, das zu sagen, was du wirklich denkst und fühlst. Es wird dir leichter fallen, auf andere zuzugehen, weil du keine Angst mehr vor möglicher Ablehnung hast. Mehr dazu, wie du Selbstliebe kultivieren und in dein Leben bringen kannst, ab Seite 182.

WEG MIT DEM SCHUTZPANZER

Willst du deine Präsenz und Attraktivität erhöhen? Hier ein Tipp: Die meisten Menschen tragen eine Art Schutzpanzer um sich herum. Der signalisiert körpersprachlich: Lass mich bloß in Ruhe. Damit schützen sie sich, es ist wie ein energetischer Schutzanzug, der uns manchmal auch tatsächlich sehr nützlich sein kann. Wenn wir in Situationen sind, die wir schnell beenden wollen, ist es gut, sich diesen Schutzpanzer überziehen zu können. Dirk benutzt diese Art der Körperlichkeit gepaart mit dem passenden Energiefluss immer, wenn er als Bodyguard unterwegs ist. Wenn der Kunde durch eine Menschenmenge geht und Dirk den Personenschutz gewährleisten muss, strahlt er ganz bewusst »Lass mich in Ruhe und leg dich nicht mit mir an!« aus. Und nachher legt er diesen Panzer wieder ab.

Genau darum geht es. Darum, den Schutzpanzer auch wieder ausziehen zu können, wenn du nach Hause, zu

Freunden oder abends ins Bett gehst. Er ist nicht dazu gedacht, dass du ihn am Wochenende auf einer Grillparty trägst. Oder wenn du jemanden im Krankenhaus besuchst.

Wie aber wirst du ihn los? Die Yogapraxis löst solche Verkrampfungen in der Körpersprache auf. Du kräftigst den Körper einerseits und machst dich beweglicher. Dadurch bröckelt schon mal viel Unnützes aus der Panzerschicht ab. Du entdeckst außerdem auch die »blinden Flecken«, die Stellen, wo du gar nichts spüren kannst und hauptsächlich fest bist. Du öffnest also die Stellen, die verkrampft oder verspannt sind. Damit entblößt du dich auch ein Stück weit emotional. Am Anfang fühlt sich das vielleicht so an, als würdest du etwas von deiner Stärke verlieren. Aber in Wirklichkeit gewinnst du. Du wirst feststellen, dass du auf einmal der Star der Party bist, weil dich alle als einen authentischen und mutigen Menschen wahrnehmen. Und das wirkt immer attraktiv.

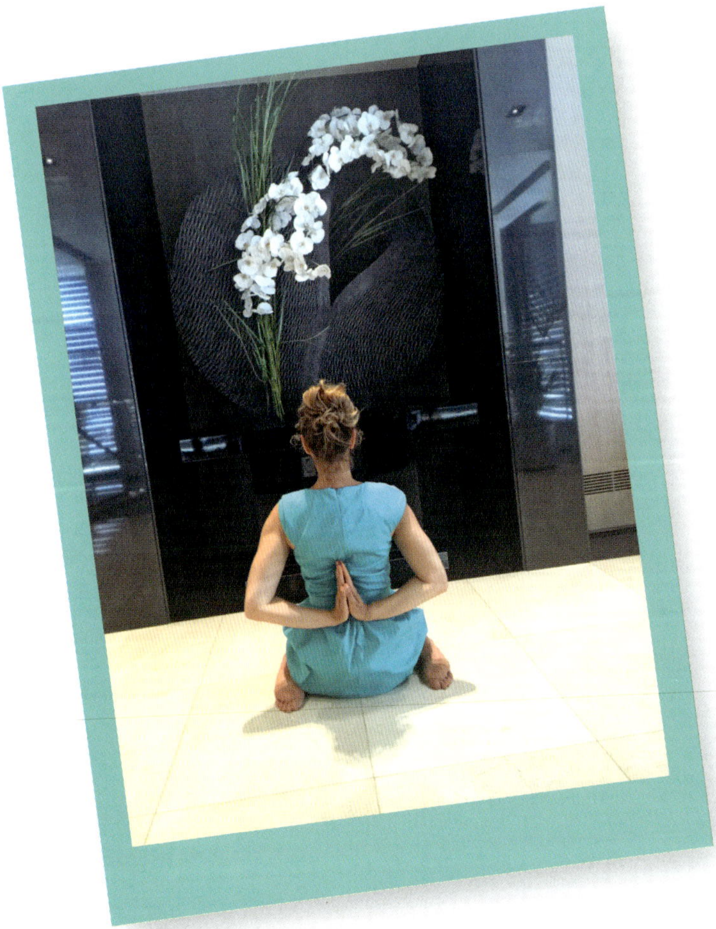

TIPPS FÜR EIN STRAHLEND GUTES AUSSEHEN

Gutes Aussehen kommt von der inneren Haltung, die nach außen strahlt. Unterstützt wird es durch eine Art Selbstfürsorge, die deinem Körper ebenso wie deinen Gefühlen guttut. Ein Körper, den du nicht ständig mit schädlichen Substanzen fütterst und der weniger entgiften und kämpfen muss, hat es viel leichter. Er hat nämlich die Gelegenheit, sich mit all seinen Mechanismen der Selbsterhaltung um optimales Funktionieren zu kümmern. Er blüht auf – und das verbessert deine Ausstrahlung natürlich auch in großem Maße.

→ *Ausreichend Schlaf.* Wie viel das ist, ist individuell unterschiedlich. Wir haben festgestellt, dass eine erfüllende Tätigkeit dafür sorgt, dass man auch mit wenig Schlaf frisch und gut aussieht. Die Freude von innen überwiegt. Aber ab einem bestimmten Punkt zeigt der Körper mit Augenringen und hängenden Schultern, dass er ausruhen will. Wir kommen mit sechs bis acht Stunden Schlaf sehr gut aus.

→ *Natürliche Nahrung.* Unser Körper benötigt Nahrung aus der Natur. Je stärker unsere Nahrung industriell verarbeitet wird, desto unnatürlicher ist sie. Iss also am besten natürliche Lebensmittel. Das hat nichts mit Verzicht zu tun, sondern mit Genuss und Lebensfreude.

→ *Zurückziehen.* Deine innere Verfassung – maßgeblich für die Ausstrahlung – kannst du pflegen, indem du dir regelmäßig Auszeiten gönnst. Versuche, dich wenigstens einmal pro Woche für ein paar Stunden zurückzuziehen und die Dinge so laufen zu lassen, wie nur du allein es möchtest. Zusätzlich empfehlen wir dir, einmal im Jahr ein Retreat, also einen Rückzug, für ein paar Tage zu machen. Das kann ein langes Wochenende oder eine ganze Woche sein. An einem Ort, der dich inspiriert und dafür sorgt, dass sich deine Batterien wieder aufladen. Am besten eignen sich dafür Orte, die der Natur nahe sind. Wir werden sowieso instinktiv dorthin gezogen, an Küsten, in Wälder oder Berge.

→ *Erfreu dein Herz.* Gönn dir Input, der dich inspiriert. Lies Bücher, die dich unterhalten und erfreuen. Verbring Zeit mit Freunden, mit denen du dir etwas zu sagen hast. Die Glotze brauchst du dann immer weniger.

FÜR EIN STRAHLEND SCHÖNES AUSSEHEN

In dieser Sequenz aktivierst du deine Wirbelsäule und bringst deine Energie bis in die letzten Winkel deines Körpers. Eine gleichmäßige Verteilung der Lebensenergie ist nämlich genau das, was dich jung und frisch hält. Genauer: Wir holen in dieser Abfolge die schlafende Energie aus deinem Beckenboden in die Wirbelsäule und weiter in die Extremitäten. Je gesünder und energetisierter du bist, desto mehr strahlst du.

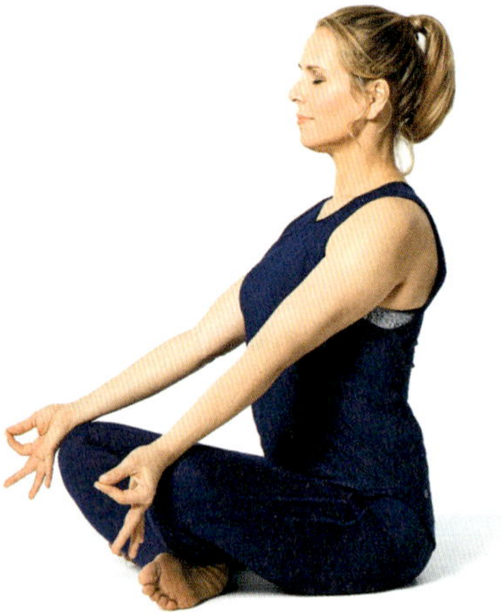

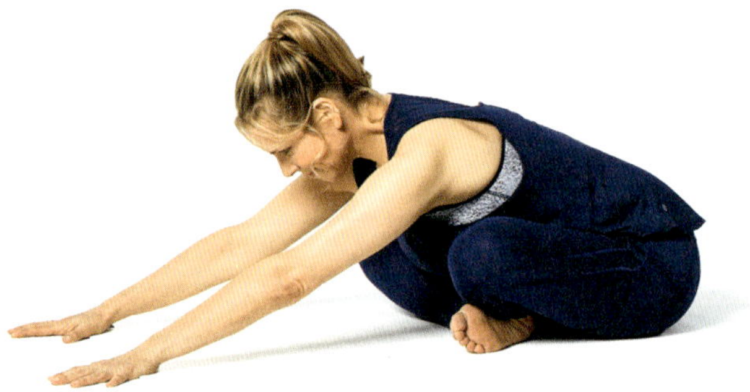

SCHNEIDERSITZ

Setz dich aufrecht hin und kreuz deine Unterschenkel für einen Schneidersitz. Nimm dann fünf tiefe Atemzüge.

VORWÄRTSBEUGE

Beuge deinen Oberkörper beim Ausatmen nach vorn und nimm die Arme lang mit nach vorn. Wieder fünf Atemzüge halten.

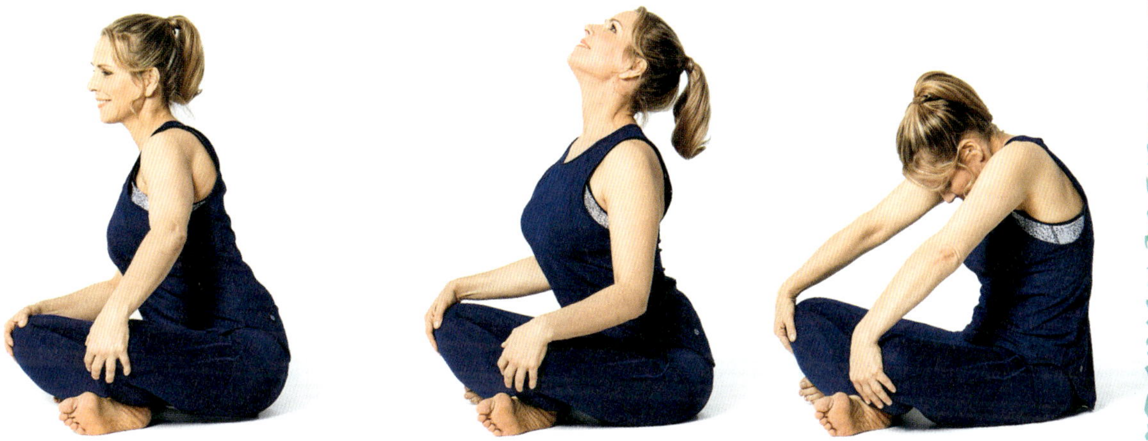

SUFIKREISE

Richte den Oberkörper mit dem Einatmen wieder auf, bleib aber im Schneidersitz. Kreise nun den Rumpf langsam fünfmal rechts herum und fünf Runden links herum.

SITZENDE RÜCK- UND VORBEUGE

Bleib im Schneidersitz und streck das Brustbein beim Einatmen vor und zieh es beim Ausatmen zurück. Zehn Wiederholungen.

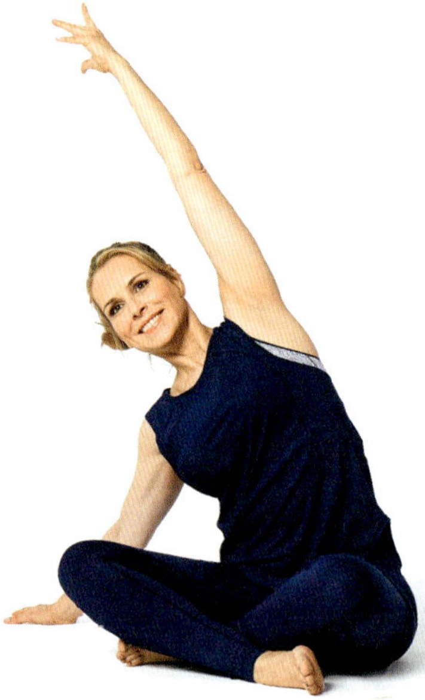

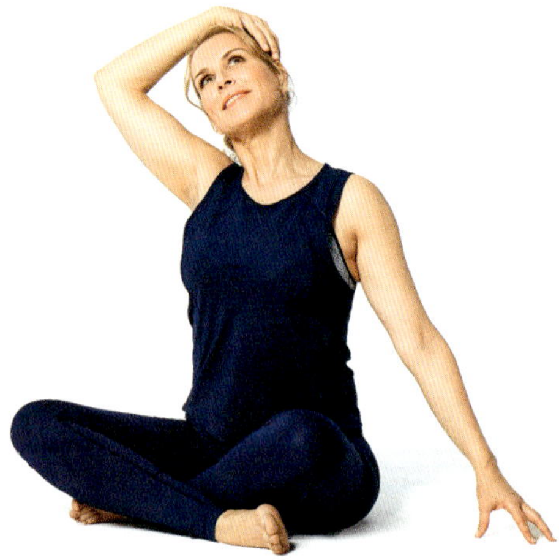

SEITDEHNUNG IM SITZEN

Mit dem Einatmen führe den linken Arm nach oben. Mit dem Ausatmen beuge dich zur rechten Seite. Bleib dort für fünf Atemzüge und komm dann mit dem Einatmen zurück zur Mitte. Heb den rechten Arm und beuge dich nach links. Auch hier fünf Atemzüge bleiben und wieder aufrichten.

NACKENDEHNUNG

Bleib weiterhin im aufrechten Schneidersitz und senke ausatmend den Kopf nach rechts. Nach fünf Atemzügen richte den Kopf einatmend wieder auf und beuge ihn ebenfalls für fünf Atemzüge nach links.

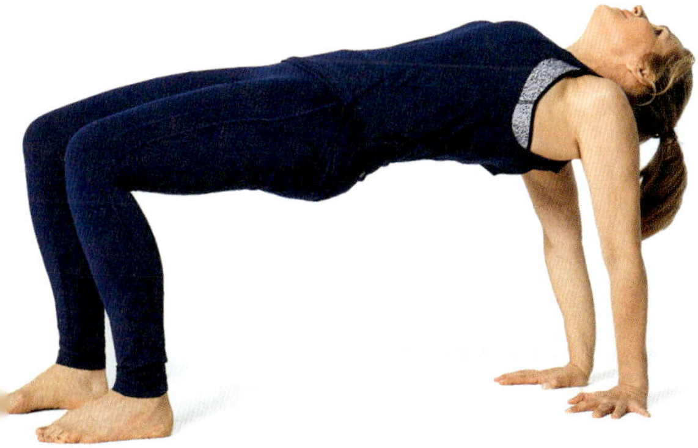

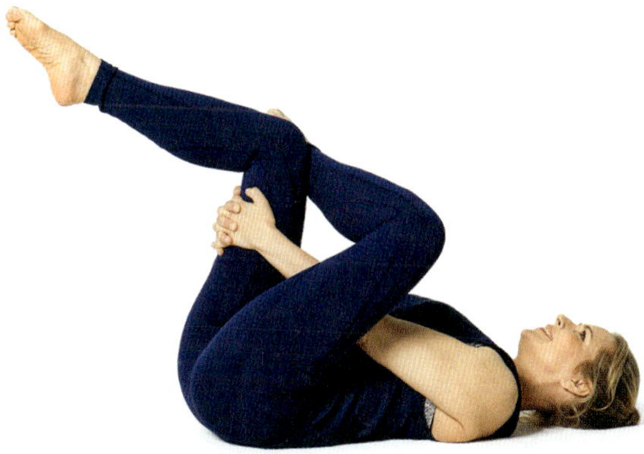

TISCH

Setz die Hände hinter den Hüften auf und stell die Füße unter den Knien auf den Boden. Beim Einatmen heb die Hüften hoch Richtung Decke. Streck den Kopf nach hinten in die Verlängerung der Wirbelsäule. Bleib so für fünf Atemzüge und senk dann mit dem Ausatmen das Gesäß langsam ab.

DEHNUNG FÜRS GESÄSS

Komm in Rückenlage und leg das linke Fußgelenk auf den rechten Oberschenkel, kurz oberhalb des Knies. Beuge das rechte Bein und greif mit den Händen das Schienbein, fass dabei zwischen den Beinen durch. Zieh jetzt das rechte Knie vorsichtig in Richtung rechte Schulter. Bleib so für fünf Atemzüge und wechsle dann die Seite.

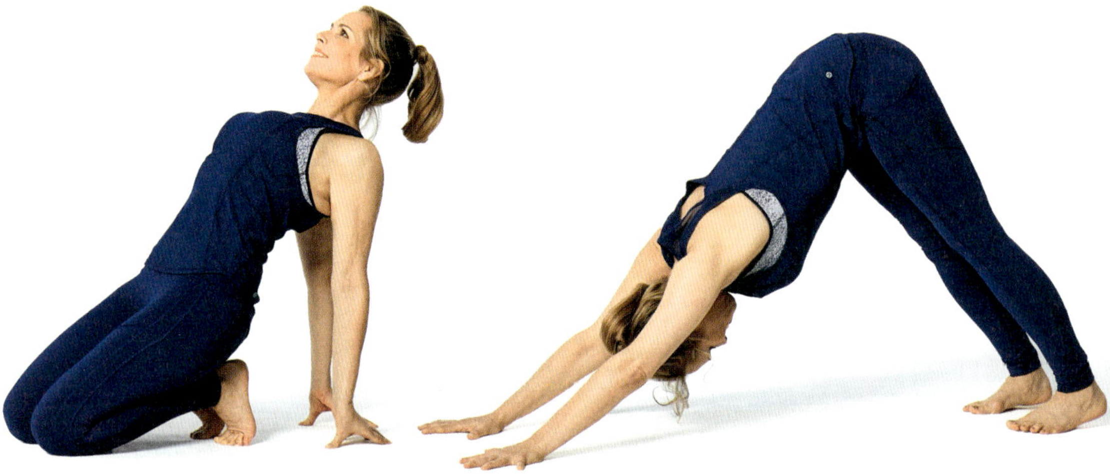

ZEHENSTRETCH

Setz dich auf, das Gesäß auf die Unterschenkel. Stell dabei die Zehen auf und nimm die Hände in Gebetshaltung oder setz sie hinter den Füßen auf. Neige den Oberkörper jetzt leicht nach hinten – fünf Atemzüge halten.

HERABSCHAUENDER HUND

Komm jetzt mit den Händen nach vorn und setz sie schulterbreit auf der Matte ab. Streck langsam die Beine und schieb das Gesäß nach oben. Bleib so für zehn Atemzüge. Komm dann mit dem Ausatmen auf die Knie.

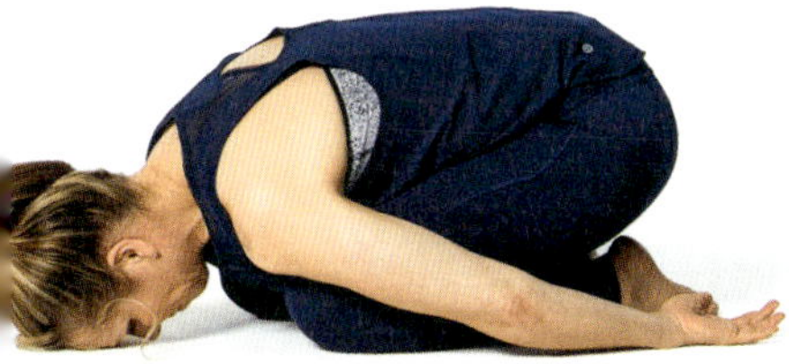

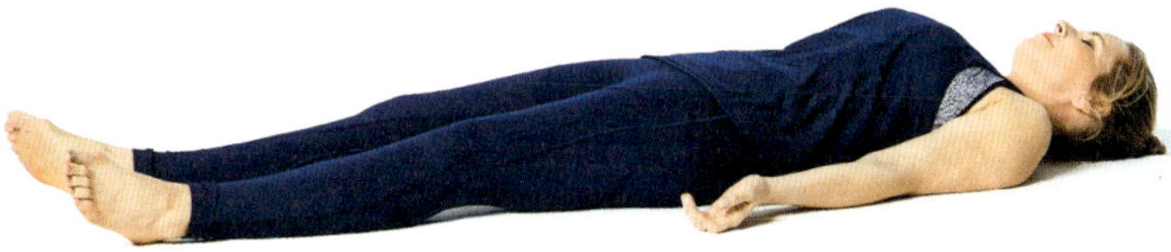

KINDSHALTUNG

Senk das Gesäß auf die Fersen, beuge dich nach vorn und leg die Stirn auf die Matte. Bleib so für zehn Atemzüge und entspanne.

ENTSPANNUNG

Leg dich auf den Rücken, die Beine in einem lockeren Abstand, die Arme etwas weg vom Körper, die Handflächen nach oben. Schließ die Augen, atme ganz natürlich und komm für fünf Minuten zur Ruhe.

ATEMÜBUNG

Mit dieser Übung stellst du ein Gleichgewicht aller Energiequalitäten in dir her. Diese Art von Balance ist ein wesentlicher Faktor für Ausstrahlung und Anziehungskraft. Und so einfach zu erreichen!

SICH STRAHLEND SCHÖN ATMEN

Setz oder leg dich hin und zähl einfach zehn Minuten lang deine Atemzüge: Beim Einatmen 1, beim Ausatmen 2, Einatmen 3, Ausatmen 4 und so weiter. Das führt Atem und Geist zusammen. Stell dir am besten einen Wecker.

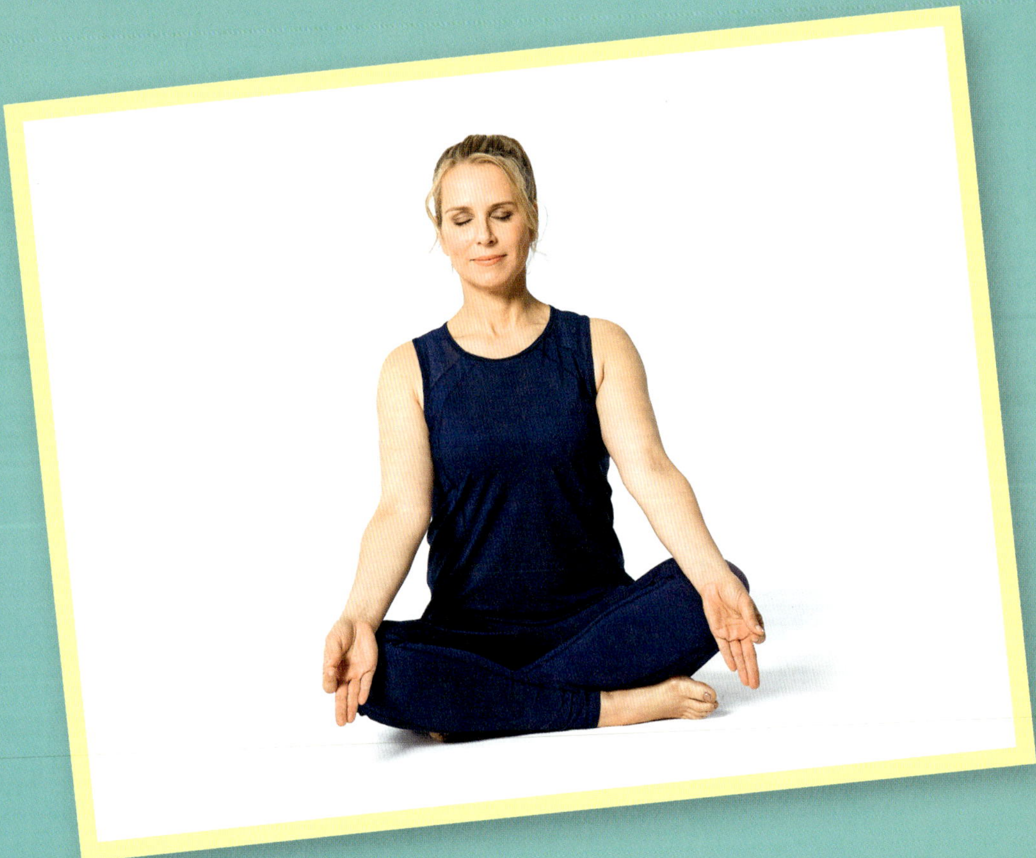

SÜSS UND GUUUUT

Bliss Balls sind eine gesunde Alternative zu Industrieschokoladen und Pralinen. Sie enthalten keinen weißen Zucker und machen nicht dick. Sie sind nahrhaft und bei uns in den Studios der absolute Hit. Bei Heißhunger auf etwas Süßes oder auch einfach mal so. Das Rezept reicht für 24 Bällchen.

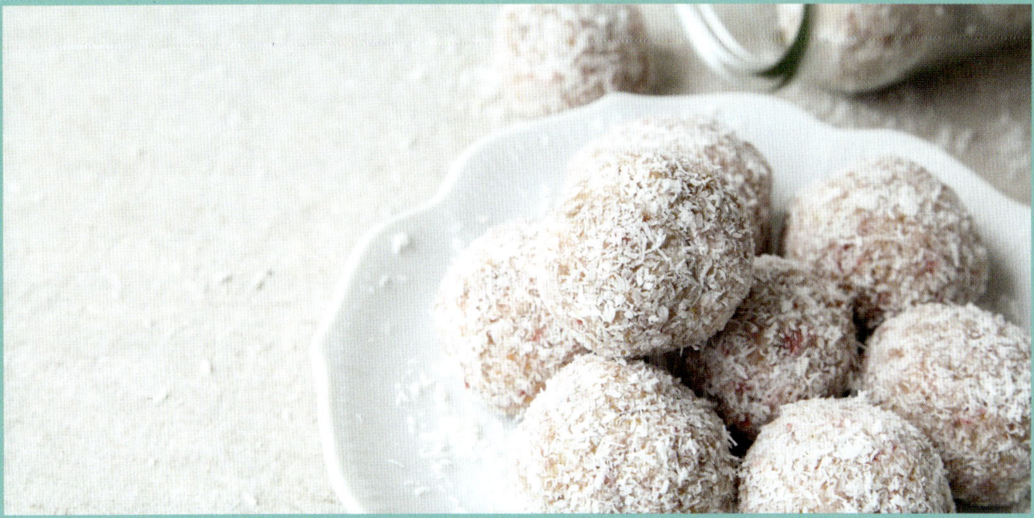

BLISS BALLS

- 2 Tassen Nuss- und Kernmischung (zum Beispiel Mandeln, Walnüsse, Cashews, Sonnenblumenkerne, Sesam)
- ½ Tasse ungesüßtes Kakaopulver
- 1 TL Zimtpulver
- ½ TL Meersalz
- ½ Tasse Rosinen
- ½ Tasse Datteln, entsteint und mindestens 20 Minuten eingeweicht
- ½ Tasse Mandelmus
- 2 EL Honig oder Agavensirup
- 1 TL Vanilleextrakt
- Kokosflocken nach Wunsch

Die Nuss- und Kernmischung mit Kakao, Zimt, Salz, Rosinen und Datteln in einem Mixer zerkleinern. Mandelmus, Honig und Vanille dazugeben und die klebrige Masse gut durchmischen. Nun tischtennisballgroße Kugeln formen und, wenn gewünscht, noch in Kokosflocken wälzen. Im Kühlschrank aufbewahren.

YOGA FÜR VIEL ENERGIE UND EIN LANGES LEBEN

Im Yoga und in asiatischen Heil- und Kampfkünsten gibt es das Konzept einer universellen Lebensenergie, die das gesamte Universum und alle Lebewesen darin umgibt und gleichzeitig durchdringt. In Indien heißt es Prana, in China ist es das Chi und in Japan wird es Ki genannt. Es ist die elementare Basis unserer Gesundheit und Vitalität.

Alles, was belebt ist, trägt diese Energie in sich. Als Yogis versuchen wir, ein Gleichgewicht unseres Pranas im Körper herzustellen, es zu harmonisieren und das Gesamtniveau zu erhöhen. Doch was ist Prana, wie kann man sich diese nicht sichtbare und (noch) nicht messbare Energie vorstellen? Nehmen wir unsere moderne Zivilisation als plastisches Beispiel. Geräte und Maschinen wie U-Bahnen, Kühlschränke, Telefone, Satelliten und Computer sind ein elementarer Bestandteil davon. Wenn man diese Dinge einem Menschen, der aus der Zeit vor vierhundert Jahren in unsere gereist wäre, erklären müsste, würde man wahrscheinlich die eigentliche Kraftquelle all dieser Dinge, die Elektrizität, vergessen. Dieses Bild kann man auch aufs Yoga übertragen. Wir reden über Körperhaltungen und Dehnungen und alles Mögliche – aber kaum über die Energie, um die es letztlich dabei geht.

Dieses Thema ist eines der spannendsten überhaupt, die moderne Forschung steht in ihrem Verständnis der dahinterliegenden Zusammenhänge erst ganz am Anfang. Ungeachtet dessen arbeiten Menschen seit mehreren tausend Jahren aktiv mit dieser Energie.

PRANA IN AKTION

Besonders eindrucksvoll und für jeden sichtbar wird das bei den Kampfmönchen des Shaolinklosters in China. Mittlerweile gehen diese Kampfkunstmeister in der ganzen Welt auf Tour und zeigen ihre oft übermenschlich anmutenden Acts. Diese Shows sind, wenn man sie live erlebt, extrem faszinierend. Wenn du das Chi erfahren möchtest, besuch so eine Vorführung und kauf dir die teurere Karte direkt an der Bühne. Es ist ein großartiges Erlebnis, wenn man diese Meister der Energielenkung hautnah beobachten kann. Die Mönche agieren aus einer entspannten Stärke heraus – ohne jegliche Ängste oder Zweifel an ihren Fähigkeiten. Sie sind in der Lage, sich vollständig nach innen zu fokussieren. Dadurch lenken sie ihre Energie in bestimmte Körperpartien, um diese beispielsweise schmerzunempfindlich zu machen. Was wir als Show wahrnehmen, ist letztlich ein »spiritueller Test« dafür, inwieweit die Zweifel am eigenen Können verschwunden sind.

Prana geht weit über die physischen Grenzen unseres Körpers hinaus und kann nicht allein mit dem Verstand erfasst werden. In unserer westlichen Gesellschaft und ihrer evidenzbasierten Wissenschaft fällt es vielen Menschen schwer, sich darauf einzulassen. Aber vergiss nie: Grenzen gibt es nur in deinem Kopf.

DIE ENERGIE ÜBER DEN ATEM LENKEN

Du hast in den bisherigen Yogasequenzen bereits jeweils eine Atemübung kennengelernt. Sie gehören ganz maßgeblich dazu, sie bilden den vierten Pfad des Yoga (siehe Seite 12), »Pranayama« genannt. Es ist die yogische Wissenschaft von der Lenkung des Prana im menschlichen System. Das Sanskritwort ist zusammengesetzt aus *prana* und *ayama*. Prana ist wie schon beschrieben die universelle und allumfassende Lebensenergie. Ayama bedeutet »Ausdehnung«, »Weitung« und auch »Kontrolle« in einem positiven Sinn. Es geht im Pranayama also nicht allein um Atemübungen für den physischen Körper, auch wenn sie ein Schlüsselbereich dieser Disziplin sind. Es geht um die Steuerung der Lebensenergie.

Im Folgenden möchten wir dir zwei wichtige Grundübungen des Pranayama im Detail erläutern. Es sind Übungen, die du jederzeit und überall ausführen kannst. Wenn du sie dir einmal sehr genau aneignest, hast du ein wirksames Werkzeug für viele Gelegenheiten. Wie bei allen Techniken des Yoga ist es wichtig, zu verstehen, dass das beste Üben ergebnisunabhängig passiert. Es gilt, die Praxis, das eigentliche Tun, zu genießen und bewusst zu erleben, ohne ein spezielles Ziel vor Augen zu haben.

Löse dich ganz allgemein auch von der Vorstellung, dass es immer wichtig und sinnvoll sei, den Atem lange anzuhalten oder in besonders langen Intervallen ein- und auszuatmen. Mit fortschreitendem Training wird dies sicherlich leichter möglich sein, doch faktisch ist es völlig irrelevant, denn die Voraussetzungen sind immer individuell und situationsabhängig. Die Essenzen dieser Praxis sind die Qualität deiner Aufmerksamkeit und deine Fokussierung. Es geht mehr um die geistige Ebene.

PRANA-VAYU UND APANA-VAYU

In der Yogalehre gibt es neben dem physischen Körper noch den sogenannten pranischen Körper. Er ist aufgeteilt in vitale Funktionseinheiten und nicht so sehr in exakte Positionen im Körper. Man kennt hier fünf sogenannte Vayus (»Wind«, »Luft«), die mit dem Energiefluss im Körper zusammenhängen. Zwei davon sind für das Pranayama besonders interessant: Prana-Vayu und Apana-Vayu. Sie bilden die beiden Pole »Eintritt« und »Austritt«. Das Ausbalancieren dieser komplementären Funktionen ist eines der Ziele von Pranayama.

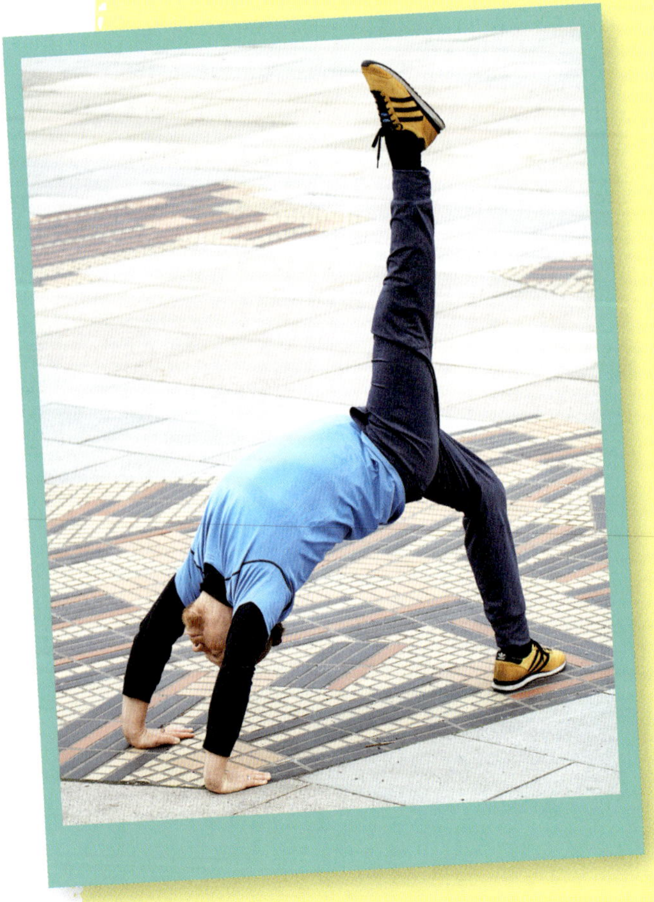

Mit Prana-Vayu nimmst du während der Einatmung Atemluft und Prana, also Lebensenergie, auf. Der dafür aktive Bereich im Körper ist der Thorax, dort sitzen die Lunge und das Herz. Sie sind die wichtigsten Organe für die Aufnahme dieser Energien. Je besser die Absorption funktioniert, desto mehr Lebenskraft hast du, desto besser regenerierst du. Die Fließrichtung dieser Energie ist von unten nach oben. Das ganze System ist aber nur im Gleichgewicht, wenn Apana-Vayu genauso stark ist. Dies ist die Funktion des Ausscheidens, des Loslassens von verbrauchter Atemluft, Nahrungsresten, Wasserüberschüssen und allem anderen, was uns sonst belasten würde. Angesiedelt ist Apana-Vayu unterhalb des Bauchnabels und seine Fließrichtung ist abwärts.

Während des Pranayama ist es folglich nur logisch, beide Bereiche gedanklich verbunden zu halten, das heißt den Beckenboden und den Brustkorb, die diese Vayus repräsentieren. Mit regelmäßiger Übung kannst du diese beiden zentralen Pole des Lebens – Aufnehmen und Abgeben – über die Atmung harmonisieren und ausgleichen.

LÄSST UNS YOGA WIRKLICH LÄNGER LEBEN?

Diese Frage kann man mit einem »Könnte sehr gut sein« beantworten. Es kommt aber vor allem auf die Regelmäßigkeit an und darauf, dass man wirklich Yoga macht und nicht einfach Sport oder Gymnastik. Das heißt vor allem, dass man die geistige Ebene einbezieht und auch Atemübungen und Meditation nicht vernachlässigt.

Die Pranayama-Übungen erhöhen unser Energielevel, sie arbeiten auf einer feinstofflichen Ebene. Es gibt aber auch grobstoffliche, messbare biologische Zusammenhänge zwischen Yoga und einem langen Leben. Die meisten Menschen denken, dass biologisches Leben grundsätzlich endlich sein muss. Das ist aber nicht zwangsläufig richtig, denn es gibt Organismen, die seit 10 000 oder mehr Jahren leben. Dazu gehört zum Beispiel ein Schwammlebewesen in der Antarktis. Kleine biologische Einheiten wie Einzeller können sich immer wieder teilen und so potenziell ewig leben. Wenn man die Natur in ihrer ganzen Vielfalt ansieht, ist der körperliche Tod also gar nicht so zwingend, wie wir vielleicht meinen. Allerdings steigt bei langen Lebenszyklen die Wahrscheinlichkeit eines Katastrophentodes. Wenn sich der Lebensraum durch eine Naturkatastrophe oder zeitliche Veränderungen extrem verändert, ist es auch für den Einzeller aus.

Zurück zum Menschen. Bei uns setzt nach einer bestimmten Anzahl von Jahren ein komplizierter Prozess ein, der unsere chemischen Aktivitäten verändert und die Reparaturmechanismen im Körper immer weniger effizient werden lässt. Wir fangen an zu altern, und irgendwann endet unser irdisches Dasein, mit spätestens einhundertzwanzig Jahren. Doch wer wird schon so alt? Wir könnten durchaus ernsthaft versuchen, diese mögliche biologische Spanne auszunutzen. Auch Yoga ist dafür kein Patentrezept, aber es wirkt auf mehrere biologische Systeme ausgleichend und verhilft ihnen somit zu einer verbesserten Funktionalität. Einheiten, die gut zusammenarbeiten, sind dann auch weniger störungsanfällig. Vielleicht setzen dann die Alterungsprozesse später ein, und der eingebaute Selbstzerstörungsmechanismus wird gebremst.

ZWEI ATEMÜBUNGEN IM DETAIL

Mit Pranayama-Übungen verbindest du den oberen und den unteren Punkt deiner zentralen Hauptachse miteinander. Der obere Punkt ist am Scheitel, der untere am Beckenboden. Um einen freien Fluss des Prana zu ermöglichen, ist es daher sinnvoll, eine aufrechte Sitzposition einzunehmen. Mach sie dir anfangs detailliert bewusst. Später geht es wie von selbst.

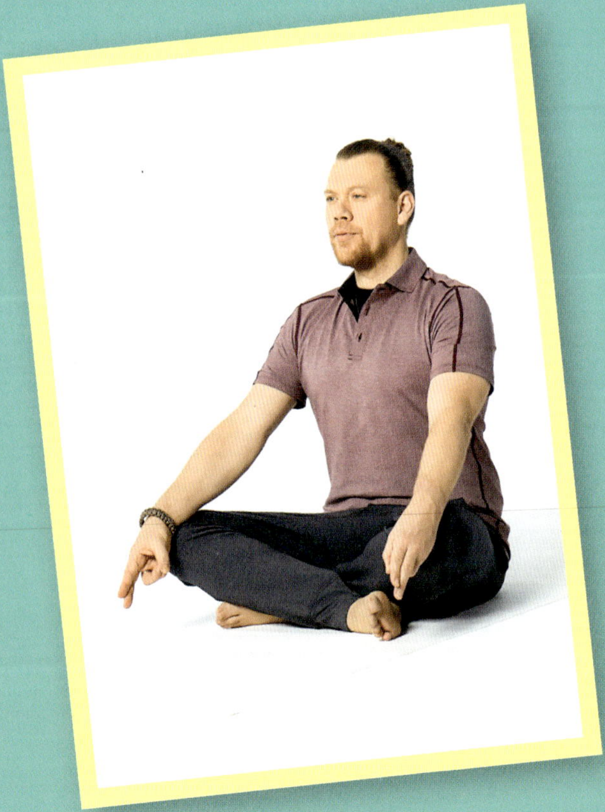

DER SITZ

Setz dich am besten in den Schneidersitz. Dein Becken sollte ganz gerade sein, es liegt wie eine große Schale am Boden. Als Unterstützung kannst du dir eine gerollte Decke unter die Sitzbeinhöcker legen. Wenn du flexibel und geübt bist, kannst du dich auch in den Lotos (Padhmasana) setzen. Die Füße sind dabei leicht angezogen und aktiv, die Fersen berühren den unteren Bauch. Bedenke, dass dein Sitz in jedem Fall leicht gehen und schmerzfrei sein muss, denn sonst lenken dich die Unannehmlichkeiten des Sitzens von der eigentlichen Übung ab. Falls du am Boden gar nicht gut sitzen kannst, benutze einen Stuhl. Lehn dich während der Praxis aber nicht an, sondern sitz frei und aufrecht.

VORBEREITUNG

Die Basis jeder Pranayama-Praxis ist das Zuhören. Du hörst also zuerst auf deinen Atem und richtest den inneren Fokus darauf.

Verenge nun deine Stimmritze so, als würdest du flüstern wollen. Der Raum hinter dem Kehlkopf bleibt trotzdem groß und weit, und du atmest weiterhin durch die Nase. Lass Ein- und Ausatmung gleich lang werden.

Als Nächstes finde einen Fokuspunkt mit den Augen. Dieser Punkt kann alles Mögliche sein, wähle ihn so, dass deine Augen still und entspannt werden können, während sie darauf schauen. Es ist ungefähr so, als würdest du mit weichem Blick in die Ferne blicken. Dadurch kreiert der Geist keine weiteren Bilder oder Objekte mehr. Er wird ruhig. Wenn du das hast, dann schließe die Augen.

Verlagere jetzt die Aufmerksamkeit zur Wurzel deines Gaumens und entspanne dort. Das nimmt auch die eventuelle Spannung aus dem Kopf. Dein Atemrhythmus wird sich dadurch ganz natürlich und automatisch verlangsamen. Ab diesem Moment fließen Einatmung und Ausatmung gleichmäßig und in ihrem momentan möglichen vollsten Volumen.

Nimm jetzt die Daumen unter deine Achseln und beuge die Arme dicht an den Oberkörper. Diese Position hilft dir dabei, den Oberkörper auch während der Ausatmung lotrecht und das Herz offen zu halten.

Bleib so lange in diesen Vorbereitungsübungen, wie du möchtest.

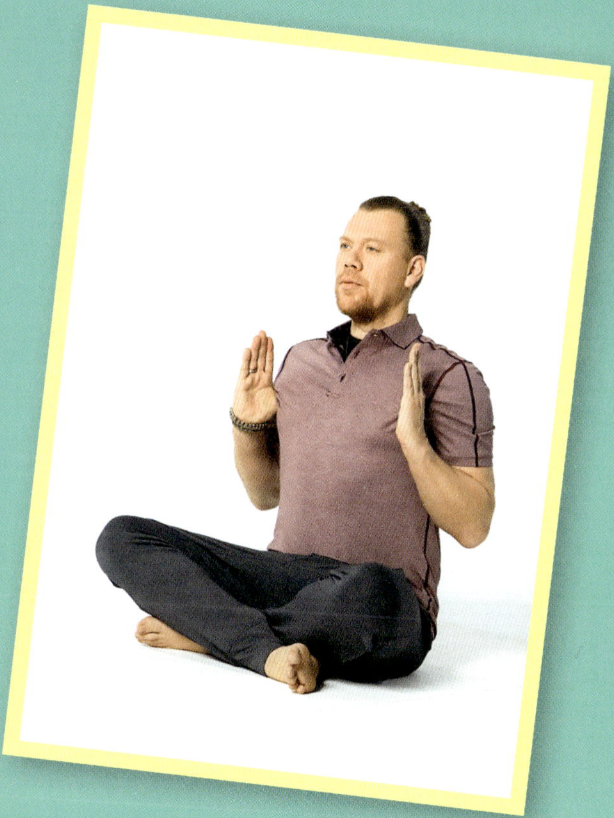

UJJAYI-ATMUNG

Mit dieser Übung verbindest du die jeweils besten Aspekte der Ein- und Ausatmung miteinander. Während der Ausatmung ziehst du das Prana bis in die untersten Regionen deiner zentralen Achse. Der Beckenraum gehört zum Apana-Vayu, der Kraft, die dich von negativen Emotionen und Erlebnissen befreien kann und deine gesamte Ausscheidung regelt. Bei der darauffolgenden Einatmung mit aktiviertem Beckenboden steigt das Prana langsam nach oben – wie ein Baum, der wächst und eine Krone ausbildet. Der Brustkorb öffnet sich, und du empfängst frische Lebensenergie, Prana-Vayu fließt frei. Dein Atemvolumen, das im Alltäglichen selten mehr als zwei Drittel der Gesamtkapazität der Lungen erreicht, geht jetzt weit über diesen Wert hinaus. Nach den Vorbereitungsübungen bleibst du aufrecht sitzen und legst deine Fingerspitzen zuerst auf deinen Bauchnabel und wanderst dann eine Handbreit nach unten und außen. Wenn du im vollen Lotos sitzt, befinden sich dort deine Fersen. Die Fingerspitzen drücken leicht auf den unteren Bauch. Alternativ kannst du auch zwei japanische Essstäbchen nehmen und die Spitzen dort platzieren, wo deine Fingerspitzen liegen. In jedem Fall kannst du dadurch die Expansion und die Stabilität deines unteren Bauchraumes besser erfahren.

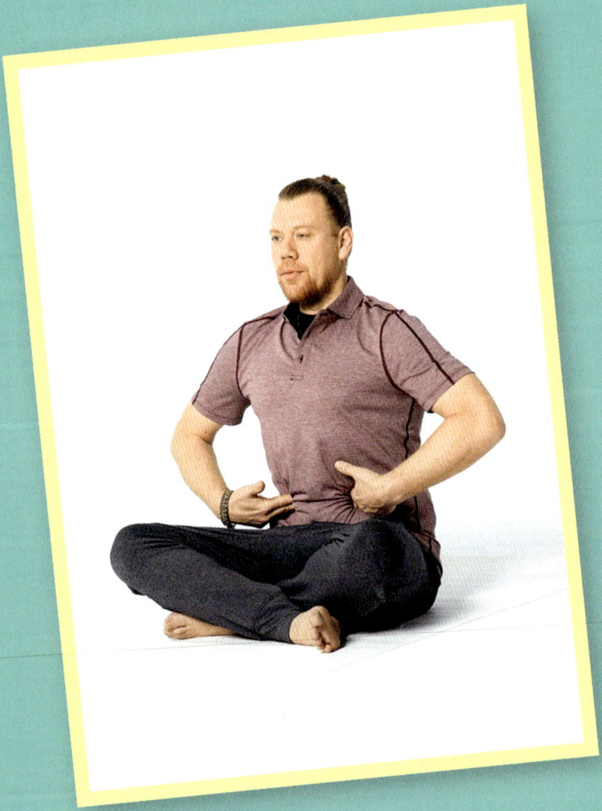

Senke dein Kinn jetzt leicht ab und atme komplett aus. Verenge wieder die Stimmritze und lass den Einatem vollständig in den Körper fließen. Dabei weitet sich der untere Bauchraum zuerst, spüre das unter deinen Fingerspitzen. Die hinteren unteren Rippen weiten sich anschließend. Zähle bis zu einer Zahl zwischen vier und acht. Aktiviere am Ende des Atemzugs die Vorderseite der Halsmuskulatur leicht und halte für zwei bis drei Sekunden den Atem an. Entspann dabei die Wurzel des Gaumens und lächle leicht.

Atme jetzt genauso lange aus, wie du eingeatmet hast, und bleib dabei aufrecht. Am Ende der Ausatmung kontrahierst du leicht den unteren Bauch und aktivierst den Beckenboden. Dabei atmest du die letzte Luft aus und pausierst dann für zwei bis drei Sekunden. Halte die Spannung im unteren Bauch, fühle sie unter deinen Fingerspitzen und im Beckenboden.

Atme wieder vollständig ein. Wiederhole diesen Rhythmus für drei bis fünf Runden.

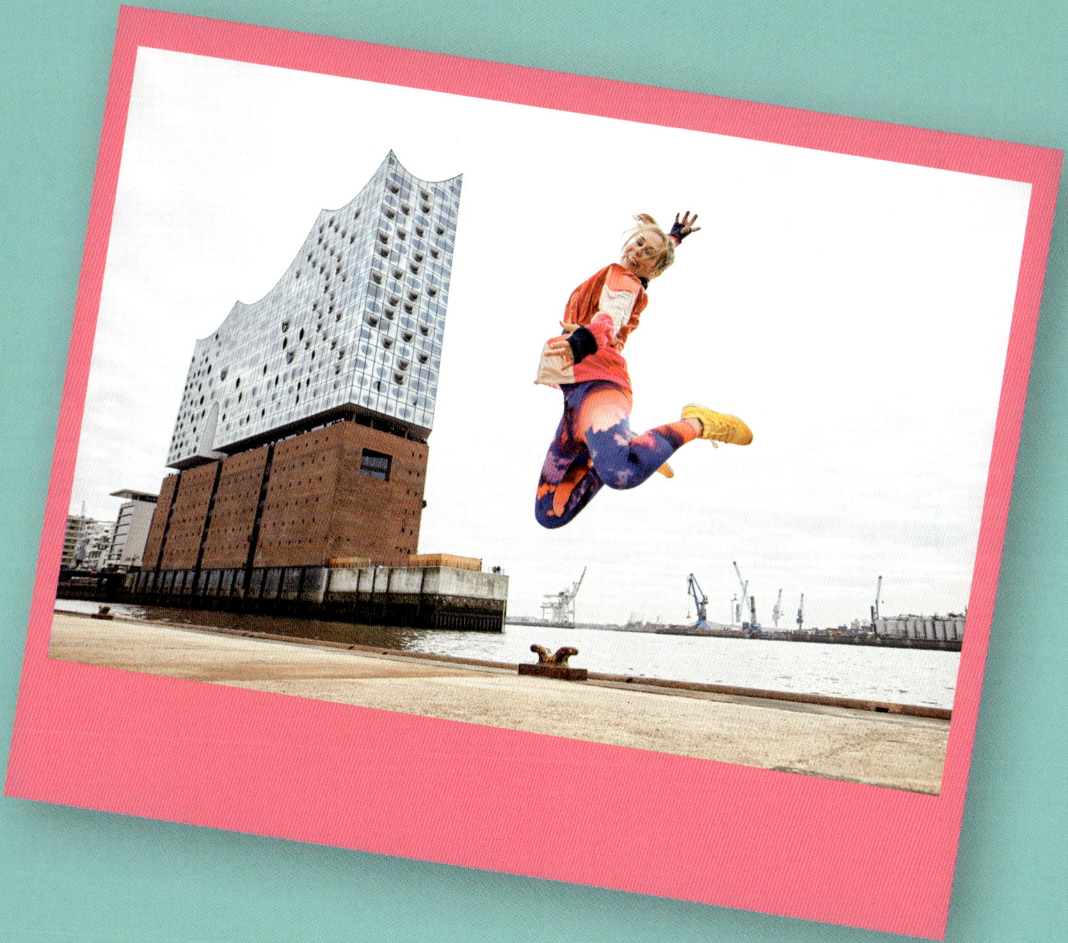

VILOMA-ATMUNG

Die Atmung reagiert, genau wie viele andere Körperfunktionen, auf deine Lebensumstände und den aktuellen Moment. Wenn du ängstlich bist, atmest du schneller und flacher, als wenn du gerade entspannst. Dein Atemrhythmus ist also auch ein Schlüssel zu emotionalem Wohlbefinden. Du hast in deinem Leben viele Muster angesammelt, und sie spiegeln sich in deinem Atem wider. Mit der folgenden Übung kannst du feststellen, an welchen Stellen dein Geist vom Atem wegwandert und wann sich möglicherweise auch starke Gefühle einstellen. Beobachte dies ganz genau und finde immer wieder zum Übungsablauf zurück.

Diese Technik ähnelt der Ujjayi-Atmung, allerdings werden Ein- und Ausatmung in Segmente aufgeteilt und von einer Pause unterbrochen. Stell dir hierbei vor, der Atem fließt zwischen Kehlkopf und Beckenboden auf und ab. Bei der Einatmung pausierst du

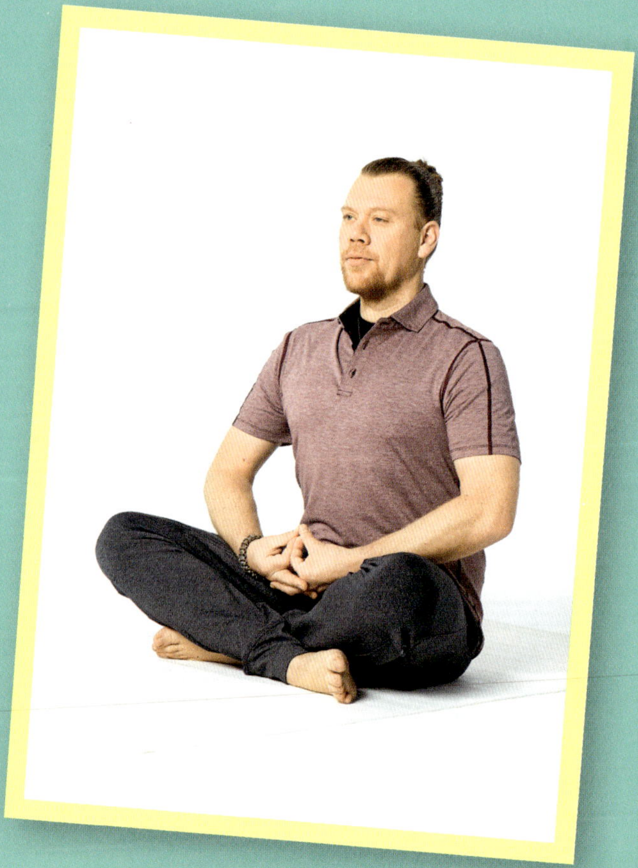

ungefähr auf der Höhe des Herzens und bei der Ausatmung auf der Linie des Bauchnabels. Nach einer kurzen Pause wird der Atemzug vollständig zu Ende geführt.

Setz dich wieder aufrecht hin und leg die Fingerspitzen oder die Stäbchen auf den unteren Bauchraum. Verenge die Stimmritze wie beim Flüstern und atme langsam vollständig aus. Kontrahiere am Ende leicht die untere Bauchmuskulatur und aktiviere den Beckenboden.

Atme nun ein, weite den Bauchraum und dein Zwerchfell. Wenn du ungefähr zwei Drittel der Atemkapazität erreicht hast und der Atem in deiner Vorstellung auf der Höhe des Herzens angekommen ist, stoppe. Entspanne die Gaumenwurzel und den Rachenraum. Pausiere für zwei bis drei Sekunden und setz dann die Einatmung bis zum Ende fort.

Halte wieder für zwei bis drei Sekunden an, mit entspanntem, aber leicht kontrahiertem Hals. Atme nun gleichmäßig aus, bis du wieder die Zweidrittelmarke erreicht hast. In Gedanken befindest du dich auf der Höhe des Bauchnabels. Pausiere wieder für zwei bis drei Sekunden. Der Brustkorb bleibt angehoben, das Herz geöffnet.

Danach setzt du die Ausatmung fort, bis alle Luft aus deinen Lungen entwichen ist. Pausiere wieder für zwei bis drei Sekunden und beginne dann mit einer erneuten Einatmung. Führe diesen Zyklus drei- bis fünfmal hintereinander aus.

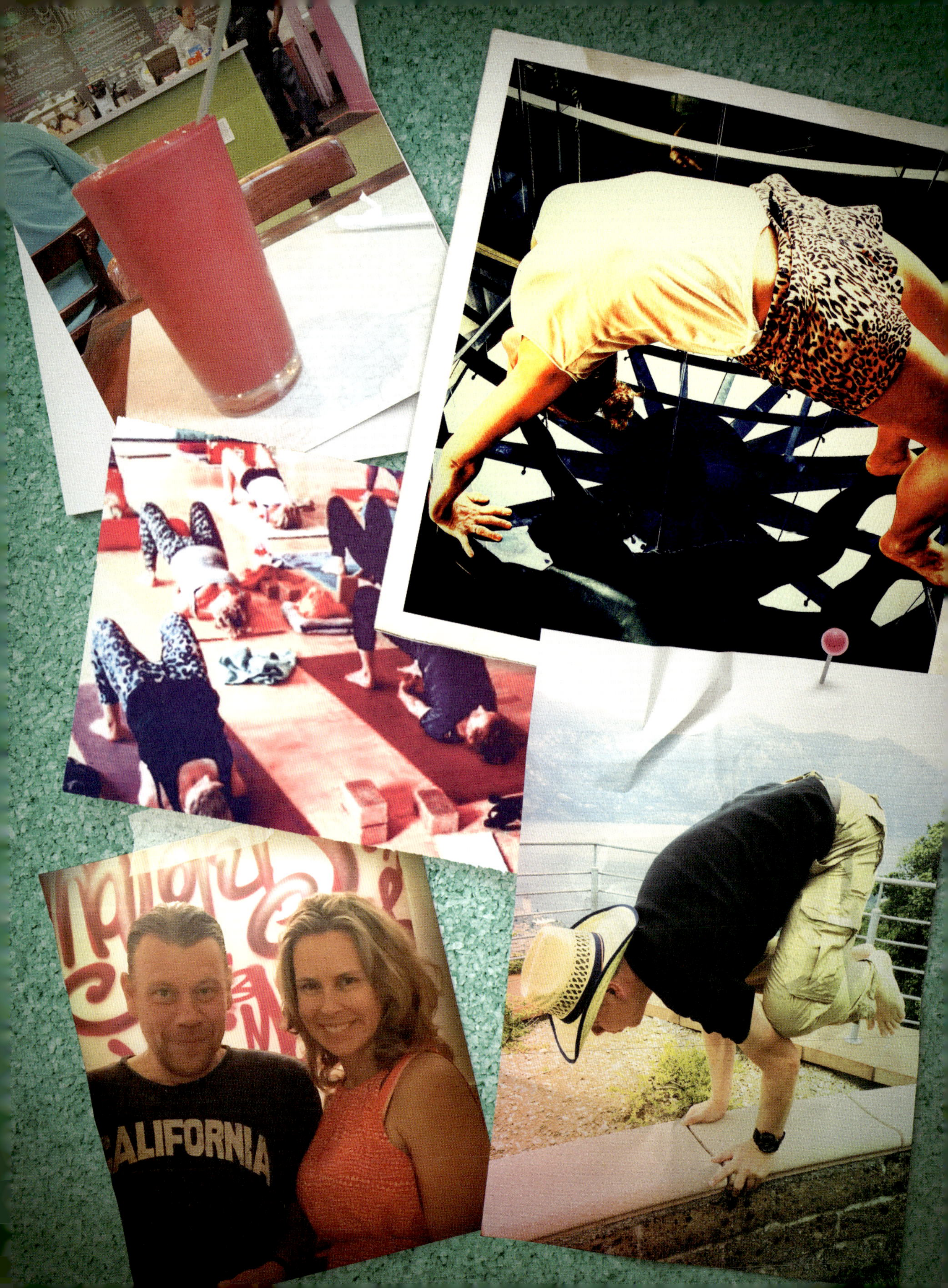
CALIFORNIA

YOGA
UND DEIN
GEIST

Yoga ist vor allem eine Geistesschulung. Und ein geschulter Geist ist so ziemlich das Beste, was du haben kannst: Er wird dir in allen Lebenssituationen Klarheit, Gelassenheit und den Blick für das im Moment richtige Handeln geben. Das schafft eine große Unabhängigkeit und das gute Gefühl, »es meistern« zu können.

YOGA FÜR DIE BALANCE IM LEBEN

Jeder möchte gern entspannt sein. Die Vokabel ist schon ziemlich strapaziert, hören wir sie doch beispielsweise in der Werbung rauf und runter. Wir sollen entspannt unseren Feierabend genießen, entspannt schwanger sein oder entspannt mit unserer Verwandtschaft umgehen. Trotzdem ist unser Leben eher von dauerndem Aktivismus geprägt. Warum reden wir also andauernd von Entspannung, und warum werden uns so viele verschiedene Produkte dafür verkauft?

Weil Entspannung wichtig ist – lebenswichtig. Und weil wir sie ersehnen, was daher kommt, dass wir sie kaum mehr haben in unserer hektischen Welt. Denn in unserer heutigen Arbeits- und Spaßgesellschaft gilt es als Primärtugend, fleißig zu sein und ständig zu arbeiten. Wer arbeitet, tut etwas Gutes. Wer nichts tut, ist träge, faul oder sogar ein Schmarotzer. Es gilt sogar als Aufgabe des Staates, Menschen »in Arbeit zu bringen«. Wer keinen Job hat, bei dem leidet meist schnell die Selbstliebe und er hat ein schlechtes Gewissen, denn vornehmlich den Tüchtigen gehört die Welt. Hinzu kommt die weitverbreitete und eher unterschwellige Annahme, dass Faulsein auch meistens mit Dummheit gleichzusetzen sei.

Selbst Müßiggang kann ein versteckter Aktivismus sein. In der Antike galt Müßiggang als erstrebenswertes Ziel. Doch heute gilt er nichts. Und wenn ihn jemand pflegt, dann sitzt er nicht etwa entspannt herum, obwohl er es könnte. Stattdessen füllt der sogenannte Müßiggänger sein Leben freiwillig mit anderen Tätigkeiten: Er hat ein Ehrenamt, lernt Klavier spielen oder liest intellektuelle Bücher. Es ist eine Art versteckter Aktivismus, gesellschaftlich sanktioniert und nicht selten gut, um andere Leute zu beeindrucken.

WAS GIBT DIR SINN?

Ein zeitweiser Rückzug aus der Arbeitswelt ist das Sinnvollste, was man für seine Gesundheit und die eigene Entwicklung tun kann. Auch das gibt es schon seit Jahrhunderten: Feiertage, Wochenende, Urlaub. Meistens wird dieser Teil unseres Lebens damit gleichgesetzt, sich nur wieder für die Arbeit zu erholen. Manchmal halten wir zu viel freie Zeit auch gar nicht aus, denn dann kommt schnell die Frage auf, was unser Leben für einen Sinn hat. Wenn Arbeit und der mit ihr einhergehende oberflächliche Sinn nicht mehr da sind, betäuben sich viele mit Alkohol oder Drogen oder betreiben einen exzessiven

Sportkult, wie es an den Wochenenden häufig zu beobachten ist. Dabei ist überhaupt nichts verkehrt an körperlicher Bewegung und daran, sich auch mal auszupowern. Gibt es aber gar keine Entspannung, wird unser Gleichgewicht irgendwann gestört sein. Denn zu jeder Leistung und Aktivität gehört auch eine Entspannungsphase. Besser ist es also, das Wochenende auch tatsächlich dafür zu nutzen, mal die Beine hochzulegen und über das eigene Dasein zu reflektieren. Nur wenn du Entspannung und Belastung in einem Gleichgewicht hältst, wirst du die negativen Auswirkungen des Arbeitsstresses abpuffern und Burn-out vorbeugen können. Körper und Geist brauchen sich dann nicht in Krankheit zu flüchten, um endlich mal Ruhe zu haben.

DU BIST JETZT SCHON EIN MEISTERWERK

Stell dir vor, du bist schon perfekt. Es gibt nichts mehr zu erreichen oder zu verändern. Du bist am Ziel, und all deine Eigenschaften und Verhaltensweisen sind vollkommen. Klingt gut, oder? Spürst du die Zufriedenheit, die mit dieser Vorstellung einhergeht? Es ist eine entspannte Schwingung, die von dir Besitz ergreift. Das Tolle daran ist: Es ist wahr! Dein Menschsein ist bereits vollkommen. Du brauchst nicht erst eine »leistungsgesteigerte« Version von dir zu erschaffen, schon jetzt ist alles in Ordnung. Du musst es nur erkennen.

Die entscheidende Verhaltensweise, die uns davon abhält, uns als perfekt anzusehen, ist das ewige Vergleichen. Wir stehen ständig im Wettstreit mit unseren Mitmenschen, wer denn nun attraktiver, reicher, erfüllter, schlauer, spiritueller ist. Es gibt dummerweise aber immer jemanden, der irgendwo erfolgreicher und besser ist als wir. Punkt. Wenn wir dauerhaft mit Menschen konkurrieren, führt das zu dauerhafter Verspannung. Vergleiche schüren zudem immer auch Ängste.

Am besten, du verzichtest gleich ganz auf Vergleiche und machst die Dinge, wie du sie am besten kannst. So machst du alles mit Herz und erfüllst es mit deiner Energie.

WIDERSTÄNDE AUFGEBEN

Verspannung entsteht auch aus einem innerlichen Widerstand gegen das, was ist. Stell dir vor, das Leben ist ein Fluss – du kannst entweder ruhig im Wasser mitschwimmen, mit leichten Bewegungen in der Mitte des Flusses. Oder du hältst dich an den Ufern auf und kämpfst dich dort durch die dornigen

Büsche. Wenn du es ganz schwierig haben möchtest, kannst du sogar gegen den Strom schwimmen. Den Fluss selbst wird das nicht weiter kümmern. Er fließt, egal wie du dich darin verhältst.

Anspannung entsteht immer durch die Nichtakzeptanz dessen, was ist. Wir hadern mit den Dingen, obwohl sie klar vor uns liegen, und kämpfen dagegen an. Wir versuchen, uns und andere davon zu überzeugen, dass irgendetwas gar nicht so ist, wie es aussieht. Das verbraucht nicht nur viel Lebensenergie, es macht uns auf Dauer sogar krank und depressiv.

Es gibt im Leben immer wieder Situationen, in denen wir spüren, dass wir nicht mit dem Fluss schwimmen, sondern uns am Rand aufhalten. Zum Beispiel an einer Arbeitsstelle, die uns nicht ausfüllt oder uns das Gefühl gibt, mit der Betriebskultur oder dem Team nicht klarzukommen. Wenn man vergebens alles versucht hat, um sich dort wohler zu fühlen, muss man aus dieser Struktur heraus, auch wenn es zunächst Unsicherheit bedeuten kann. Aber auf Dauer kann man nicht im Widerstand gegen etwas Bestehendes bleiben, die Energie verbraucht sich dann zu schnell. Dasselbe gilt für Beziehungen mit anderen Menschen.

Im Yoga, Aikido und im Zen spricht man von so etwas wie »Widerstandslosigkeit ohne Schwäche«. Dirk praktiziert im Aikido regelmäßig reine Ausweichübungen, bei denen es darum geht, von Angriffen nicht getroffen zu werden. Dafür muss er den Geist frei machen und rein instinktiv handeln. Das erfordert eine Menge Training, aber genau das brauchen wir auch für ein ausbalanciertes Leben. Im Yoga nähern wir uns diesem Zustand durch das Praktizieren herausfordernder Positionen. Dann kommen wir zu Haltungen, bei denen wir zunächst sagen: »Das mach ich nicht, das kann ich nicht.« Mit dieser Einstellung gehen wir direkt in einen Widerstand zu unserer Übungspraxis. Dabei geht es niemals darum, ob man Haltung XY tatsächlich kann. Einzig entscheidend ist, die eigene Position dazu zu beobachten. Entwickeln wir Problemlösungskompetenz oder erstarren wir im Widerstand?

Weichheit ist hier die größte Stärke. Der Schlüssel für die Praxis der Entspannung ist es, die Dinge anzunehmen, die unveränderlich sind, und ihnen einfach gelassen zu begegnen. Was dir die folgende Sequenz gibt, ist reine Entspannung, der du dich vollkommen hingeben kannst.

DREI TIPPS ZUR SOFORTIGEN STRESSAUFLÖSUNG

1. Kiefer massieren

Stress sorgt für muskuläre Verspannungen: im Kiefer, im Nacken, im gesamten System. Eine körperliche Entsprechung deines Geisteszustandes. Um hier einzugreifen, massiere deinen Kiefer mit den Fingerspitzen und mach kleine Kaubewegungen mit dem Unterkiefer. Dein Gesicht wird entspannter.

2. Minimeditation

Klink dich für einen Moment aus. Stell dir einen Wecker auf zwei Minuten und setz dich entspannt hin. Schließ deine Augen und geh mit der Vorstellung durch deinen Körper, vom Kopf zu den Füßen und dann wieder zum Kopf. Beobachte deine Empfindungen. Nimm sie einfach nur wahr, als würdest du dich selbst von außen anschauen. Im Yoga nennen wir dies die »Sakshi-Perspektive«, in ihr sind wir die Beobachter unserer selbst. Wenn der Wecker klingelt, dehnst und streckst du dich und gehst zurück in den Alltag.

3. Den Körper bewegen

Ein kleiner Spaziergang, bereits zehn Minuten reichen, hilft dir, inneren Druck und Ärger abzubauen. Bewegung unterstützt die Ausschüttung von Glückshormonen und hilft beim Abbau von Stresshormonen.

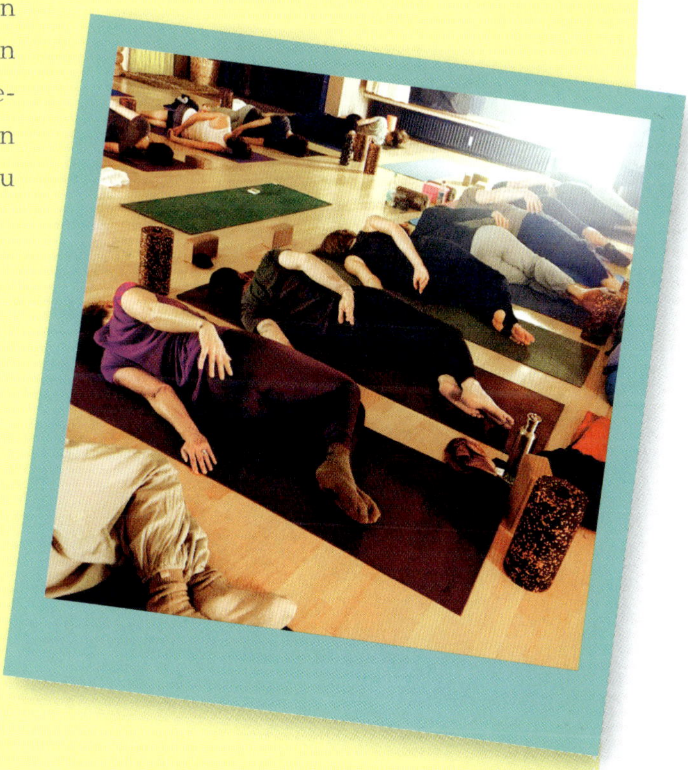

ZUR ENTSPANNUNG

Mit dieser statischen Übungsfolge aus dem Yin-Yoga schickst du unterschiedliche Reize an einen bestimmten Teil deines vegetativen Nervensystems: den Parasympathikus. Er ist für Entspannung, Heilung und Regeneration zuständig. Wann immer du unter Stress gerätst, werden entsprechende Hormone in deinem Körper ausgeschüttet – und die müssen dann auch wieder aktiv abgebaut werden. Diese Sequenz hilft deinem System dabei.

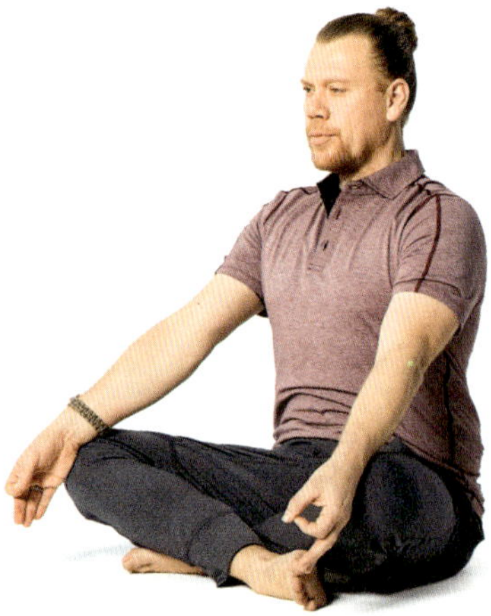

SCHNEIDERSITZ

Setz dich aufrecht mit gekreuzten Beinen auf die Matte und atme fünfmal in deinem natürlichen Rhythmus durch.

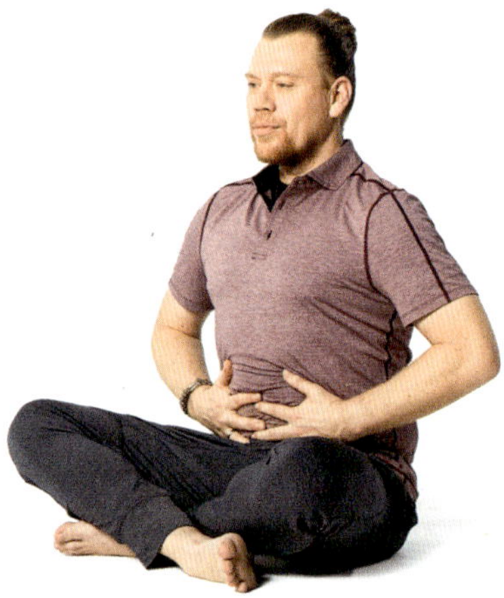

BAUCHATMUNG

Verlangsame jetzt deine Atmung und lass Ein- und Ausatmung gleich lang werden. Versuche, bei der Einatmung den Bauchraum zu weiten und ihn bei der Ausatmung eng zu machen. Übe das für drei bis fünf Minuten.

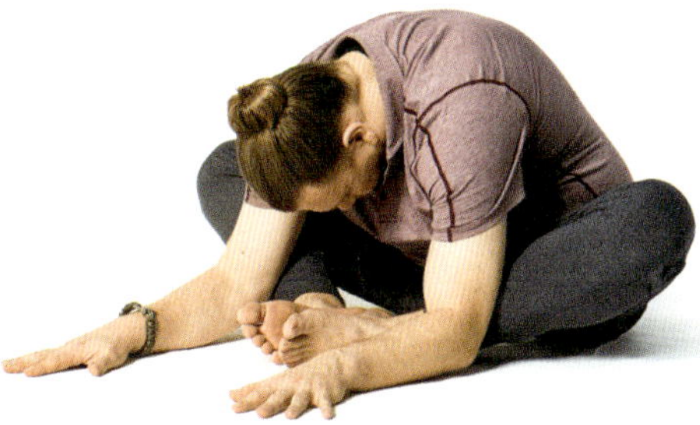

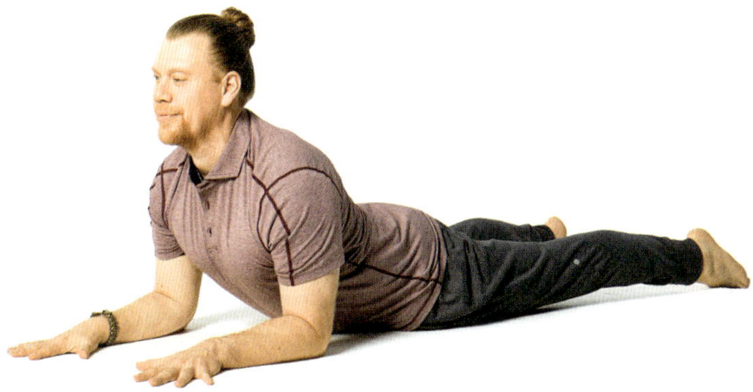

SCHMETTERLING

Führ die Fußsohlen zusammen und lass die Knie nach außen sinken. Halt deine Füße fest und beuge dich dann mit dem Ausatmen nach vorn. Halte die Position für drei Minuten und richte dich wieder auf.

SPHINX

Leg dich auf den Bauch, Unterarme am Boden, Ellenbogen unter den Schultern. Du schaust nach vorn. Die Beine kannst du leicht öffnen. Mit dieser Haltung stimulierst du den unteren Rücken. Nach zwei bis drei Minuten verlässt du die Position mit dem Ausatmen und legst dich auf den Rücken. Bewege den unteren Rücken leicht hin und her, du kannst dabei auch die Knie zur Brust ziehen.

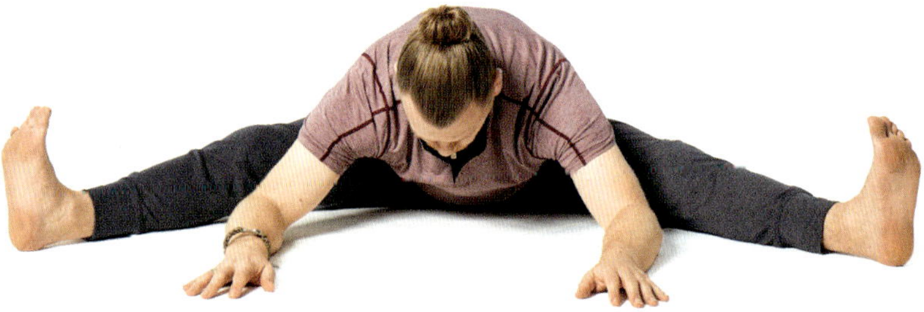

VORBEUGE IN DER GRÄTSCHE

Komm zum Sitzen und streck die Beine in einer Grätsche aus. Beuge dann mit dem Ausatmen den Oberkörper nach vorn und platziere die Hände auf dem Boden oder auf den Schienbeinen. Bleib so für zwei bis drei Minuten und verlass die Haltung dann langsam mit dem Einatmen.

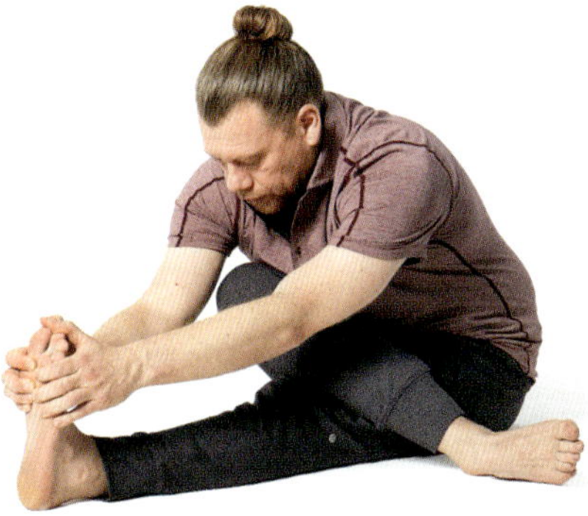

HALBER SCHNÜRSENKEL

Streck beide Beine nach vorn aus. Beuge dein rechtes Bein und leg den Unterschenkel über das linke Bein. Die rechte Ferse kommt an die linke Hüfte auf den Boden. Beuge nun den Oberkörper nach vorn und bleib so für zwei bis drei Minuten. Wechsel dann die Seite.

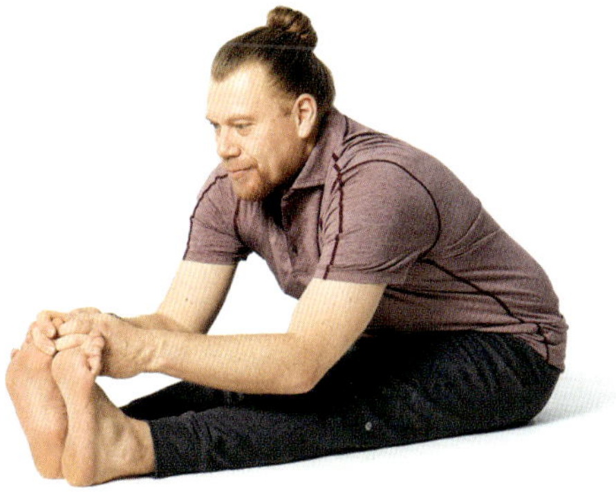

SITZENDE VORBEUGE

Streck im Sitzen beide Beine aus. Neige dich dann nach vorn, der Bauchnabel zieht in Richtung Oberschenkel. Die Hände greifen nach den Waden oder den Füßen. Kopf und Nacken sind locker. Bleib so für zwei bis drei Minuten.

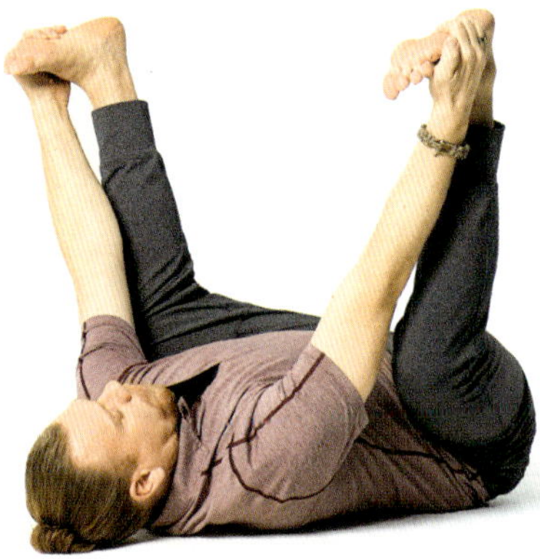

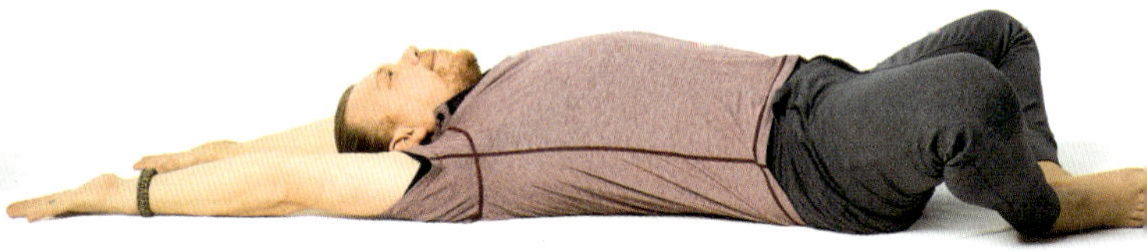

GLÜCKLICHES BABY

Leg dich auf den Rücken und winkel beide Beine an. Greif die Außenseiten der Füße und zieh die Knie neben deinen Rippen in Richtung Matte. Lass dabei bestmöglich den unteren Rücken am Boden. Bleib so für zwei bis drei Minuten.

SCHMETTERLING MIT RÜCKBEUGE

Setz dich auf und führ die Fußsohlen zusammen. Die Knie sinken dabei nach außen. Leg dich jetzt nach hinten ab, du kannst die Arme dabei lang über den Kopf nehmen. Bleib so für zwei bis drei Minuten und entspann dabei die Leisten.

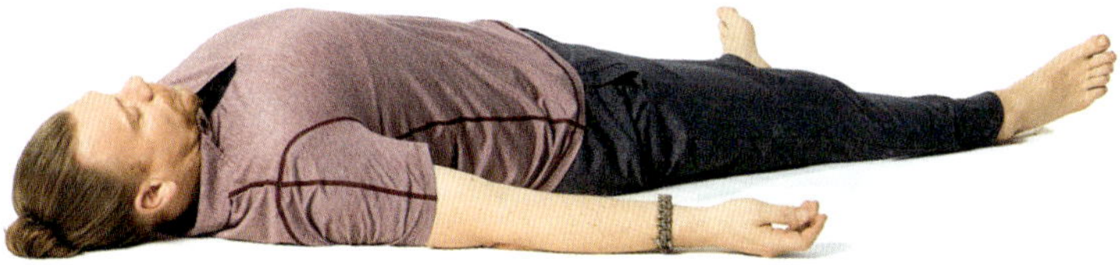

ENTSPANNUNG

Nun brauchst du nur noch die Beine gerade auszustrecken und dich in der Rückenlage einzurichten. Bleib für fünf bis zehn Minuten liegen und entspanne. Ein Wecker kann dir helfen, wirklich ganz nach innen zu tauchen.

GENUSSREZEPTE

Yoga hat immer ein bisschen mit Disziplin zu tun. Wir wollen dich aber anregen, die Praxis mit Freude in deinen Alltag einzubauen. Einfach weil du weißt, wie gut sie dir tut. Genuss ist dabei unbedingt wichtig – schließlich ist es dein Leben, das durch die Praxis bereichert werden soll. Das Üben ist kein Selbstzweck. Beim Essen lassen sich Genuss und Nutzen besonders leicht verbinden. Aber auch bei einem entspannenden Bad.

KRÄUTERBAD ZUR ENTSPANNUNG

Baden ist gut für Körper und Seele. Das warme Wasser sorgt für eine verbesserte Durchblutung und lockert die Muskulatur. Der Körper entspannt sich, und dieser Effekt geht auch auf den Geist über. Hinzu kommen bestimmte Kräuter: Baldrian ist seit Jahrhunderten als Heilpflanze bekannt und hat eine beruhigende und angstlösende Wirkung. Kamille lindert (besonders im warmen Wasser) Atemwegsprobleme und entspannt. Also rein ins Vergnügen! Nimm dir Zeit und genieße es. Lass die Tür am besten zu und dein Telefon draußen.

- → 1 Tasse Kamillenblüten
- → 1 Tasse Mädesüß
- → 1 Tasse Lindenblüten
- → ½ Tasse Baldrianwurzel

Bring drei bis vier Liter Wasser zum Kochen und füge die Kräuter hinzu. Lass das Ganze dreißig Minuten ziehen und seihe es dann ab. Jetzt kannst du das Kräuterwasser in die Wanne geben und mit angenehm warmem Wasser aus dem Hahn auffüllen.

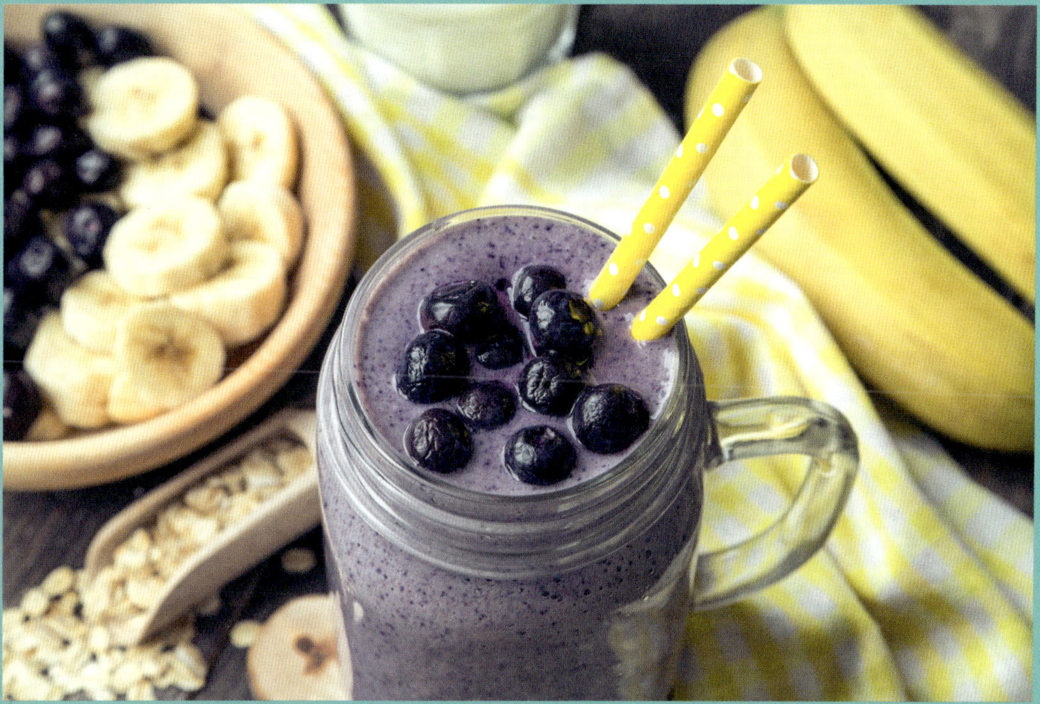

BANANEN-BLAUBEER-SMOOTHIE

Blaubeeren haben eine extrem hohe Dichte an Antioxidantien. Diese sogenannten Polyphenole neutralisieren freie Radikale und sorgen für Ausgeglichenheit und Entspanntheit in deinem Körper. Bananen enthalten viel Vitamin B6, das dein Nervensystem stärkt – Stress hat so keine Chance mehr. Dieses Rezept schmeckt hervorragend und ist ein wahrer Stimmungsaufheller. Die Zutaten sind für eine Person. Du kannst sie beliebig variieren.

- → 1 Tasse Blaubeeren
- → 1 Banane
- → 1 Stück Ingwer, einen halben Daumen groß
- → 2 Tassen frisches Wasser
- → 1 Handvoll Cashewkerne
- → ¼ TL Vanilleextrakt
- → Je 1 Msp. Kardamom, Muskat und Zimt

Die Zutaten in den Mixer geben. Alles sollte mit Wasser bedeckt sein, sonst nachfüllen. Cremig mixen und gleich frisch genießen.

YOGA FÜR GUTE LAUNE

Du kannst alle Yogaschriften auswendig kennen und deine Füße hinter dem Kopf verknoten – es wird dich deinem Ziel eines erfüllteren Lebens keinen Deut näherbringen, wenn etwas Entscheidendes fehlt: die Freude. Alles theoretische Wissen, das wir anhäufen, ohne es zu verinnerlichen, ist im Grunde nichts weiter als ein Waffenarsenal für intellektuelle Auseinandersetzungen, die wir gern gewinnen möchten. Ebenso das Ringen um die akrobatischste Pose, das nur unser Ego aufpoliert.

Was wirklich zählt, auch auf dem spirituellen Weg, sind Leichtigkeit und eine Prise Humor. Wenn du dir andere Menschen ansiehst, schau, ob sie Freude empfinden und ausstrahlen. Der Verstand eignet sich nicht dazu, so etwas zu beschreiben. Er versucht es, aber er ist nicht das richtige Werkzeug dafür. Es gibt Menschen, die dir ganz genau erklären können, warum ihr Leben wunderbar und toll ist. Sie haben einen Partner und haufenweise Besitz, einen super Job und sehen tadellos aus. Aber strahlen sie Glück aus, Zufriedenheit? Die Freude ist ein zuverlässiger Gradmesser dafür, ob jemand »richtig unterwegs« ist oder den Pfad verloren hat.

»TRAU KEINEM MEISTER, DER NICHT SINGEN UND TANZEN KANN«

Was am Dalai Lama so fasziniert, ist nicht zuletzt seine stetige Fröhlichkeit und Leichtigkeit. Dieser Mann hat immerhin mit handfesten Problemen auf weltpolitischer und religiöser Ebene zu tun, und das schon sein Leben lang. Aber er schafft es, selbst im Angesicht all dieser Aufgaben und Verantwortungen, seine gute Laune zu behalten und sogar noch andere damit anzustecken.

Es ist die Fähigkeit, sich von inneren Zwängen zu lösen und äußere Hürden locker zu nehmen. Gute Laune hat dabei nichts mit Oberflächlichkeit zu tun, ganz im Gegenteil. Nicht aufgesetzte Fröhlichkeit macht bei authentischen Menschen das aus, was wir als anziehend empfinden. Es ist die innere Freude, die in uns selbst schlummert und die wir ebenfalls gern entwickeln wollen.

DIE DUNKLEN SEITEN DEINER PERSÖNLICHKEIT

Bevor sich eine stabile gute Stimmung etabliert, müssen wir durch einiges hindurchgehen und Befreiungsarbeit leisten. Genau das passiert auch im Yoga.

Dein Charakter hat viele Facetten, du hast deine Ecken und Kanten. Während deiner Praxis wirst du immer wieder an Stellen in dir gelangen, an denen es dir zunächst mal nicht so gut gefällt. Dort findest du Gefühle wie Scham, Aggressionen, Selbstzweifel oder Erinnerungen an irgendwelche Peinlichkeiten. Es wird immer wieder Tage geben, an denen du dich vielleicht nicht so happy und nicht so wohl in deiner Haut fühlst.

Das macht aber nichts, das Leben besteht eben nicht nur aus Sonnentagen. Wir hatten ja bereits beschrieben, dass es sinnvoll ist, sich dem Fluss des Lebens nicht entgegenzustellen, sondern ohne Widerstände das zu akzeptieren, was ist. Und wenn du einen Tag hast, an dem solche negativen Gefühle präsent sind, schau dir genau an, was da los ist und was dort hochkommt. Es geht in deiner Praxis nicht darum, die ungeliebten Aspekte deiner Person auszuschließen oder einfach mit einer naiven »Ich denke positiv«-Einstellung unsichtbar zu machen. Das wäre zu oberflächlich. Die wirkungsvolle Praxis integriert alles, was da ist, um dich zu vervollständigen. Würde sie ausschließen, würde sie dich minimieren.

Die Arbeit an sich selbst wird immer Dinge an die Oberfläche holen, die vorher verborgen waren. Und das ist gut so, denn nur was aus der Tiefe geholt wird, kann auch wirklich befreit und genutzt werden. All diese unbewussten Gefühle, alten Ängste und unreflektierten Glaubenssätze wirken nämlich sonst im Untergrund, ohne dass du einen Schimmer davon hast, und behindern dich dabei, dein volles Potenzial auszuschöpfen. Nicht zuletzt verstecken sich auch deine Wünsche und Träume in dieser Tiefe. Sie warten auf dich.

SCHAFF EIN BEWUSSTSEIN FÜR DEINE SCHATTENSEITEN

Bereiche unsere Unbewussten werden Schatten genannt. Dort verbergen sich Dinge, die wir nicht sehen wollen. Sie waren uns vielleicht mal zu groß oder haben sich zu schmerzhaft angefühlt. Es sind Anteile von uns, die wir irgendwann einmal beschlossen haben, zu ignorieren und nicht mehr wahrzunehmen. Damit haben wir sie unbewusst in den Schatten geschoben. Wir sind sie damit aber beileibe nicht losgeworden. Sie sind immer noch ein mächtiger Teil unserer Person, auch wenn wir möglicherweise gar nichts von ihnen ahnen.

Der Aufbau von Schatten beginnt schon in Kindertagen, andauernd müssen wir uns für etwas entscheiden. Und damit immer auch gleichzeitig gegen etwas anderes. Das wandert dann in den Schatten. Die deutsche Redensart etwas »unter den Teppich kehren« trifft die Sache ziemlich genau.

Diese verborgenen Seiten bieten dir aber auch eine große Chance. Wenn du sie in dir entdeckst und nach und nach akzeptierst, wirst du wachsen können. Du wirst vollständiger und deine Ideen und Gedanken können größer, frecher und sogar visionär werden. Du bekommst außerdem mehr Kraft, Dinge in die Tat umzusetzen.

Zeigen tun sich deine Schattenanteile in Unruhe und Ungeduld oder auch in Ärger. Gern projizieren wir unsere eigenen Unzulänglichkeiten nämlich auf andere Menschen. Schau also hin, was dich an deinen Mitmenschen auf die Palme bringt. Es hat immer direkt etwas mit dir zu tun. Vielleicht sabotierst du dich auch selbst oder bist von intensiven Selbstzweifeln geplagt. Diese blinden Flecken in deiner Persönlichkeit zeigen sich in deiner Außenwelt – dann hast du vielleicht Schulden, Beziehungen scheitern immer wieder an den gleichen Dingen, du leidest unter Süchten oder Krankheiten. Immer kann dir deine Yogapraxis helfen. Sie schult die Achtsamkeit, mit der du die Dinge vom Schatten ins Licht bringst. Es geht darum, alle Bereiche deiner Person zu entdecken und sie dir ehrlich anzuschauen. Alles, was in dir auftaucht oder reagiert, gehört zu dir und wird dich bereichern, wenn du es mit einem positiven Fokus betrachtest.

Um an diesen zunächst nervigen Aspekten von dir zu wachsen, hilft es, das eigene Selbstbild um die Schattenanteile zu erweitern und nicht nur ein idealisiertes Bild von dir zu malen. In Yogakreisen ist es weit verbreitet, nur noch »Licht und Liebe« zu sein und seinen ganzen Fokus darauf auszurichten, immer nur positiv zu erscheinen. Das ist zu Anfang ganz schön, aber im Gesamtbild bringt es mehr, sich allem ehrlich zu stellen. Denn wirken werden die Schatten ohnehin – und zwar nicht zu unseren Gunsten. Unsere Schatten sind keinesfalls unsere Feinde, sondern bergen im Gegenteil ein großes Potenzial in sich, das wir uns aber erst erschließen müssen.

Die Integration all unserer Persönlichkeitsaspekte gilt als die höchste und auch schwierigste Praxis. Und was braucht man für schwierige Aufgaben? Richtig, eine große Portion Leichtigkeit und eine Richtung, einen Fokus.

LENKE DEINEN FOKUS

Dein Fokus ist der Zielpunkt deiner Aufmerksamkeit, es ist die Richtung deiner Gedanken. Dirk hat intensive Fokuslenkung in seiner ersten Personenschutz-Fahrausbildung gelernt. Dort wurden unterschiedliche Situationen im Auto während einer zügigen Konvoifahrt geübt. Das Ganze passierte auf einer Anlage, die speziell dafür mit schmierigen Fahrbahnbelägen, Kantsteinen, uneinsehbaren Hügelkuppen, scharfen Kurven und so weiter ausgestattet war. Die Fahrer mussten per Funk mit den anderen Fahrzeugen kommunizieren, bei einem Angriff eine Fluchtfahrt einleiten (oder auch nicht). Und als ob das alles nicht schon genug gewesen wäre, saß währenddessen der Ausbilder auf dem Beifahrersitz und wollte andauernd die Heizung an oder aus, das Fenster auf oder zu haben, wollte wissen, wie lange die Fahrt noch dauert oder wie der aktuelle Wirtschafts- oder Kulturminister heißt. Die Übung bestand darin, in all diesem Wust aus Ablenkungen den eigenen Fokus immer auf dem zu halten, was man möchte. Und niemals zu dem abgleiten zu lassen, was man nicht möchte. Konkret bedeutet das: Wenn plötzlich ein stehendes Hindernis auftaucht, muss der Fahrer den Blick davon abwenden und dorthin schauen, wohin er ausweichen wird. Das muss man sich erst antrainieren, denn der automatische Reflex ist es, das Hindernis anzustarren und dabei direkt darauf zuzuhalten. Vielleicht bist du ja auch schon mal auf Skiern in die einzige Tanne auf der Piste gefahren, dann kennst du das.

Der Fokus und deine Ausrichtung darauf, wo du hinwillst, ist also immens wichtig. Der zweite entscheidende Punkt ist, dass dein Geist nicht in der Lage ist, sich etwas *nicht* vorzustellen. Wenn ich dir sage, denk bitte nicht an ein großes weißes Kreuzfahrtschiff, dann wird fast sicher genau dieses Schiff vor deinem inneren Auge auftauchen. Das Unterbewusstsein kann nicht unterscheiden, ob ein Bild nur in deinem Kopf existiert oder auch in der Welt draußen. Deswegen weinen wir auch, wenn im Kinofilm ein Hund überfahren wird. Obwohl wir wissen, dass das nie passiert ist – der Geist kann es nicht unterscheiden.

Aus beiden Punkten wird klar, wie wichtig es ist, den Fokus positiv zu setzen. Ein konstruktiver Fokus hält sich nicht an das Problem, sondern an die Lösung des Problems. Er stellt sich darauf ein, den Teil der Situation herauszufiltern, aus dem sich etwas machen und etwas lernen lässt.

Wie aber lenkst du nun deinen Fokus? Nehmen wir zum Beispiel einen Stau: Du bist irgendwohin unterwegs, und plötzlich geht nichts mehr. Fragst du dich dann unbewusst, wieso dir das schon wieder passiert? Und ob das nicht reichlich ungerecht ist, wo du doch auf dem Weg bist, dies und das zu tun? Dies ist die typische problemorientierte Art, in der wir mit uns selbst kommunizieren. Konstruktiver wäre es, den Fluss des Lebens (also in diesem Fall eher den Stillstand) zu akzeptieren und die Frage zu stellen, wie du diese Zeit gut und bewusst nutzen kannst. Da gibt es einige Möglichkeiten. Andrea meditiert in solchen Situationen mit offenen Augen und zählt ihre Atemzüge, um die Entspannung im Hier und Jetzt zu üben. Dirk ruft in solchen Momenten gern Freunde an, dann ist die Zeit nicht verloren, sondern ganz im Gegenteil gut investiert. Der Fokus geht auf das Positive an der Situation, die dadurch gleich viel netter wird.

ES DARF LEICHT SEIN

Klingt diese Arbeit an sich selbst nach einem anstrengenden Job und nach Stochern im Essen, das sowieso nicht schmeckt? Gott sei Dank stimmt das nicht. Die gute Nachricht ist: Es darf leicht sein. Was dir nämlich aus jeder gelungenen Aktion innerer Arbeit erwachsen wird, sind Leichtigkeit, Freude, Ausgelassenheit und Fröhlichkeit. Und ohne diese innere Arbeit hättest du all das höchstens kurzfristig. Nimm dir Leistungssportler und andere Großmeister als Beispiel. Sie alle sind wahre Meister ihrer Disziplinen – und wenn man ihnen zusieht, wirkt es so leicht, als passierte alles von allein. All die Anstrengungen und das vorherige Training sieht man nicht, das ist echte Meisterschaft. Genau so ein Meister kannst auch du werden. Der Meister, die Meisterin deines Lebens.

Wir haben dir hier ein paar Methoden zusammengetragen, die wir benutzen, um immer wieder in die Leichtigkeit und in die Freude zu finden. Ergänze sie gern um deine eigenen Wege dorthin.

→ Achte auf das, was du deinem Körper-Geist-Herz-System als Input zumutest. Wir beide schauen nichts Destruktives mehr in den Medien an. Keine Horrorfilme, keine ausgedehnten Nachrichtensendungen. Wir haben den Fokus auf lustige und unterhaltsame oder lehrreiche Filme, Bücher und Fortbildungen gelegt.
→ Wenn mal Dramen und Probleme auftauchen, schauen wir sofort, wie sich die Lage entspannen und was aus ihr gewonnen werden kann.
→ Um große und kleine Aufgaben anzugehen, legen wir manchmal ganz ohne Plan los, einfach so. Wir schauen dann, wohin das führt, und oft genug ergibt sich schnell eine interessante Erkenntnis daraus. Wir denken »outside the box« (siehe Seite 19).

- Andrea macht gern Musik, malt oder kocht. Dirk schlägt auch gern mal in einen Boxsack oder hebt ein paar Hanteln. So eine spürbare Verbindung zum Körper bringt gleich bessere Gefühle und macht freier in Kopf und Körper. Gut funktioniert auch eine Asanafolge. Wir haben immer eine ausgerollte Yogamatte im Arbeitsraum liegen.

SCHATTENANTEILE ALS WACHSTUMSCHANCE

Nimm dir ein wenig Zeit und reflektiere darüber, wie sich deine Schattenseiten bislang schon mal gezeigt haben – und was dir vielleicht auch an Gutem daraus erwachsen ist oder noch erwachsen könnte.

- Erinnerst du dich an Situationen in deinem Leben, wo sich dein Schatten offenbart hat?
- Bei welcher Gelegenheit bist du schon mal so richtig aus der Haut gefahren?
- Was kann deine Schattenseiten noch hervorbringen? Was nervt oder ärgert dich an anderen?
- Wo warst du schon mal bereit, dich zu verändern, statt im Außen Schuldige zu suchen?

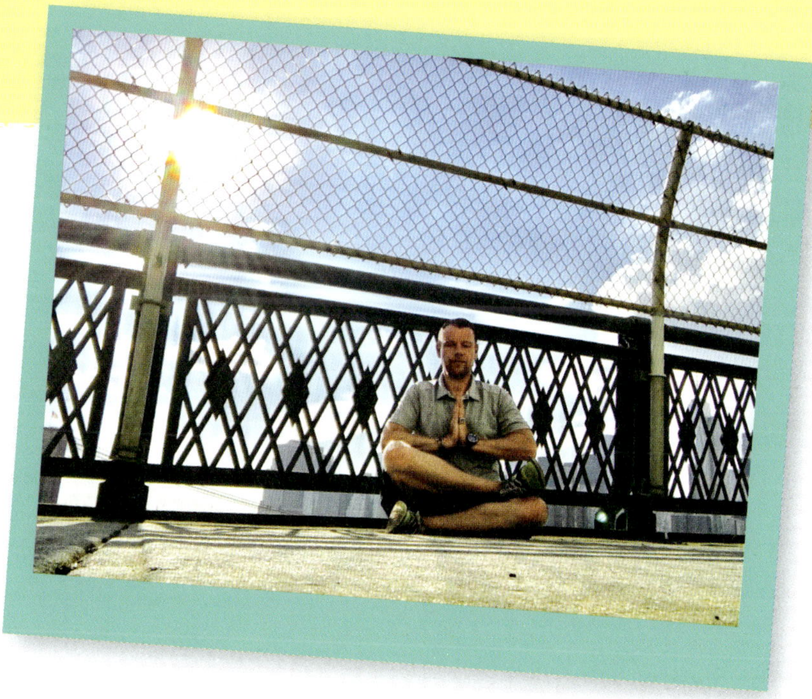

ASANAS FÜR GUTE LAUNE

In dieser Sequenz geht es darum, in der Anspannung Leichtigkeit zu finden. Mit dieser Fähigkeit können wir auch in herausfordernden Situationen die Nerven behalten. Wir erreichen eine stabile Verbindung zur Erde, ohne die Flexibilität zu verlieren. Das alles nimmt die Verkrampfung aus dem Leben. Das Symbol dafür ist der tanzende Shiva. Sein Herz ist das Zentrum des Rades; die Nabe, die ihn innerhalb der großen Zyklen der kosmischen Veränderung stabilisiert. Das entsprechende Asana ist eine Erinnerung daran, dass du dein Leben tanzend feierst, mit allen Höhen und Tiefen. Dass auch du stabil und freudig in deiner Mitte sein kannst, während um dich herum Veränderung passiert.

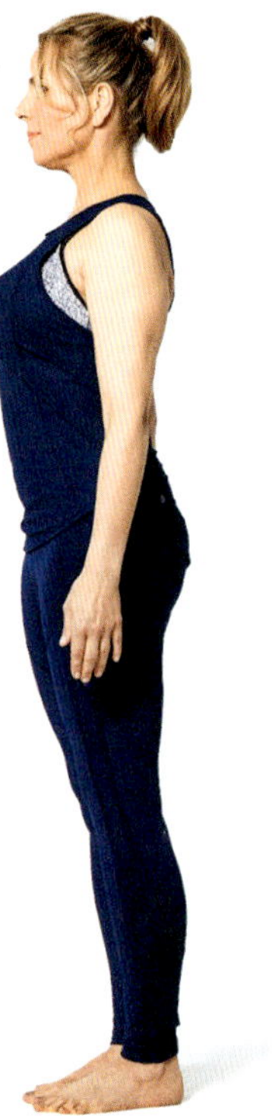

BERGHALTUNG

Stell dich aufrecht hin. Füße zusammen, Kniescheiben leicht angezogen, Becken aufgerichtet. Becken und Brustkorb bewegen sich auseinander. Zieh den unteren Bauch nach innen und oben. Heb das Brustbein und zieh die Schlüsselbeine auseinander. Der Blick geht in die Weite. Nimm so fünf tiefe Atemzüge.

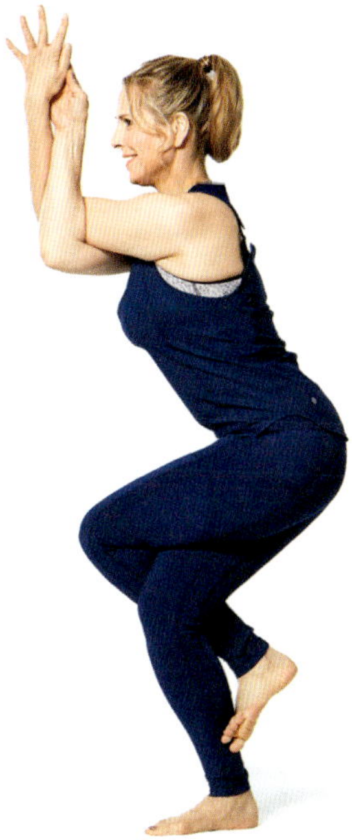

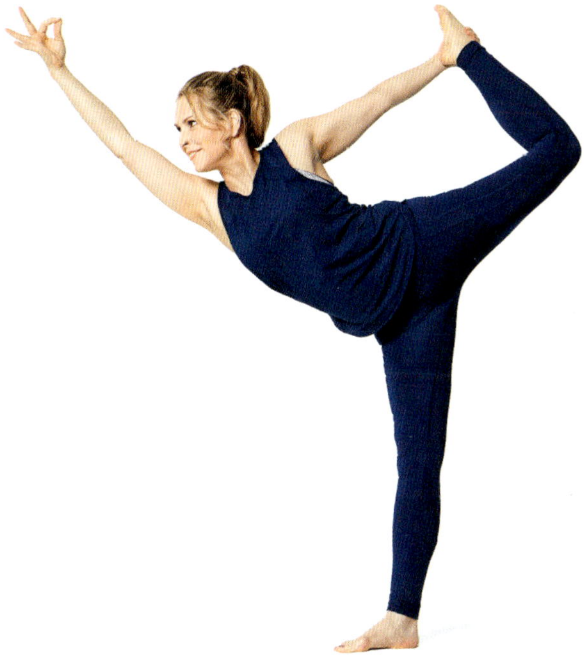

ADLER

Atme tief ein, beuge beide Knie und bring den linken über den rechten Oberschenkel. Wickle wenn möglich den linken Fuß hinter die rechte Wade. Press den linken Oberarmknochen in die rechte Ellbeuge, wickle die Unterarme so umeinander, dass die Handflächen zusammenkommen. (Greife alternativ das linke Handgelenk mit der rechten Hand.) Bleib so für fünf Atemzüge und geh dann zur nächsten Haltung über.

TANZENDER SHIVA

Beuge im Stand dein linkes Knie, bring die Ferse zum Po und greif das linke Fußgelenk mit der linken Hand. Zieh den Oberschenkel nach hinten. Streck den rechten Arm nach vorn aus und bring Daumen und Zeigefinger zusammen. Beuge dich über das Standbein nach vorn und heb das hintere Bein. Halte die Position für fünf Atemzüge.

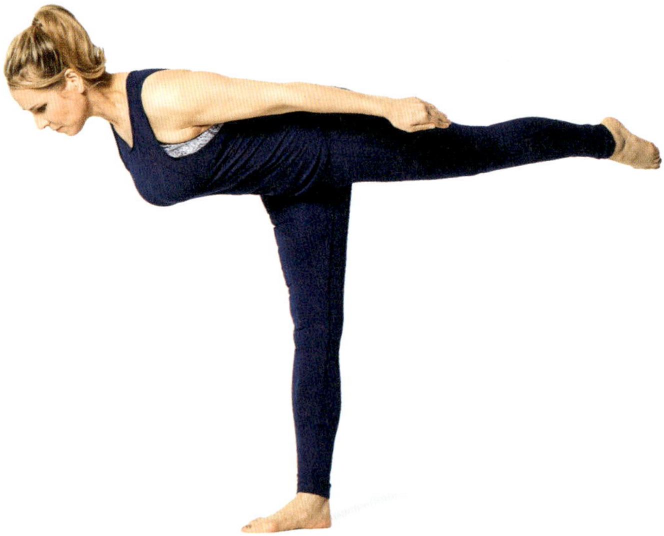

KRIEGER 3

Stell die Füße wieder parallel. Beim Einatmen nun das linke Bein gestreckt nach hinten anheben, der Oberkörper geht dabei nach vorn, parallel zum Boden. Beide Hüften sollten in gleicher Höhe sein. Die Arme sind an der Seite des Rumpfes. Der Blick geht nach vorn. Fünfmal gleichmäßig ein- und ausatmen.

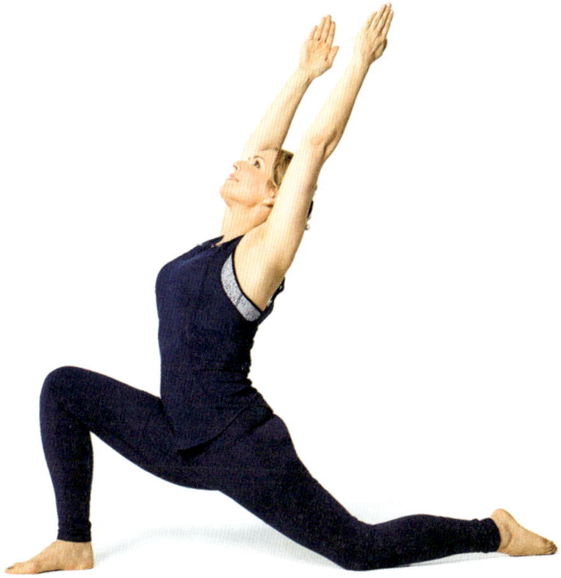

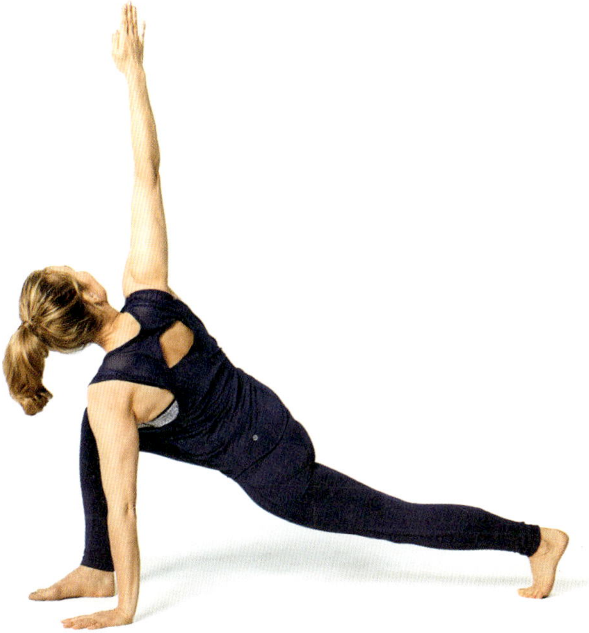

AUSFALLSCHRITT, KNIE ABGESETZT

Setz den linken Fuß mit einer Ausatmung weit nach hinten ab. Fußspann auf den Boden. Bring das rechte Knie direkt über das Fußgelenk und setz das hintere Knie auf der Matte ab. Richte den Oberkörper auf und streck die Arme nach oben. Das Steißbein sinkt nach unten, das Schambein hebt sich in Richtung Bauchnabel. Heb den Brustkorb und zieh die Schulterblätter nach unten. Fünf tiefe Atemzüge.

GEDREHTER AUSFALLSCHRITT

Stell die Zehen des hinteren Fußes auf. Platziere nun die linke Hand neben den rechten Fuß auf den Boden. Streck den rechten Arm seitlich nach oben und öffne den Oberkörper zur Seite. Schau zur Hand hinauf und bleib so für fünf Atemzüge.

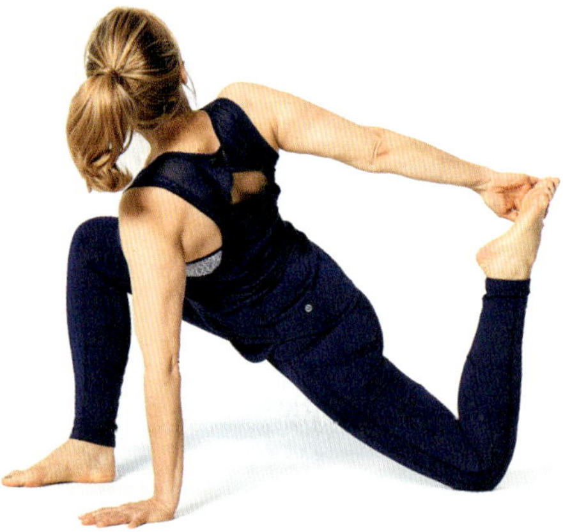

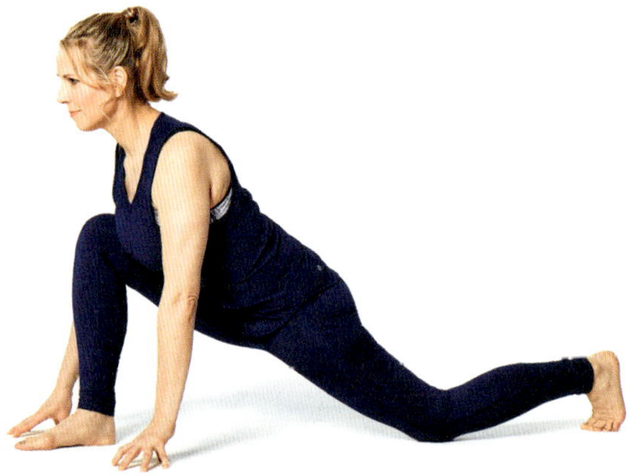

VARIANTE

Lass das hintere Knie am Boden und greif mit der rechten Hand den hinteren Fuß. Fünf Atemzüge halten.

TIEFER AUSFALLSCHRITT

Platziere mit der folgenden Ausatmung die Hände rechts und links vom vorderen Fuß auf den Boden und richte dich nach vorn aus. Du kannst das hintere Knie ablegen oder das Bein strecken. Bleib so für fünf Atemzüge.

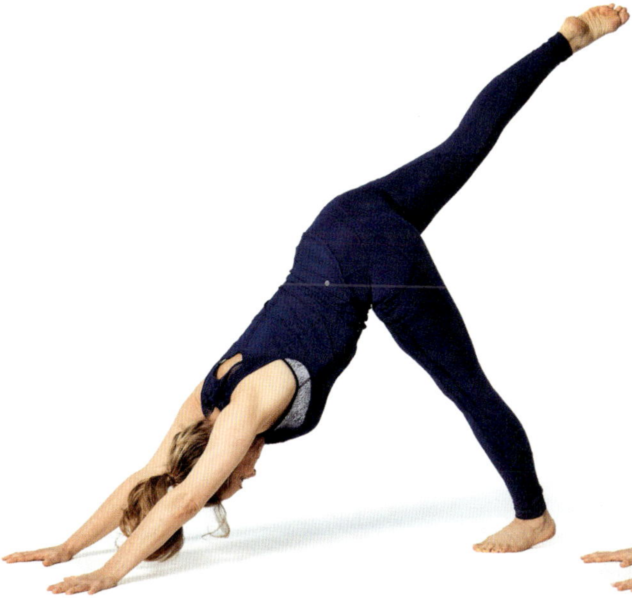

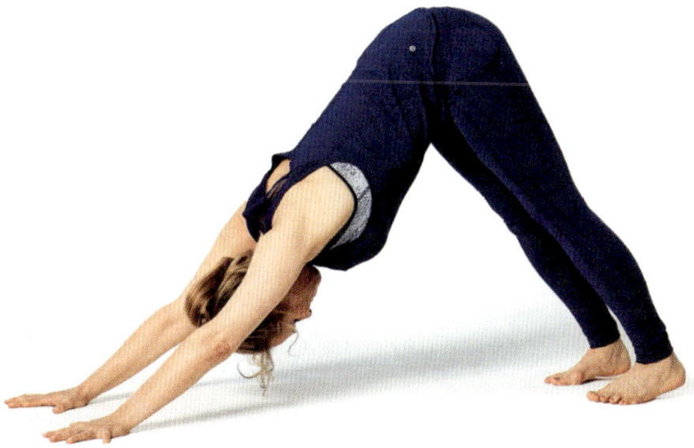

DREIBEINIGER HUND

Schwing das rechte Bein nun nach hinten in die Höhe und halte die Hände und den Standfuß fest am Boden. Das Gesäß schiebt nach oben. Fünf Atemzüge halten.

HERABSCHAUENDER HUND

Setz den rechten Fuß neben dem anderen etwa hüftbreit ab und lass das Gesäß weiter oben. Die Beine sind gestreckt. Der Körper bildet einen rechten Winkel, das Gewicht ist gleichmäßig auf Hände und Füße verteilt. Bleib so für fünf Atemzüge. Beuge mit der letzten Ausatmung die Knie und springe zum vorderen Teil der Matte, sodass die Füße möglichst zwischen die Hände kommen.

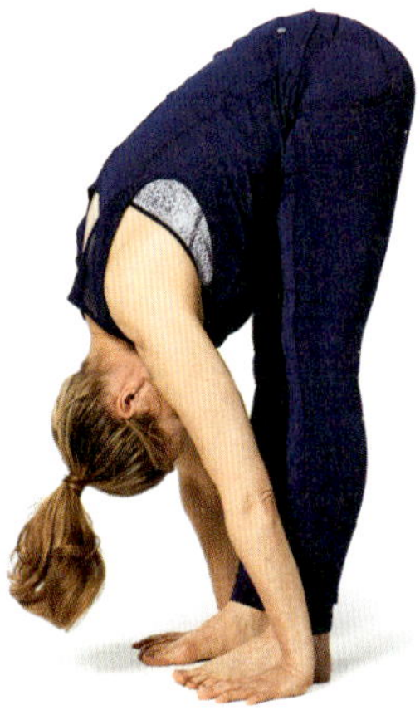

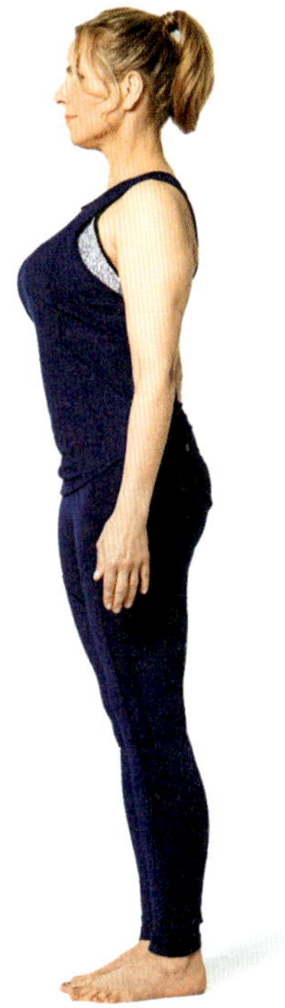

STEHENDE VORBEUGE

Halte die Knie gestreckt, zieh die Kniescheiben aktiv nach oben Richtung Becken. Die Hände liegen auf den Schienbeinen oder neben den Füßen und du streckst den Rücken in die Länge. Wenn die Rückseiten deiner Oberschenkel sehr fest sind oder du einen zu starken Zug im unteren Rücken verspürst, beuge leicht die Knie.

BERGHALTUNG

Mit der Einatmung richte dich langsam auf in den aufrechten Stand wie am Anfang der Sequenz. Streck die Arme über den Kopf, dehn dich weit nach oben. Mit dem Ausatmen nimmst du die Arme wieder an die Seiten deines Körpers und stehst wie ein Berg.

Wiederhole die gesamte Frequenz nun zur anderen Seite. Danach empfehlen wir dir, ein paar Minuten still zu sitzen oder dich hinzulegen und die Augen zu schließen. Du wirst dich danach noch stärker erfrischt fühlen.

ATEMÜBUNG FÜR EINEN FREIEN KOPF

Mit dieser Übung kannst du Spannungen in deinem Kopf lösen. Ärger, Sorgen, Stress und Anspannung verfliegen so ganz leicht. Unruhe beruhigt sich, und es wird dir leichter fallen, dich auf etwas zu konzentrieren oder neue kreative Gedanken zu finden. Diese Übung kannst du überall anwenden und dich jederzeit von der starken Vibration entspannen lassen.

HUMMELATEM

Setz dich entspannt und aufrecht hin. Verschließ mit den Daumen die Ohren, die Zeigefinger und Mittelfinger liegen auf den geschlossenen Augenlidern, die Ringfinger an den Nasenflügeln, die kleinen Finger auf dem Mund. Atme jetzt durch die Nase ein und mach beim Ausatmen ein brummendes Geräusch wie eine Hummel. Spürst du die Vibration im ganzen Schädel?

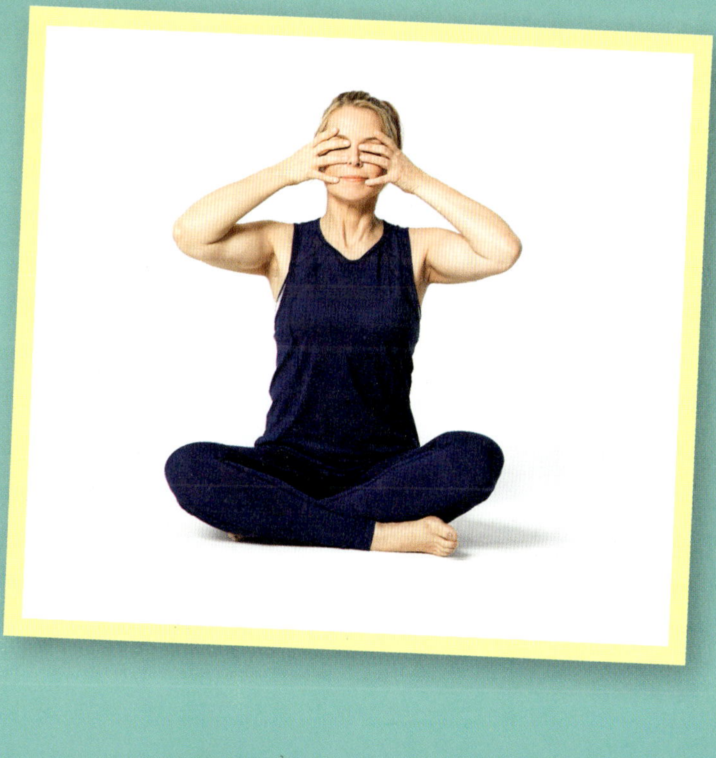

WELLNESS FÜR DEN GEIST

An guter Laune sind einige Bereiche in uns beteiligt: Gefühle, Gedanken, Bewusstheit – und natürlich der Körper, dessen Botenstoffe unsere Stimmungen steuern. Gute Ernährung und ausreichend genussvolle Entspannung halten uns daher nicht nur gesund, sondern auch bei Laune. Probier es aus – mit dem Gute-Laune-Porridge am Morgen und einem Wellnessbad am Abend. Du wirst dich nach diesem Bad fühlen, als wärst du nicht nur äußerlich, sondern auch energetisch gereinigt. Bereit für guten Schlaf und Frische am Morgen.

GENUSSBAD FÜR GEISTIGE KLARHEIT

Basilikum lindert eventuelle Entzündungen im Körper und fördert ganz allgemein die Heilung. Geranium wirkt antibakteriell und ebenfalls entzündungshemmend. Lavendel beruhigt.

Lass dir ein warmes Vollbad ein und gib folgende ätherischen Öle dazu:

→ 2 Tropfen Basilikum
→ 4 Tropfen Geranium
→ 4 Tropfen Lavendel

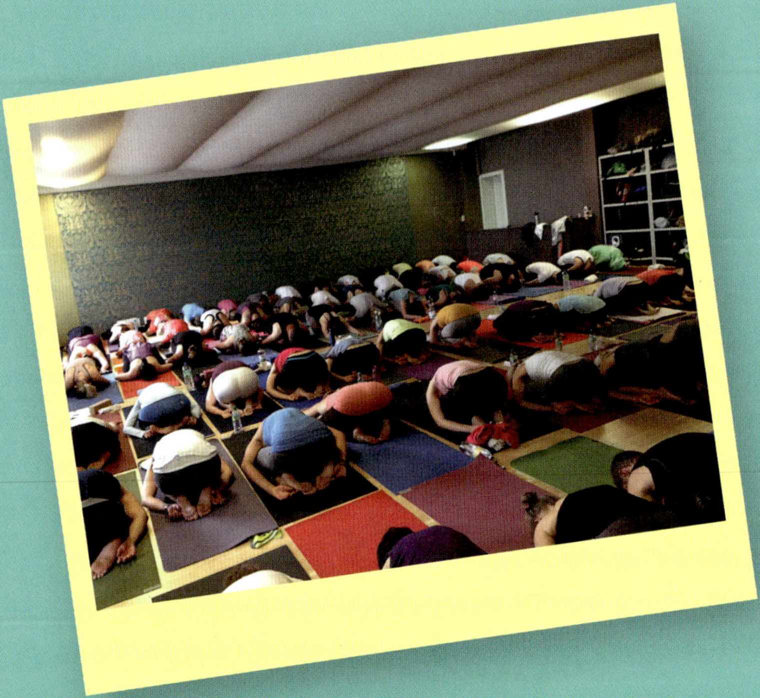

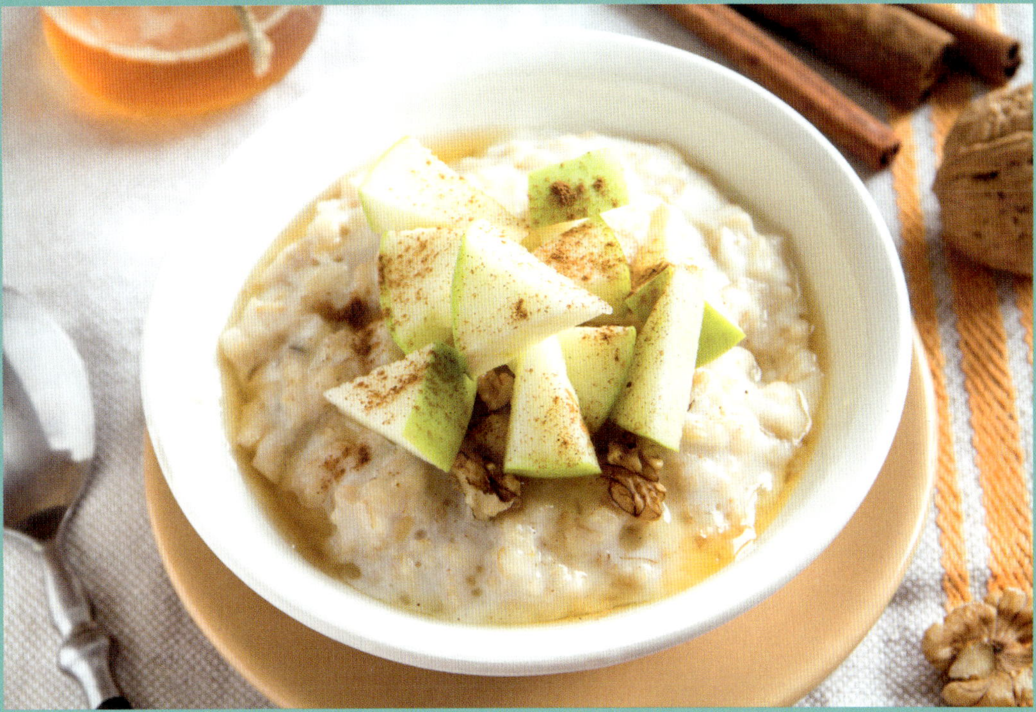

APFEL-WALNUSS-QUINOA-PORRIDGE

Zum Frühstück ein Porridge? Aber nicht irgendeins, sondern eines voller Power. Die Walnüsse darin senken den Cholesterinspiegel und reduzieren die vier Haupt-Risikofaktoren für die Gesundheit: hohen Blutdruck, Übergewicht, erhöhte Blutfette und Blutzucker. Äpfel sind in Heilsystemen wie dem Ayurveda als vielseitige Helfer bekannt. Unter anderem für Verdauung und Entschlackung. Die Mengen sind für eine Person berechnet.

- 1 Tasse Wasser, Reis- oder Mandelmilch
- ½ Tasse Quinoa
- 1 Handvoll Rosinen
- je 1 Msp. Zimt und Meersalz
- 1 Apfel
- 1 Handvoll Walnüsse
- Honig

In einem Topf Wasser oder Milch erhitzen und Quinoa, Rosinen, Zimt und Salz dazugeben. Zum Kochen bringen, dann bei kleiner Hitze quellen lassen, bis die Flüssigkeit aufgesogen ist. Derweil den Apfel putzen und im Mixer zerkleinern. Unterrühren, mit Walnüssen und Honig garnieren und genüsslich verzehren.

YOGA FÜR ERFOLG UND FÜLLE

Wir würden uns wünschen, dass dieses Kapitel für dich ein Augenöffner wird. Menschen, die in Deutschland und anderen Teilen Europas leben, haben allein mit ihrer Geburt hier einen Hauptgewinn gelandet. Auch wenn sie es nicht immer so sehen werden, ist es im globalen Vergleich eine Tatsache. Unsere Grundversorgung ist gesichert, wir haben keine Diktatoren, die uns mit Folter, Mord und Vergewaltigung bedrohen. Strom und Frischwasser werden ins Haus geliefert. Wir können uns aussuchen, was wir essen. All das ist für uns selbstverständlich. Aber es ist nicht selbstverständlich. Knapp eine Milliarde Menschen auf diesem Planeten leiden Hunger. Hunderte Millionen haben keinen Zugang zu sauberem Wasser. Und so weiter und so weiter.

Es ist also eine unbestreitbare Tatsache, dass wir in einem Paradies leben. Das ist faktisch und rational für die meisten von uns auch nachvollziehbar. Aber warum gibt es dann trotzdem so viele unzufriedene Menschen, so viele, die jammern und klagen und meckern? Weil wir meist in einem oberflächlichen Bewusstsein leben, unserem kleinen, dem sogenannten falschen Selbst. Es wird auch Egobewusstsein genannt und hält uns in einem permanenten Mehrwollen. Dabei macht es uns vor, es sei unsere gesamte Persönlichkeit.

DAS KLEINE SELBST

Dieses kleine Selbst hat seinen Ursprung in der Angst. Zum Beispiel in der Angst vor körperlichem Verfall und einer damit einhergehenden vermeintlichen Unattraktivität. Vor Altersarmut und Prestigeverlust. Es hat Angst vor der Veränderung, denn dadurch fühlt es sich in seiner Existenz bedroht. Unser kleines Selbst verhindert, dass wir aufwachen und uns selbst erkennen. Unser Ego lässt nicht zu, dass wir uns einer Sache verschreiben, die größer ist als wir selbst. Yogis haben diesen Zusammenhang schon vor langer Zeit entdeckt und in den sogenannten Kleshas zusammengefasst. Sie beschreiben die Ursachen unseres Leidens. Das einflussreichste Klesha ist dabei das letzte, Abhinivesha. Es ist die Angst vor dem Tod und damit vor Krankheit.

Deswegen ist unser Lebensstil heutzutage so stark auf Kampf und Auseinandersetzungen ausgerichtet. Wir denken, das Leben muss erobert und gewonnen werden. Wir sind deswegen so überaktiv, weil uns das kleine Selbst permanent vorgaukelt, wir verpassen etwas, wenn wir einen Moment innehalten.

KLESHAS – DIE URSACHEN DES LEIDENS

Fünf Kleshas beschreibt Patanjali in seinem jahrhundertealten Grundlagenbuch zum Yoga. Sie alle lassen uns leiden – wenn wir sich nicht aktiv überwinden.

- → *Avidya:* Unwissenheit, Illusion, Verwechslung
- → *Asmita:* Ichbezogenheit, übermäßiges Ego
- → *Raga:* Verlangen, Begierde
- → *Dvesha:* Abneigung, Ablehnung von allem Neuen
- → *Abhinivesha:* Furcht, Angst vor dem Tod

Diese Art zu leben gleicht einem Wachkoma. Nur selten gelingt es Menschen, aus ihrer wahren inneren Kraft heraus zu leben und dabei sogar auch miteinander eine positive Power zu entfalten. Im Yoga heißt der grundlegende Irrtum *Maya*. Und in fast allen anderen spirituellen Traditionen ist es ebenso Ziel, diese existenzielle Fehleinschätzung aufzuheben und zu lernen, sich nicht mehr mit den fluktuierenden Gedanken zu identifizieren. Die Wirren im Geist kannst du dir vorstellen wie einen Fernseher, der im Hintergrund läuft. Innerhalb der ganzen Wohnung hörst du den Ton. Wir müssen lernen, die Fernbedienung zu benutzen und ihn auszuschalten. Das heißt nicht, dass wir das Ego bekämpfen müssten, denn es wird immer da sein. Was wir aber erreichen können, ist, ihm die Macht über unser Leben zu entziehen.

RAUS AUS DEM KLEINKARIERTEN!

Wie können wir in ein höheres Bewusstsein finden? Und was hat das mit einem erfüllten und erfolgreichen Leben zu tun? Wenn du den grundsätzlichen Irrtum in deinem Leben erkennst, bist du schon auf dem besten Weg, aus dem schlafwandlerischen Zustand aufzuwachen. Du erkennst, dass du mit allen anderen Lebewesen verbunden bist. Alles, was ihnen geschieht, passiert irgendwie auch dir. Im Yoga, im Buddhismus, bei Mystikern und in vielen anderen Weisheitslehren ist dieses Erwachen und das Erkennen der Begrenztheit unseres Egos ein wesentliches Ziel. Dann verbinden wir unser kleines Selbst mit dem großen Strom des Bewusstseins.

Um an diesem Ziel zu arbeiten, ist es gar nicht erforderlich, eine besonders ausgefallene körperliche Praxis zu haben. Wenn wir uns an den fortgeschrittenen Yogis messen, steigen wir nur allzu leicht genau wieder in das kleine Bewusstsein ein. Wir denken, andere seien besser, und wir müssten mit ihnen mithalten. Dies ist aber genau die begrenzte Denkweise, die wir hinter uns lassen müssen, um frei zu werden. Wenn du eine regelmäßige Praxis in dein Leben einbaust und etwas von dem loslässt, was dir eh am Ende nichts bringt – Fernsehkonsum, zwanghaftes Einkaufen, alle möglichen Exzesse –, dann bist du auf dem besten Weg, dein Leben erfüllter zu gestalten. Du erwachst im Sinne eines größeren Bewusstseins. Und dann wirst du auch Erfolg erleben, und zwar in jedem Augenblick. Wir haben am Anfang unserer Yoga-Laufbahn gedacht, wir müssten alle Handstände und Brezelhaltungen perfekt beherrschen, um überhaupt mitreden zu können. Wenn Teilnehmer in unseren Kursen waren, die etwas konnten, was wir nicht beherrschten, waren wir eingeschüchtert. Bis wir herausgefunden haben, dass uns diejenigen, die früher Leistungsturner waren, bei akrobatischen Haltungen nun mal etwas voraushatten. Mit Spiritualität hatte das weniger zu tun als vielmehr mit lebenslangem Körpertraining. Heute beeindruckt uns so etwas nicht mehr, wir freuen uns einfach mit den Menschen, dass sie so etwas Tolles können.

FACETTEN DES ERFOLGES

Wir meinen mit Erfolg nachhaltige, anhaltend positive Ergebnisse und Erfahrungen im Leben. Und das Ganze im entspannten Einklang mit dem, was du wirklich möchtest und was dir Freude bereitet. Es geht nicht darum, einen Haufen Geld zu verdienen, Zeug anzuhäufen oder berühmt zu werden. Das sind nur äußere Attribute. Was wir meinen, bezieht sich auf deine Innenwelt, auf dein Lebensgefühl und darauf, dem Ganzen den besten Dienst zu erweisen. Denn das ist es, was wir alle von dir brauchen: die beste Version deiner selbst. Wahrer Erfolg ist keine Selbstsucht, sondern dient allen.

Sei darauf vorbreitet, dass dich in dem Moment, wo du aus der Unsichtbarkeit aufsteigst, nicht alle toll finden werden. Sehr viele werden dich lieben, aber einige eben auch nicht. Das musst du ertragen lernen. Hast du Erfolg, kann sich auch deine finanzielle Lage verbessern. Nimm das ruhig an, es gilt »Wie im Innen, so im Außen«. Wer innerlich erfüllt ist, hat auch im Außen meist reichlich und gibt gern etwas davon weiter. Lerne dabei auch anzunehmen. Lass dich belohnen, auch dafür, dass du anderen etwas auf der inneren Ebene gegeben hast. Gib ihnen die Chance, sich erkenntlich zu zeigen.

ERFOLG IM LEBEN

Erfolg ist etwas, das Menschen unterschiedlich beurteilen. Einige wollen unbedingt materiellen Erfolg, andere lehnen ihn ab und wieder andere glauben, er zerstört den Menschen. Erfolg wird als etwas Bewundernswertes und auch Furchteinflößendes wahrgenommen. Selten haben Menschen dazu eine völlig neutrale Einstellung, meistens ist sie emotional aufgeladen.

Letztlich musst du dein eigenes Verhältnis dazu herausfinden und für dich festlegen, was Erfolg in deinem Leben bedeutet. Empfindest du ihn eher als ein Lebensgefühl oder als Tatsache auf dem Bankkonto? Je klarer du dir hierüber bist, desto leichter wirst du eventuelle Schwierigkeiten auf dem Weg beiseiteräumen können. Im Hinduismus ist Gott Ganesha derjenige, der die Hindernisse aus dem Weg räumt. Dummerweise legt er aber auch immer wieder welche hin. Damit optimiert er unsere Fähigkeit, unseren Fokus zu behalten und wahre Stärke zu entwickeln. Für ihn ist wahrscheinlich das wahrer Erfolg. Und für dich?

ZWEI STRATEGIEN, UM ERFOLGREICH ZU LEBEN

Wir geben dir hier zwei Techniken mit auf den Weg, die bereits vielfach erfolgreich erprobt wurden. Diese machtvollen Möglichkeiten helfen dir, dein Leben in die Spur zu bringen und deine Gedankenwelt auf den optimalen Fokus auszurichten. Du findest dadurch in einen Einklang mit deinen inneren Werten und Zielen, und das ist natürlich sehr befriedigend.

Sinn im Leben

Am Anfang steht die Frage, warum du wohl hier auf der Erde bist. Diese Frage stellen sich viele Menschen niemals in ihrem Leben. Sie gehen zur Schule, machen eine Ausbildung oder studieren, arbeiten, kriegen Kinder und gehen in Rente. Was sie wirklich im Leben wollen, wissen sie gar nicht. Im spirituellen Sinne möchten sie oftmals gar nicht aufwachen, denn dann würde Licht auf die faulen Kompromisse in ihrem Leben fallen. Du gehörst wahrscheinlich nicht dazu, sonst würdest du dieses Buch nicht lesen.

Um die Sinnfrage zu beantworten, musst du nur in eine Richtung forschen, und die macht auch noch Spaß. Die Frage ist: Wofür brennst du, was ist dir wichtig, was macht dir am meisten Freude? Was würdest du tun, auch wenn du kein Geld dafür bekommen würdest?

Wobei bist du schon vorher prickelnd aufgeregt? Wenn du diese Fragen für dich beantwortet hast, kannst du dir überlegen, wie du diese Dinge in eine Geschäftsidee oder an deinen Arbeitsplatz überführen kannst. So wirst du im Einklang mit deiner inneren Melodie spielen – und dann kommt auch der echte Erfolg.

Wenn du diesen Weg ernsthaft gehst, wirst du allerdings auch wieder zum Schüler werden müssen. Für eine Selbstständigkeit zum Beispiel brauchst du viele weiterführende Fähigkeiten und Kenntnisse, die mit der ursprünglichen Tätigkeit erst mal nichts zu tun haben. Auch wenn wir am liebsten Yoga unterrichten und Menschen auf ihrem Weg unterstützen, sind wir mit zwei Yogaschulen nicht davon ausgenommen, Steuererklärungen abzugeben, Klopapier zu kaufen, unseren Kursplan zu pflegen und die Website zu aktualisieren.

Disziplin und regelmäßige Praxis

Die meisten Menschen überschätzen, was sie in einer Woche schaffen können, aber unterschätzen, was sie in einem Jahr bewegen können. Wenn sie nur dranbleiben und weitermachen. Mit dauerhafter Selbstdisziplin, die dir zugleich Freude bereitet, wirst du mit der Zeit Ergebnisse erzielen, die du zuvor nicht für möglich gehalten hast.

Hier ist die Technik, wie du von einem Gedankengebilde oder einem Traum zu etwas Materialisiertem gelangst. Um zu einem wirklich greifbaren Ergebnis zu kommen, gibt es nur einen Weg: Du musst etwas tun, du musst konkret handeln. Und damit das nicht nur in kurzen Phasen passiert, sondern dauerhaft, gibt es einen Trick: Stell dir ab jetzt die Aufgabe, jeden Tag zwei Aktionen auszuführen, die deinem Ziel dienen. Das funktioniert am besten, wenn du nur ein Ziel konkret formulierst und so lange daran arbeitest, bis es verwirklicht ist. Dann gehst du das nächste an.

Falls du noch nicht weißt, was für ein Ziel das sein kann und wie du es konkret formulieren sollst, lass dich von dem Kasten auf dieser Seite anregen. Wenn es dir einmal nicht gelingt, deine zwei Aktionen pro Tag auszuführen, macht nichts. Setz sie einfach auf die Liste für den nächsten Tag. Den Erfolg bringt letztlich nur Kontinuität. Wenn du diese Handlungen immer an den Anfang des Tages setzt, bevor du mit anderen Arbeiten beginnst, wirst du es theoretisch auch immer schaffen, sie zu erledigen.

Agiere aus dem Bewusstsein von Fülle. Es ist alles da für deinen Erfolg. Unsere Meditation zur Fülle in diesem Kapitel wird dein Denken dahingehend positiv beeinflussen. Richte deinen Fokus immer in Richtung deiner Ziele und auf die Fülle aus.

BEISPIELZIELE

- »Ich möchte eine erfüllte Beziehung mit XY führen.«
- »Mein Ziel ist es, am … (Datum) die Summe … auf meinem Konto zu haben.«
- »Am … (Datum) möchte ich … Kilo wiegen und ein Kleid der Größe … tragen.«
- »Am … (Datum) möchte ich … Kilometer laufen können.«
- »Bis zum Ende des Jahres möchte ich gelernt haben, jede Woche einen Tag ganz meinen Kindern zu widmen.«

Wenn du dein Ziel gefunden hast, mach dir eine Liste von möglichen Aktionen, die dich dorthin führen. Notiere dir dann am besten jeden Abend zwei Aktionen für den kommenden Tag in deinen Kalender. Diese Strategie wenden wir seit Jahren erfolgreich an. Du wirst staunen, wie viel mehr ein regelmäßiges Arbeiten bringt als die unregelmäßigen Hauruckaktionen.

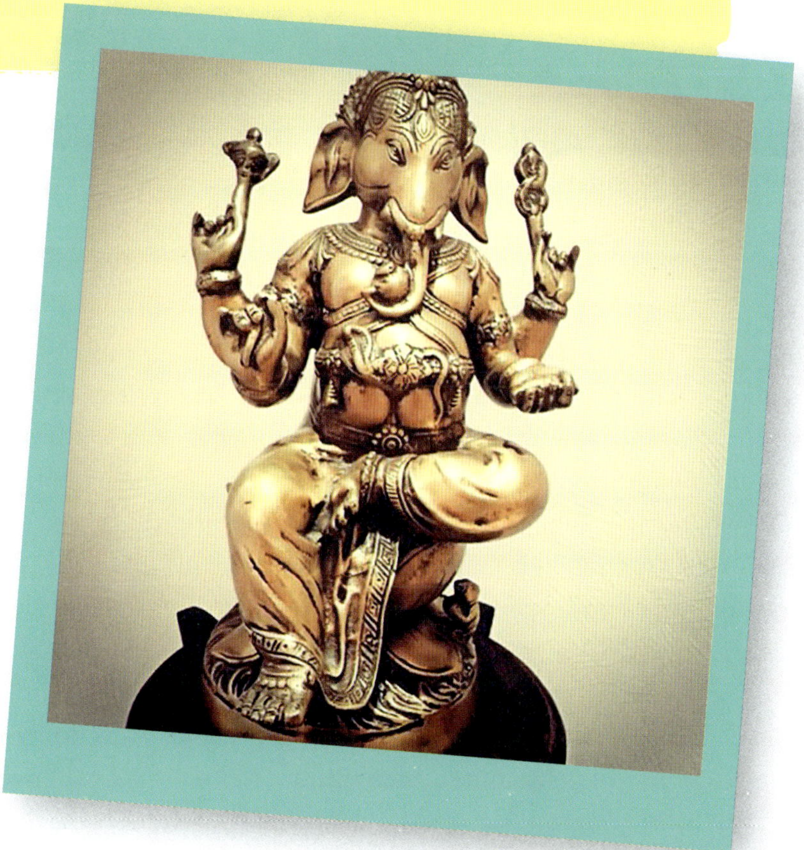

YOGA FÜR ERFOLG UND FÜLLE

Wenn wir Erfolg und Fülle wollen, reicht es nicht, nur eine »Bestellung beim Universum« aufzugeben oder den Wunsch aufzuschreiben und unter das Kopfkissen zu legen. Zuerst müssen wir uns bewusst werden, was wir genau ins Leben bringen wollen. Die Absicht sollte klar sein. Diese Übungen kannst du als Folge oder einzeln nutzen: Sie geben dir genug Zeit, dein Ziel klar und deutlich im Hier und Jetzt zu fühlen. Denk nicht darüber nach, sondern stell dir vor, wie es sich anfühlt, es erreicht zu haben. Spüre, wie sich deine Schwingung anhebt, und halte sie hoch.

Regenerativ üben heißt, Gesundheit und Stärke erlangen. Es sind passive Haltungen, die mit Hilfsmitteln unterstützt werden.

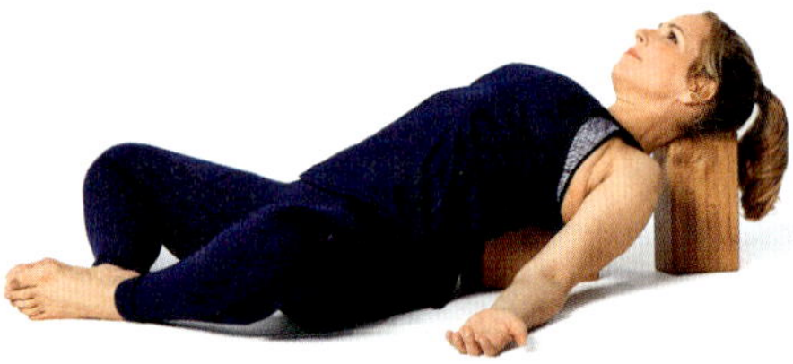

SCHUSTERHALTUNG IM LIEGEN

Setz dich hin, leg die Fußsohlen zehn bis zwanzig Zentimeter vom Becken entfernt zusammen. Leg dich dann auf den Rücken. Vielleicht willst du eine zusammengerollte Decke oder ein kleines Kissen unter Kopf und Nacken legen. Bleib so für fünf bis zehn Minuten und entspanne. Danach heb die Knie nach oben, mach eine kurze Pause, streck die Beine und setz dich auf.

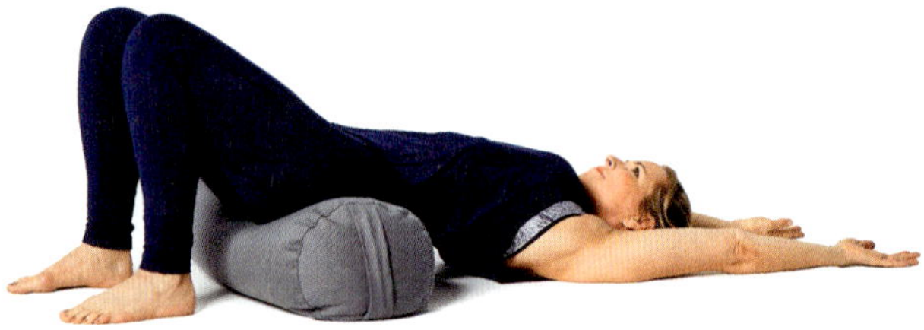

UNTERSTÜTZTE BRÜCKE

Leg dich auf den Rücken, stell die Füße hüftbreit auf. Heb die Hüften und schieb ein Kissen unter das Kreuzbein. Es sollte angenehm sein. Bleib entspannt für fünf bis zehn Minuten. Um die Haltung zu verlassen, heb die Hüften, greif dir das Kissen, leg es beiseite und roll langsam Wirbel für Wirbel in die Rückenlage. Bleib dort noch für fünf tiefe Atemzüge, bis du langsam auf die Seite rollst und dich zum Sitzen aufrichtest.

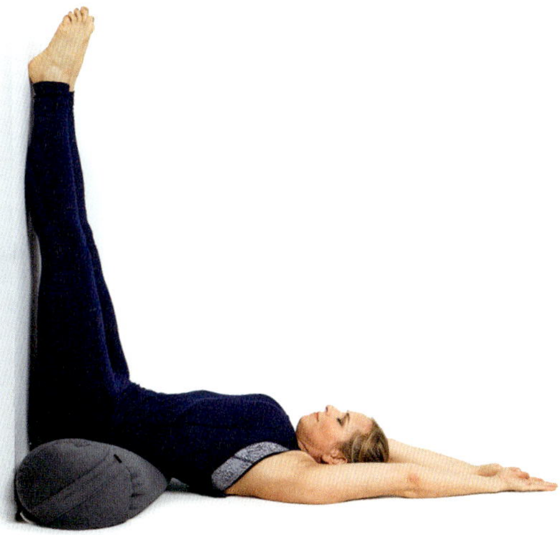

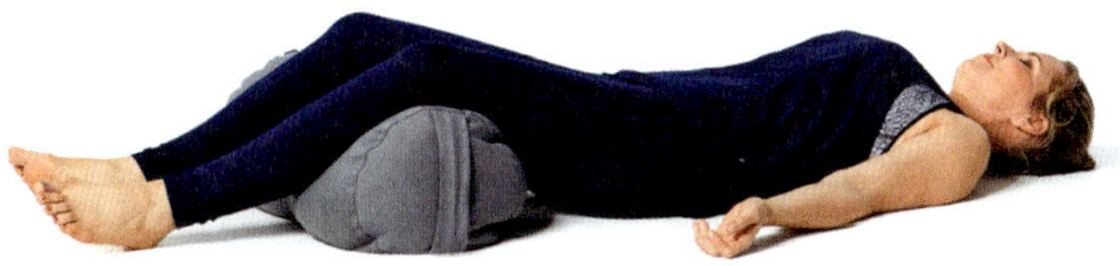

LEICHTE VARIANTE SCHULTERSTAND

Leg dich auf den Rücken und bring das Gesäß so nah wie möglich zu einer Wand, die Beine nach oben. Du solltest die Hüfte mit einem Block oder Kissen stabil abstützen, um den Brustkorb öffnen zu können. Bleib so für fünf bis zehn Minuten. Um die Position zu verlassen, beuge zuerst die Knie, mach eine Pause und roll dann auf die Seite, nimm die Hilfsmittel weg und setz dich auf.

ENTSPANNUNG IN RÜCKENLAGE

Leg dich auf den Rücken, die Beine in einem lockeren Abstand, die Arme etwas weg vom Körper, die Handflächen nach oben. Ein Kissen unter den Knien kann den unteren Rücken entlasten. Schließ die Augen, atme ganz natürlich und komm zur Ruhe. Bleib so für fünf Minuten.

FÜLLE BEMERKEN

Von Bildern des Mangels und Elends sind wir alle viel zu oft umgeben. Schaff dir daher regelmäßig ein Gegengewicht. Mach dir bewusst, wie viel du an Schönem hast und erlebst und wie viel Gutes geschieht. Eine solche Meditation schafft immer mehr Fülle.

MEDITATION DER FÜLLE

Setz dich gerade hin und schließ die Augen. Komm zur Ruhe und lass dann positive Bilder in deinem Kopf entstehen. Vielleicht welche, auf denen Kranke fürsorglich gepflegt und geheilt werden, auf denen reiche Menschen armen Menschen helfen, Obdachlose einen Platz zum Schlafen und etwas Warmes zum Essen erhalten, achtsam mit Tieren umgegangen wird und so weiter.

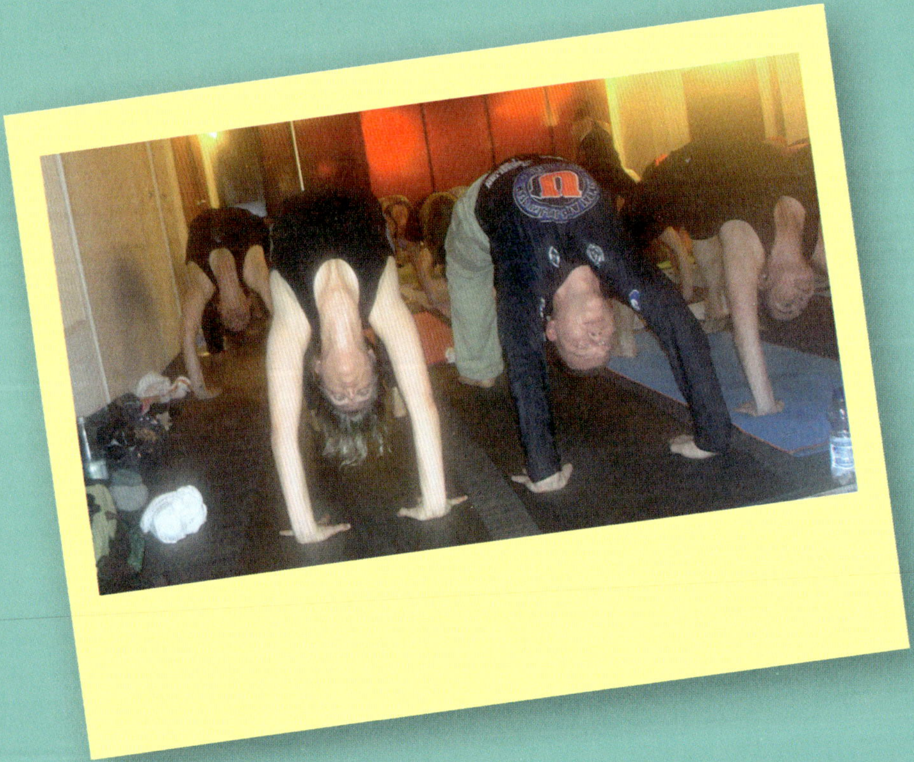

FÜLLEREZEPTE

Ersetze öfter mal Kartoffeln oder Nudeln durch braunen Reis. Er ist eine gute Energiequelle, denn seine Kohlenhydrate werden nur langsam aufgespalten und liefern daher gleichmäßig Energie. Brauner Reis senkt außerdem das Diabetesrisiko und hilft bei Arthritis. Er passt gut zu Gemüse.

BRAUNER REIS

- 1 Tasse Vollkornreis
- 2–3 Tassen Wasser
- Meersalz
- Gomasio (Mix aus Salz und Sesam)

Reis im Salzwasser zum Kochen bringen. Die Hitze reduzieren und für etwa eine Stunde köcheln lassen, bis alles Wasser absorbiert ist. Fünf Minuten stehen lassen, nach Geschmack Gomasio dazugeben (nicht mitkochen).

AYURVEDISCHES FUSSBAD

Für einen festen Stand im Yoga und im Leben ist Stabilität wichtig. Dieses Fußbad versorgt die Füße mit neuer Energie. Der Ingwer wirkt dabei belebend und vertreibt Krankheiten, das Sesamöl stärkt deine Knochen.

Gib frisch geriebenen Ingwer oder Ingwerpulver in eine große Schüssel oder einen Eimer mit warmem Wasser. Massiere warmes Sesamöl in deine Füße und stell sie dann in das Fußbad. Etwa zehn Minuten genießen.

YOGA FÜR SPANNENDE ABENTEUER

Warum wollen wir Abenteuer erleben? Wieso verlassen Menschen ihre Komfortzone, das schöne, warme Zimmer? Warum möchten sie in Bereiche vorstoßen, die ihnen noch unbekannt sind, vollkommen egal, wie alt sie sind? Weil sie sich erleben wollen, Grenzen überwinden, sich weiterentwickeln.

Im Yoga bringen wir unsere Weiterentwicklung tatsächlich voran, und dies körperlich, geistig und seelisch. Um das ganze System in Schwung zu halten, muss man es von Zeit zu Zeit, am besten regelmäßig, stimulieren. Sonst fährt es sich fest – und Stagnation bedeutet Rückschritt. Doch die Vollkasko-Mentalität lähmt uns. Wir sind vermeintlich sicher, aber eben auch unerfüllt. Leere und Langeweile machen sich über die Jahre breit. Deswegen ist es so wichtig, nach draußen zu gehen und neue spannende Dinge zu tun. Abenteuer muss nicht gleich heißen, dass du mit dem Kanu den Amazonas hinunterfährst. Obwohl das schon sehr spannend wäre! Gemeint ist damit vor allem, Dinge zu tun, die dich herausfordern. Das kann auch sein, einfach mal deine Sitznachbarin in der U-Bahn anzusprechen. Oder ein neues Instrument zu lernen und dich mit Menschen zu umgeben, die diese Erfahrung schon gemacht haben. Solche Dinge geben neue Lebenskraft und ungeahnte Perspektiven auf dein Leben. Es hat seinen Grund, warum so viele Menschen beispielsweise den Jakobsweg gehen. Sie unterbrechen die Gewohnheiten und wagen Neues.

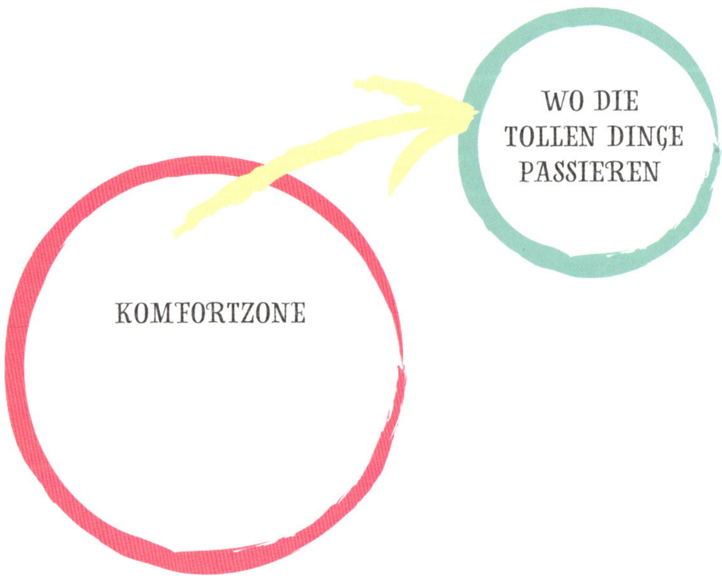

REFERENZERFAHRUNGEN SCHAFFEN

In jeder Sekunde deines Lebens prasseln unglaublich viele Eindrücke (mehrere Millionen, je nach Messmethode) auf dich ein. Dein Alltagsbewusstsein filtert diese, so gut es geht, und sortiert aus, damit du nicht davon erschlagen wirst. Der bewusste Verstand arbeitet mit etwa 40 Sinneseindrücken pro Sekunde. Unser Unterbewusstsein nimmt dann den Rest auf, und zwar mit einem Volumen von bis zu 400 Milliarden Informationsreizen pro Sekunde! Eine unglaubliche Leistung dieses verborgenen Bereiches. Und es zeigt das Verhältnis der beiden Bereiche zueinander. Man versteht auch, dass dieser versteckte Bereich so viel Überflüssiges aufnimmt, wenn wir den ganzen Tag destruktive TV-Sendungen ansehen oder uns mit frustrierten und jammernden Menschen umgeben. Unser System muss dann mit all diesen Energien umgehen – für Weiterentwicklung bleibt da wenig Raum.

Um die wirklich positiv zu fördern, sollten wir andere Wege gehen. Beim Überwinden von eigenen Grenzen nämlich schaffen wir Referenzerfahrungen für unser Unterbewusstsein. Eine Zeit lang war das sehr modern in Managertrainings. Die Teilnehmer mussten dort zum Beispiel über einen Kletterparcours gehen, bei dem die Schwierigkeiten immer weiter zunahmen. Wenn sie es dann geschafft hatten, sollte ihr Unterbewusstsein registriert haben, dass sie eine Herausforderung erfolgreich meistern können. Oder sie mussten nachts einen Orientierungsmarsch gehen. All das sind gute Hilfsmittel, um die inneren Fähigkeiten zu stärken. Wir können Unglaubliches lernen, wenn wir ausreichend und regelmäßig stimuliert werden. Mit Yoga geht das bestens.

ABENTEUER AUF DER MATTE

Im Yoga finden wir diese Herausforderungen bei allen Übungen, die wir noch nicht so richtig hinbekommen. Speziell die Umkehrhaltungen bieten uns Herausforderungen. Dazu gehören Kopfstand, Unterarmstand und Handstand. Diese Positionen lösen oft Ängste aus, man hat Angst, hinzufallen oder blöd auszusehen, wenn man den Handstand doch nicht so leicht und graziös hinbekommt, wie man das von sich erwartet. Aber wie im Managertraining baut man jedes Mal Referenzbeispiele auf, und der Fortschritt geht langsam, aber sicher vonstatten.

Der wichtigste Aspekt ist dabei, dass du es tatsächlich tust. Das Ergebnis ist gar nicht so wichtig. Für dein Leben ist es eher von untergeordneter Bedeutung, ob du tatsächlich einen Handstand frei im Raum kannst. Du bekommst davon weder eine Gehaltserhöhung noch deinen Traumpartner. Der entscheidende Effekt ist, dass du lernst, mit Freude an einer Sache dranzubleiben und zwischenzeitlich auftretende Frustrationen auszuhalten. Es geht um die Art und Weise, wie du die Dinge anpackst. Du lernst, dass regelmäßiges und aktives Handeln irgendwann belohnt wird. Ausdauer und Durchhaltevermögen werden so trainiert.

Im übertragenen Sinne lernt dein ganzes Körper-Geist-Herz-System, dass nur die Tat Gewicht hat. Du richtest deine gesamte Energie auf ein Ziel aus. Und dann setzt du es praktisch um. Diese Haltung richtet deine Gedanken und Handlungen darauf aus, ein Ziel anzuvisieren. Durch deine Taten, und nur durch sie, kannst du in deinem Leben alles erreichen, was du willst.

Also, mach dich auf die Reise, auch wenn du dein Ziel noch gar nicht genau kennst. Heute ist vielleicht der Tag, an den du dich in einem Jahr erinnern wirst. Als den Tag, wo du angefangen hast, deine Träume in die Welt zu bringen. Im Yoga heißt das »Dharana«. Es ist die bewusste Konzentration auf ein Ziel. Im System des achtgliedrigen Pfades des Yoga ist es die sechste Stufe, sie steht vor der Meditation (siehe Seite 12). Es verschwindet die bewusste Anstrengung und alles wird ganz leicht.

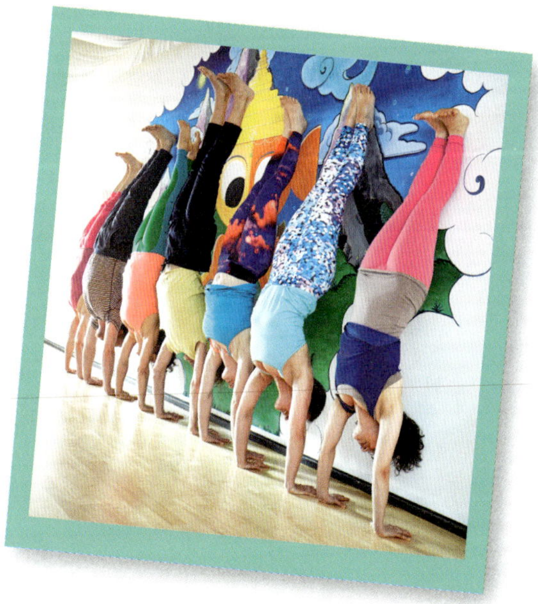

YOGASEQUENZ FÜR SPANNENDE ABENTEUER

Diese Sequenz ist ein einfacher Sonnengruß. Sie ist ein vollständiges Workout, du kannst sie entweder als Aufwärmsequenz nutzen oder allein für beliebig viele Runden ausführen. Die Sequenz macht dich stark und fit für alles, was kommen will. Für ein großes Abenteuer kannst du 108 Runden davon üben. Das schafft eine sehr besondere Referenzerfahrung in dir.

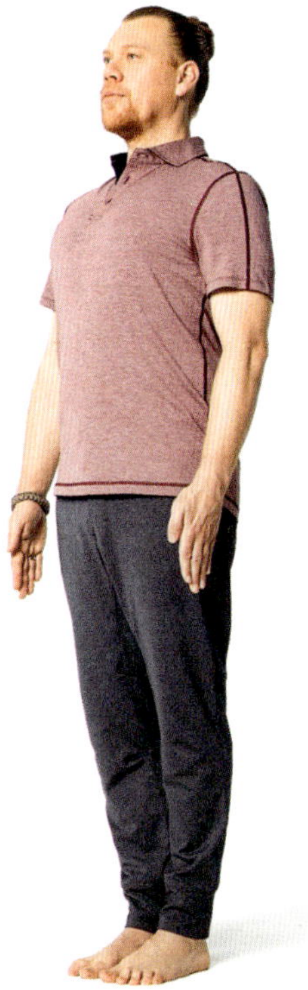

BERGHALTUNG

Stell dich aufrecht hin. Füße zusammen, Kniescheiben leicht angezogen, Becken aufgerichtet. Becken und Brustkorb bewegen sich auseinander. Zieh den unteren Bauch nach innen und oben. Heb das Brustbein und zieh die Schlüsselbeine auseinander. Blick in die Weite. Atme aus.

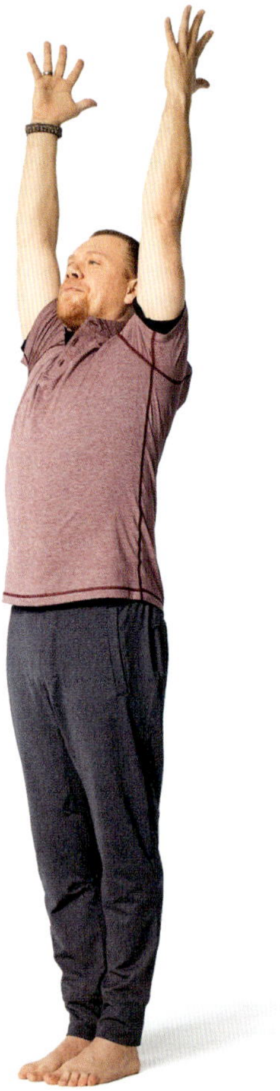

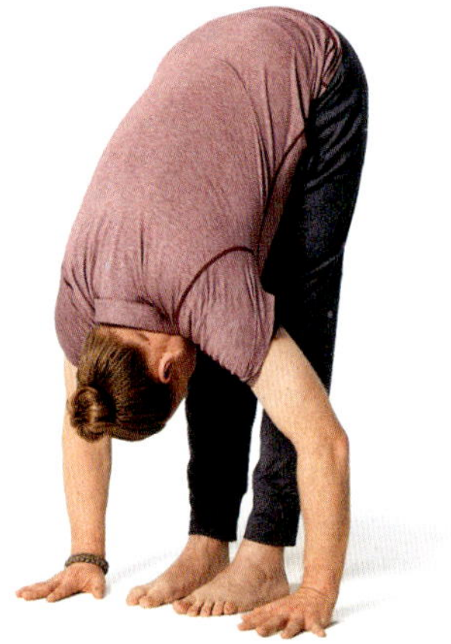

HÄNDE NACH OBEN

Atme ein und streck die Arme weit über den Kopf, Handflächen zueinander. Verlängere die Taille und dehn die Flanken. Versuche, die Decke mit den Fingerspitzen zu berühren.

STEHENDE VORBEUGE

Beuge dich nun mit dem Ausatmen lang nach vorn und unten. Halte die Knie gestreckt. Wenn die Rückseiten deiner Oberschenkel sehr fest sind oder du einen zu starken Zug im unteren Rücken verspürst, beuge leicht die Knie, sodass deine Fingerspitzen oder Hände den Boden berühren können.

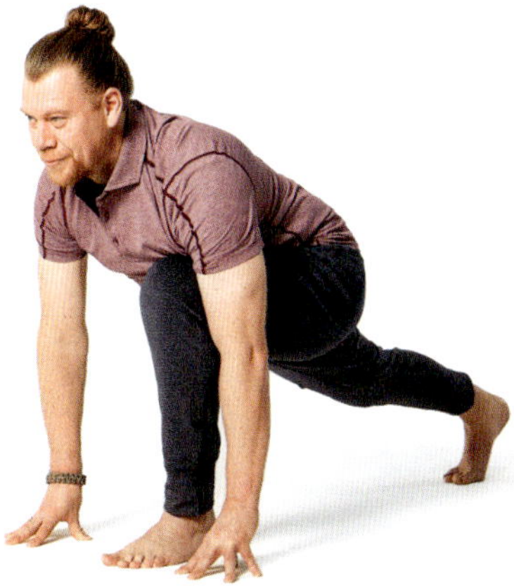

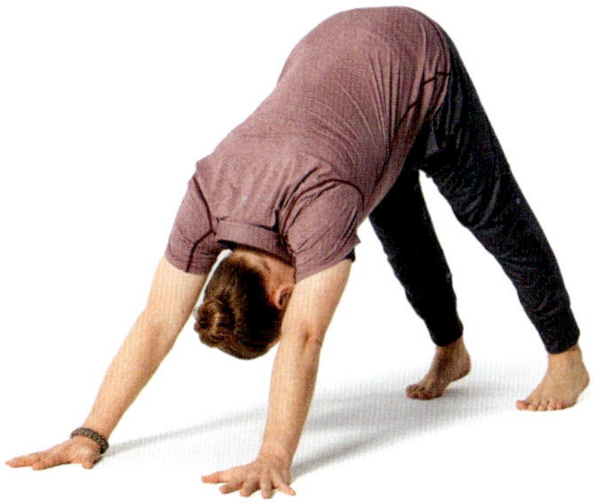

TIEFER AUSFALLSCHRITT

Nimm mit dem Einatmen das rechte Bein lang zurück, Fußballen aufstellen. Beuge das linke Knie und halte die Hände rechts und links vom vorderen Fuß am Boden platziert. Der Blick geht nach vorn.

HERABSCHAUENDER HUND

Atme aus und stell das linke Bein zurück, heb das Gesäß weit nach oben. Der Körper bildet einen rechten Winkel, bei dem das Gewicht gleichmäßig auf Hände und Füße verteilt ist. Drück die Hände fest in den Boden, ziehe das Kinn in Richtung Brustbein, halte den Nacken lang und entspannt.

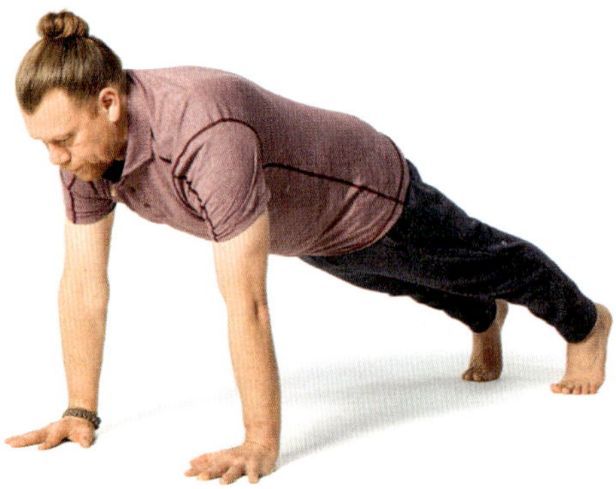

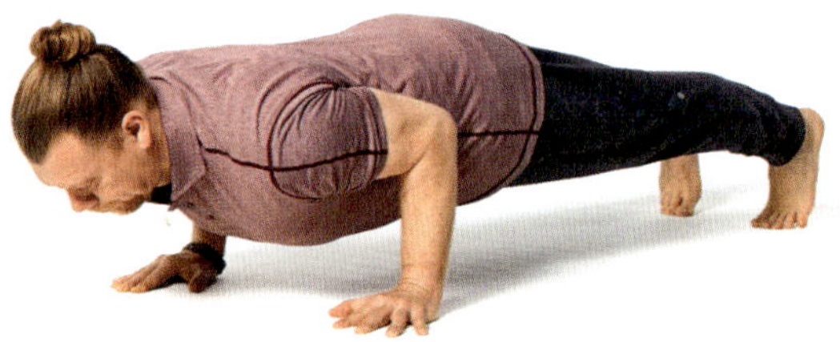

PLANKE

Einatmen, fließe nach vorn in die Planke, die Schultern kommen über die Hände. Zieh die Fersen nach hinten. Streck die Arme, weite den Brustkorb und schau nach vorn. Halte die Bauchmuskeln aktiv, aber nicht verkrampft.

LIEGESTÜTZ

Atme aus, beuge die Ellbogen und senk dich ab, berühre aber nicht den Boden. Der Körper ist in dieser Haltung parallel zur Matte. Rumpf, Beine und Füße sind aktiv. Der Hals ist in einer Linie mit der Wirbelsäule, das Kinn ist angehoben, die Augen sind entspannt, der Blick geht nach vorn oder unten.

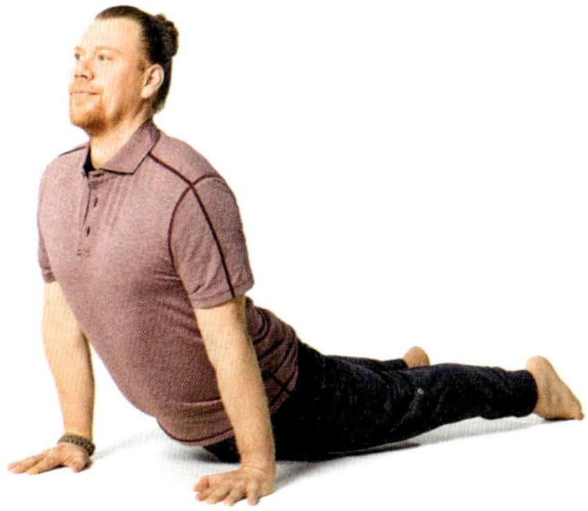

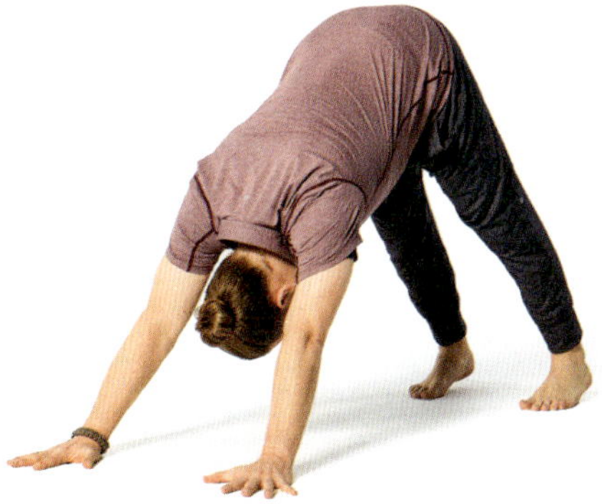

HERAUFSCHAUENDER HUND

Mit der nächsten Einatmung rolle über die Zehen oder klapp die Füße um, sodass der Fußspann auf dem Boden liegt. Drück die Hände fest in den Boden. Streck die Ellbogen, schieb den Brustkorb nach vorn und oben. Gib so viel Anspannung in deine Beine, dass sie sich vom Boden heben. Lediglich die Hände und die Füße berühren den Boden.

HERABSCHAUENDER HUND

Mit der nächsten Ausatmung komm wieder in den herabschauenden Hund. Drück also die Hände fest in den Boden, schieb das Gesäß nach oben, zieh das Kinn Richtung Brustbein, halte den Nacken lang und entspannt. Bleib hier für drei bis fünf Atemzüge.

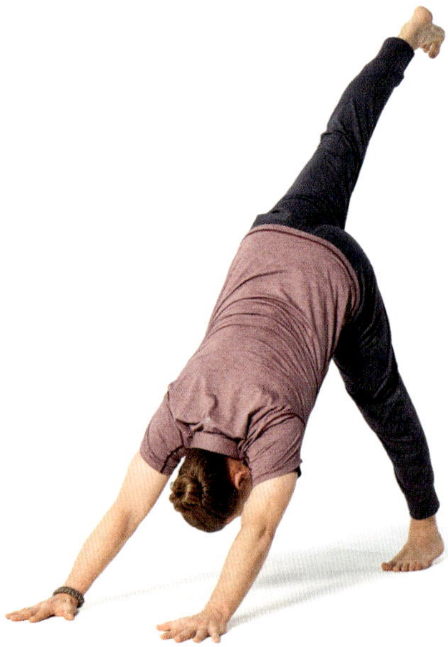

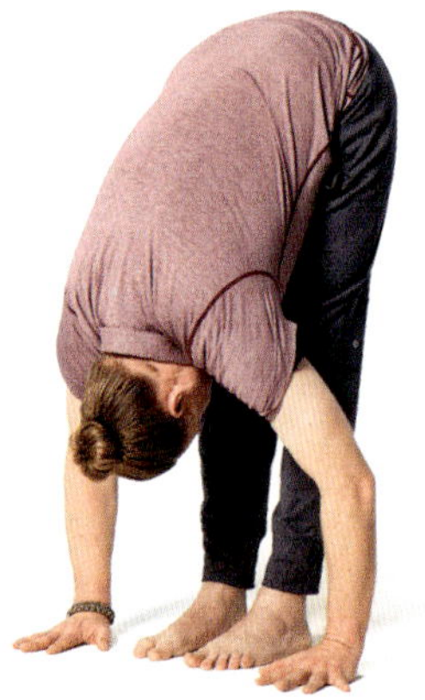

DREIBEINIGER HUND

Mit der folgenden Einatmung heb das rechte Bein hoch in den dreibeinigen Hund.

STEHENDE VORBEUGE

Lass das Bein beim Ausatmen sinken und setz den Fuß an den vorderen Rand der Matte zwischen die Hände. Hol den linken Fuß neben den rechten nach vorn. Halte die Knie gestreckt, zieh die Kniescheiben aktiv nach oben Richtung Becken. Wenn das nicht geht, beuge die Knie so tief, dass deine Fingerspitzen oder Hände den Boden berühren.

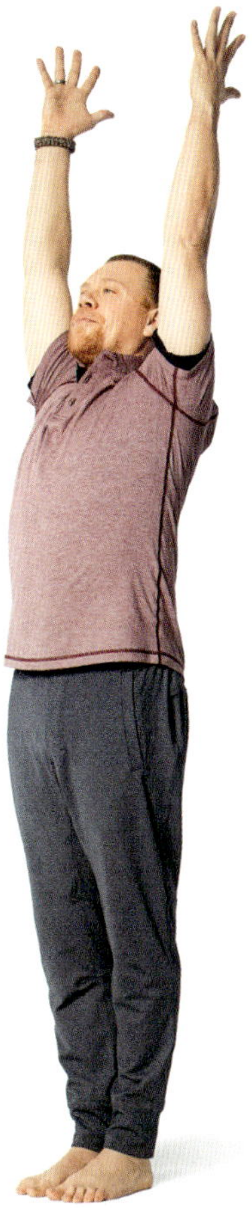

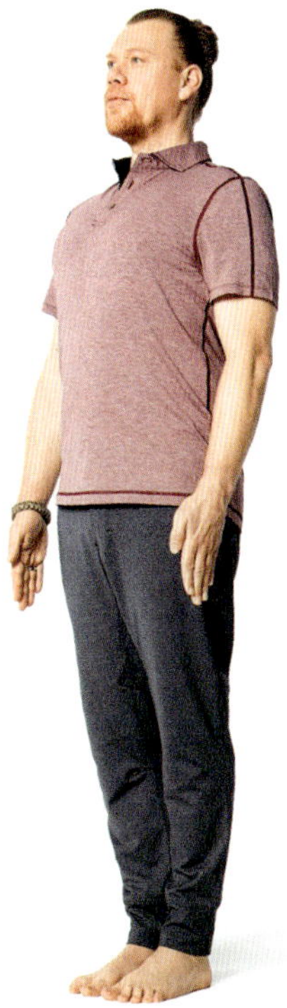

ARME NACH OBEN

Einatmend richtest du dich auf und streckst die Arme nach oben. Mach dich ganz lang und versuche, die Decke mit den Fingerspitzen zu berühren.

BERGHALTUNG

Mit dem Ausatmen gehst du zurück in die Ausgangsposition, die Berghaltung.

Wiederhole die Sequenz nun zur anderen Seite jeweils mit dem linken Bein. Damit ist eine komplette Runde geschafft.

PRAXIS AN DER WAND

Die folgende Sequenz stärkt deine Mitte und gibt dir innere Festigkeit. Im Leben wirst du immer so einige Herausforderungen erleben, und es kommt dabei hauptsächlich darauf an, dass du positiv damit umgehst. In dieser Praxis erzeugst du eine Erfahrung, dass dies möglich ist. Das wird dich innerlich wachsen lassen. Die Stabilität der Wand hilft dir dabei zusätzlich. Diese Sequenz kannst du prima auch mit der vorhergehenden verbinden.

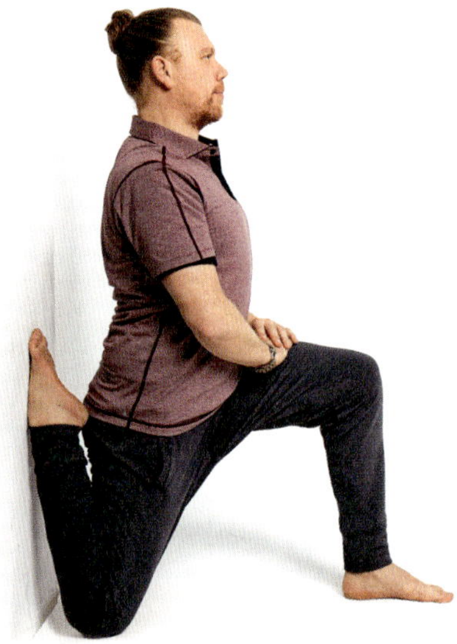

HALBMOND-VARIATION AN DER WAND

Stell das rechte Knie, unterstützt von einer Decke, ganz nah an eine Wand und bring Schienbein und Fußspann nach oben an die Wand. Stell den linken Fuß in einem Ausfallschritt nach vorn, leg die Hände auf das linke Bein. Richte den Oberkörper auf und drück den unteren Rücken in Richtung Wand. Wenn du willst, streck die Arme nach oben. Bleib so für zehn Atemzüge, wechsle dann die Seite.

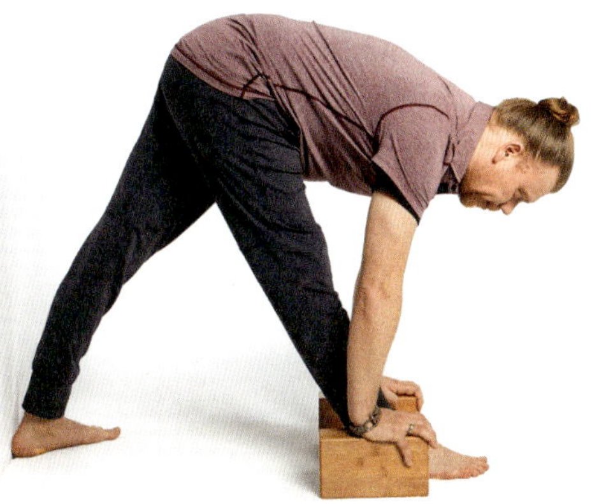

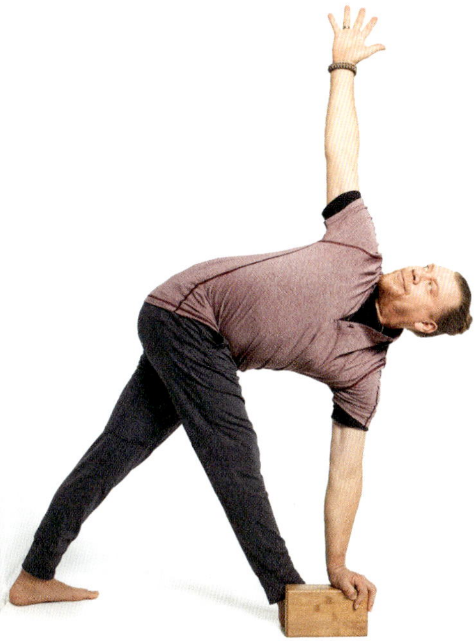

BRUST-BEIN-DEHNUNG

Komm in eine frontale Schrittstellung mit gestreckten Beinen. Der rechte Fuß ist vorn. Beuge den Oberkörper über das rechte Bein nach unten. Platziere die Hände neben den Fuß oder alternativ auf zwei Blöcke rechts und links davon. Die Krone des Kopfes strebt zu den Füßen, das Kinn zum Schienbein. Bleib so für fünf Atemzüge, wechsle dann die Seite.

GEDREHTES DREIECK

Komm wieder in einen Schritt, rechtes Bein vorn. Die linke Ferse drückt an die Wand. Das Becken zeigt nach vorn. Beuge den Oberkörper vor und bring die linke Hand zum rechten Fuß. Der rechte Arm zeigt gerade nach oben, der Blick folgt ihm. Öffne Brustkorb und Achselhöhlen. Kopf und Nacken sind in einer Linie mit der Wirbelsäule. Wenn du Angst vor dem Umfallen spürst, dehn dich weiter aus. Bleib so für fünf Atemzüge und wechsle dann die Seite.

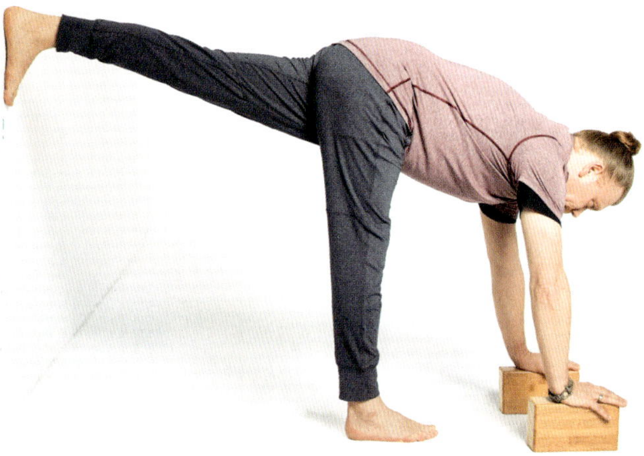

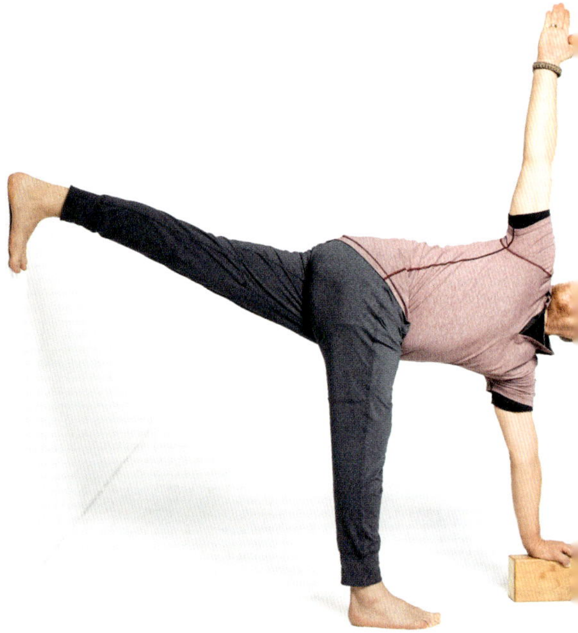

KRIEGER 3 AN DER WAND

Stell dich eine Beinlänge von der Wand weg, der Rücken zeigt zu ihr. Streck dein linkes Bein nach hinten und stell die Fußsohle in Beckenhöhe an die Wand. Der Oberkörper geht nach vorn. Die Hüften sind auf gleicher Höhe. Die Arme liegen an den Seiten des Körpers oder stützen sich auf zwei Blöcken ab. Der Blick geht leicht nach vorn. Halte die Position für drei bis fünf Atemzüge und wechsle dann die Seite.

GEDREHTER HALBMOND

Komm noch einmal in die vorhergehende Position, der linke Fuß ist an der Wand. Bring nun die linke Hand vor dir auf den Boden oder auf einen Block. Streck den rechten Arm gerade nach oben. Der Oberkörper dreht sich dabei auf. Halte für drei bis fünf Atemzüge und wechsle dann die Seite.

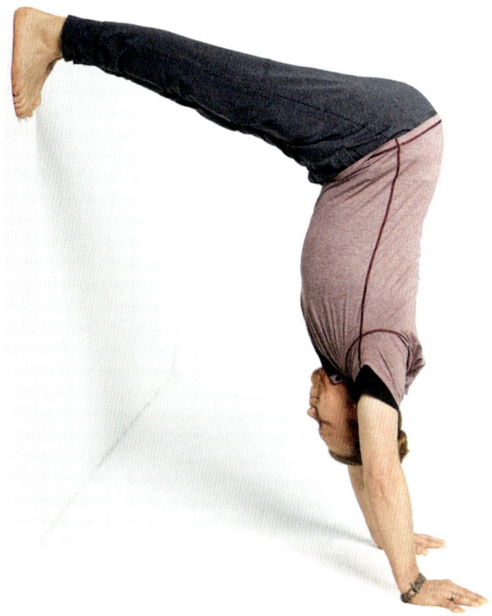

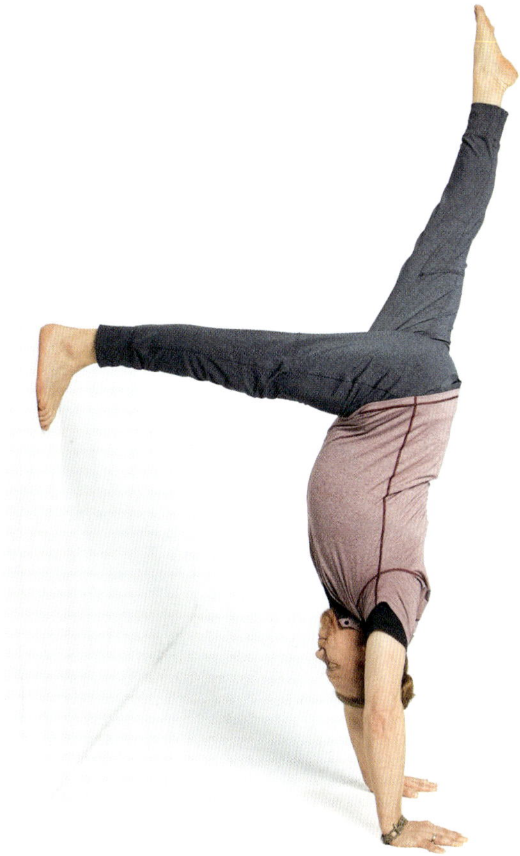

L-FÖRMIGER HANDSTAND

Komm noch einmal in den Krieger 3, der Fuß steht an der Wand. Bring jetzt die Hände schulterbreit und eine Beinlänge vor dir auf den Boden, das Standbein ist dabei leicht gebeugt. Verlagere das Gewicht auf deine Hände und bring den rechten Fuß neben den linken an die Wand. Achte darauf, dass deine Hände nicht zu weit von der Wand entfernt sind und Arme und Oberkörper mit den Beinen ein L bilden. Streck jetzt beide Beine, wenn es dir möglich ist. Bleib so für drei bis fünf Atemzüge.

HANDSTANDVARIATION

Geh in den L-förmigen Handstand und streck das linke Bein nach oben in die Luft. Schau vor dir auf den Boden und spreize die Finger. Drück den Boden aktiv von dir weg und zieh den oberen Fuß zum Schienbein. Bleib so für drei bis fünf Atemzüge, nimm das Bein dann wieder herunter und streck das rechte nach oben.

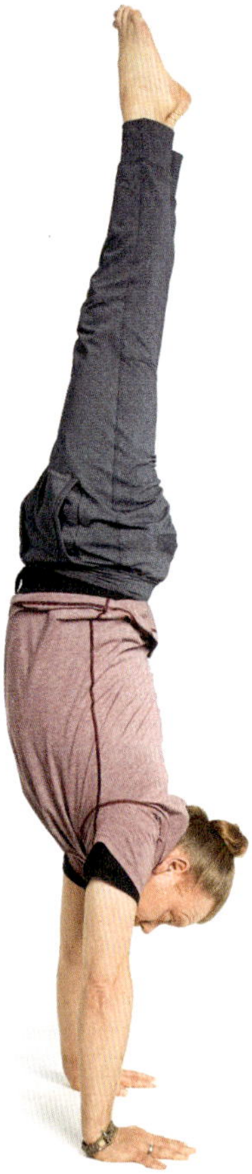

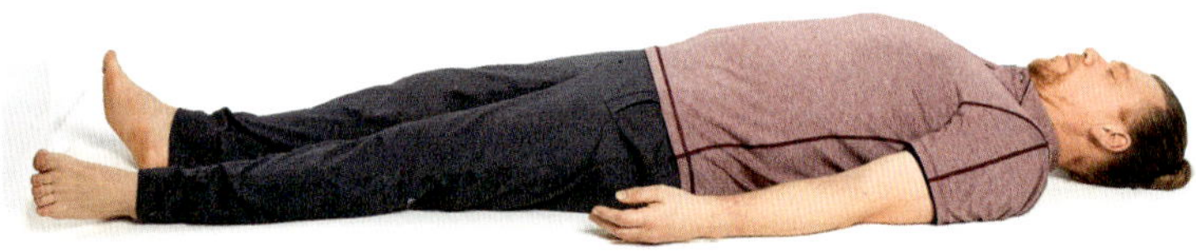

HANDSTAND

Geh erneut in die Handstandvariation und streck dein zweites Bein ebenfalls senkrecht in die Luft. Die Hände sollten eine bewusste Verbindung zur Erde herstellen, sie können etwas ausgedreht werden. Die Fingerspitzen drücken in den Boden. Der Bauchnabel zieht nach innen. Der Kopf ist leicht angehoben, der Blick geht zwischen die Hände oder ist leicht nach vorn gerichtet. Bleib so für drei bis fünf Atemzüge. Komm dann mit der Ausatmung kontrolliert wieder mit den Füßen zum Boden.

ENTSPANNUNG

Leg dich zum Anschluss flach auf den Rücken. Nimm die Arme neben den Körper und öffne die Beine leicht. Lass deinen Atem frei und leicht fließen. Entspanne den ganzen Körper für fünf bis zehn Minuten und genieße das Gefühl der tiefen und erfrischenden inneren Weite.

FREUDE KULTIVIEREN

Wer in der Welt etwa bewirken will, muss irgendwann über die Grenzen von Mein und Dein hinauswachsen. Du bist ein Teil des Ganzen. Wenn du zu sehr auf deinen eigenen Vorteil aus bist, wird sich das in deinem Leben niederschlagen. Leicht und erfolgreich werden Unternehmungen, wenn Menschen einander etwas gönnen. Nutze auch hier deine Abenteuerlust. Sie wird dich an Orte des Zusammenwirkens führen, von deren Existenz du jetzt noch keine Ahnung hast.

In dieser Meditation trainieren wir unseren »geistigen Muskel« der Freude für uns und andere. Im Buddhismus spricht man von der Mit-Freude, wir freuen uns für jemand anderen. Diese Meditation hilft uns dabei, eventuellen Neid und Frustrationen zu transformieren und uns selbst als Teil von allem zu sehen.

Diese Übung ist natürlich leicht, wenn du eine Person visualisierst, die dir sympathisch ist. Wir empfehlen, damit zu beginnen. Je weniger du die Person leiden kannst, desto fordernder wird es. In der anspruchsvollsten Variante wünschst du Menschen Freude, die dich geärgert, betrogen oder dir etwas weggenommen haben. Denk daran, es geht hierbei immer nur um dich: Du willst frei werden und Grenzen überwinden.

MEDITATION DER FREUDE

Setz dich aufrecht und entspannt hin und komm etwas zur Ruhe. Ruf dann einen Menschen vor dein inneres Auge, dem du alles Gute wünschst. Tu es jetzt von Herzen: Wünsch ihm Freude und Glück. Was auch immer für Gefühle dabei aufkommen, bleibe bei deinem Wunsch und nimm wahr, wie sich dein Herz öffnet. Nach etwa fünf Minuten hörst du damit auf und bleibst weitere zwei oder drei Minuten still sitzen.

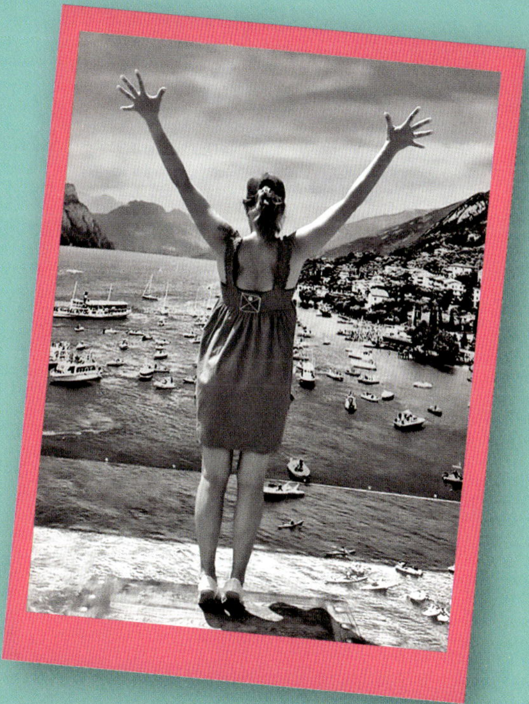

KRAFT AUF NEUEN WEGEN

Verlässt du deine Komfortzone und betrittst du neue Wege, ist das fast immer anstrengend. Damit du alle neu gewonnenen Eindrücke gut verarbeiten kannst und nicht von ihnen erschlagen wirst, empfiehlt sich ab und zu eine Kopfmassage. Du kannst sie selbst bei dir machen. Sie wirkt entspannend und zugleich anregend und zentrierend. Außerdem empfehlen wir dir das Basisrezept für Mandelmilch, damit du auch von innen gestärkt wirst.

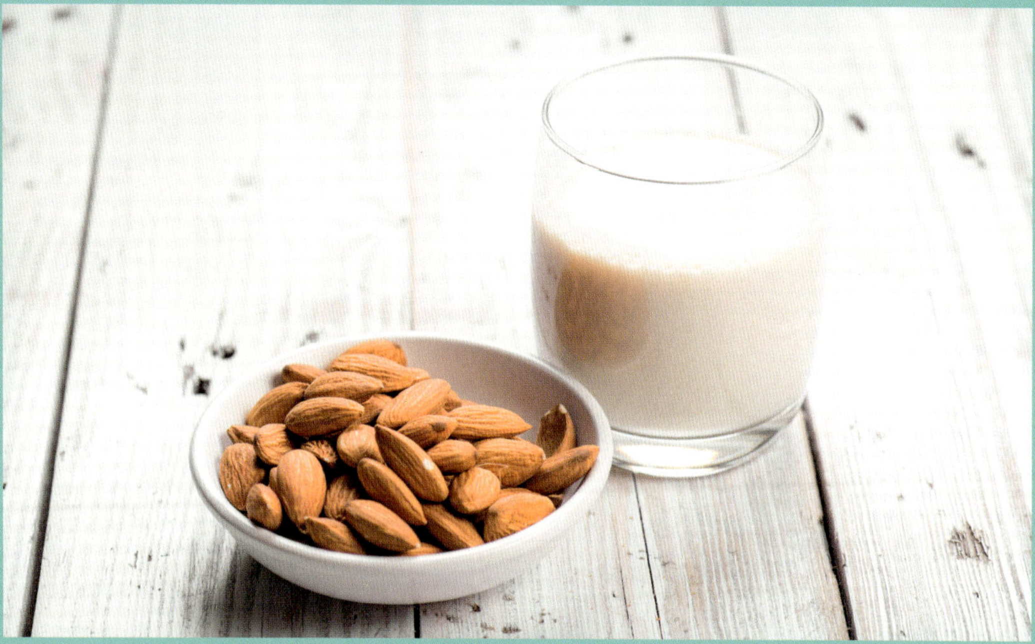

SELBST GEMACHTE MANDELMILCH

Mandeln sind alkalisch und helfen dabei, Säuren im Körper zu neutralisieren. Außerdem liefern sie eine Menge Protein und Kalzium. Das macht dich stark für die Momente, in denen du über deine Grenzen gehen oder eine schwierige Situation überstehen musst. Mandeln helfen auch bei der Osteogenese, dem Knochenaufbau.

Weiche eine Tasse ungeschälte Mandeln über Nacht in Wasser ein. Am nächsten Tag gießt du die Mandeln ab und füllst sie mit drei Tassen frischem Wasser in den Mixer. Mixe so lange, bis eine weiße Flüssigkeit entstanden ist. Durch ein Sieb abseihen und fertig ist die Mandelmilch – für Müsli, Porridge, Smoothies und so weiter.

GESUNDHEITSTIPP: KOPFMASSAGE

Gib etwas kalt gepresstes Sesamöl in eine Tasse und stell sie in eine größere Schüssel mit warmem Wasser, sodass sich das Öl erwärmt.

Setz dich dann entspannt hin, mit einem Handtuch und dem Öl in Griffweite. Reib deine Hände kurz aneinander, damit sie warm werden.

Träufle jetzt etwas Öl auf deinen Haaransatz auf der Stirn. Massiere nun wie beim Haarewaschen massiere nun das Öl mit kreisenden Bewegungen in die Kopfhaut ein, bis hinunter zu den Ohren. Gib etwas Öl auf den höchsten Punkt des Kopfes, den Scheitel. Massiere nun den Oberkopf – genauso sanft oder kräftig, wie es dir guttut. Danach kommt der Hinterkopf dran.

Klopfe anschließend mit beiden Fäusten sanft deinen Kopf ab. Damit erreichst du, dass sich die feinen Muskeln am Kopf entspannen. Wenn du möchtest, setz die Massage mit eingeölten Fingerspitzen im Gesicht fort.

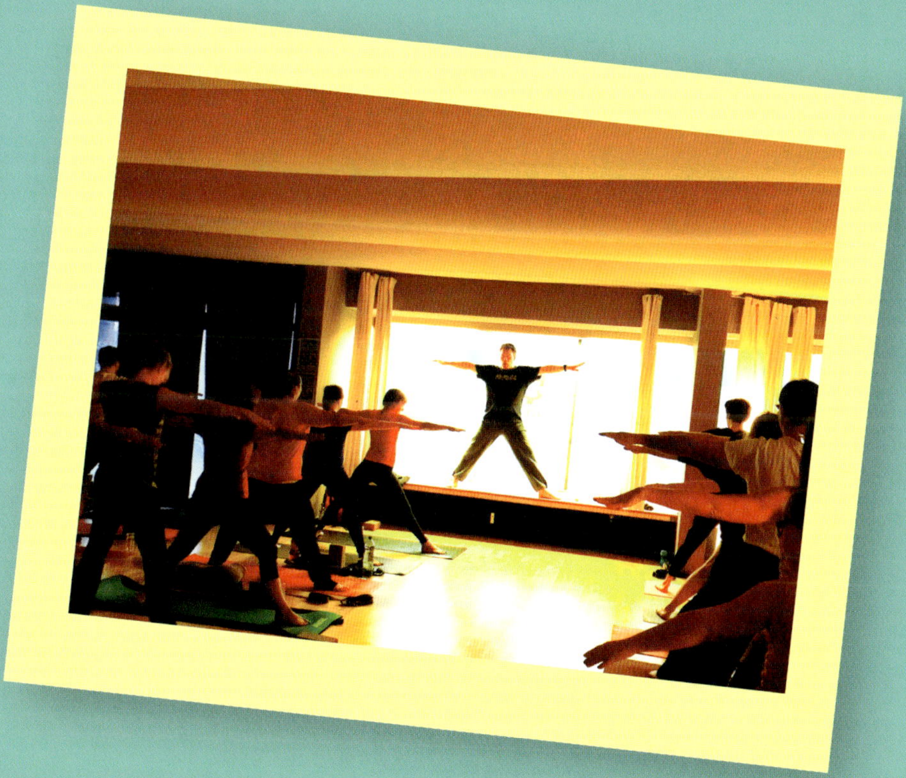

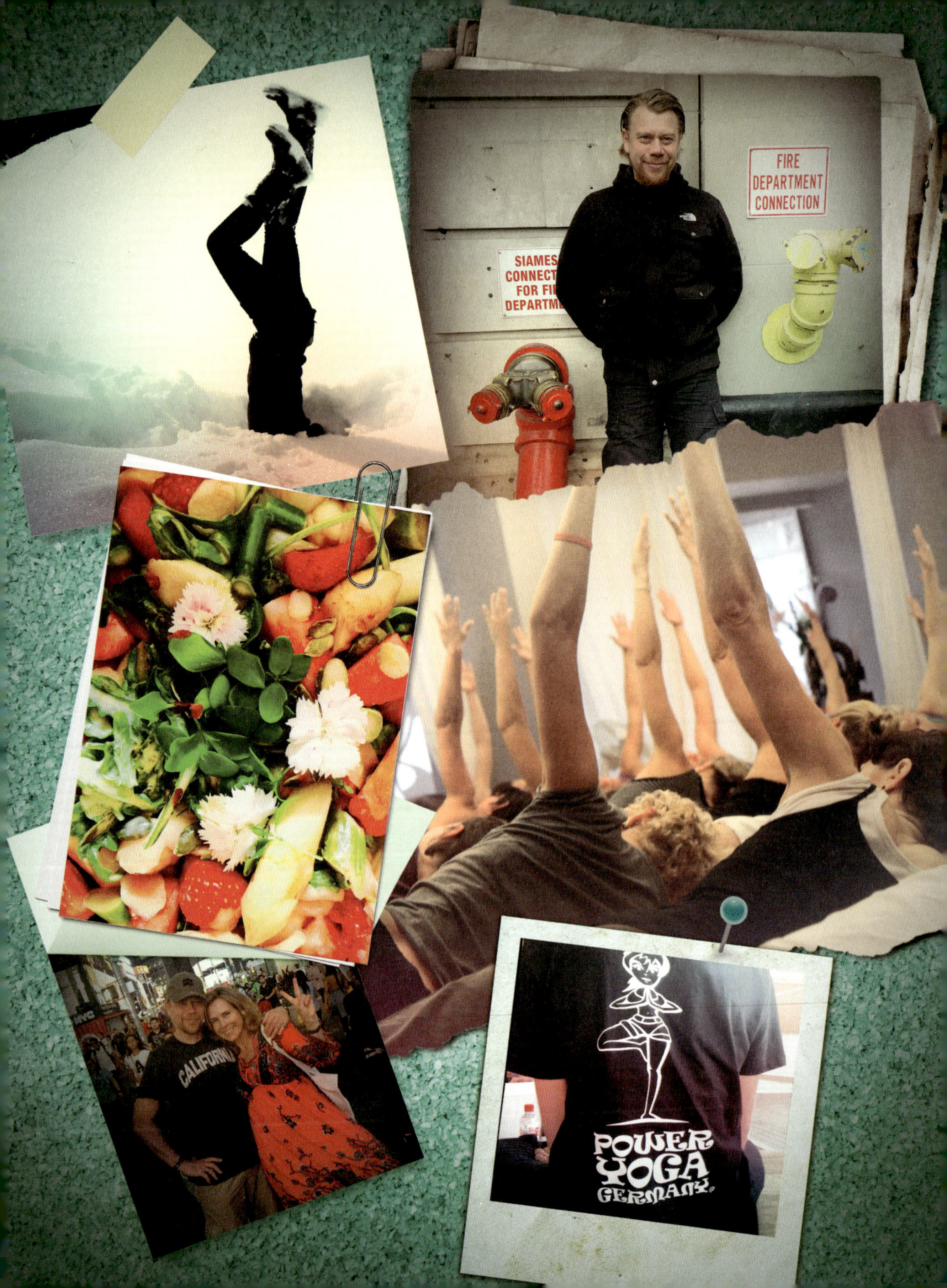
FIRE
DEPARTMENT
CONNECTION
POWER
YOGA
GERMANY

YOGA

UND DEIN

HERZ

Was wäre ein gutes Leben ohne gute Gefühle? Gar nichts. Wir müssen empfinden, dass es uns gut geht, dass unser Leben Sinn hat, dass wir etwas hinbekommen. Genau dabei hilft Yoga ebenfalls. Es macht uns weicher, empfänglicher, spüriger und gerade damit kraftvoller.

YOGA ZUR ERFÜLLUNG DEINER WÜNSCHE

Wunscherfüllung klingt gut. Wir alle möchten gern, dass unsere Wünsche wahr werden. Warum aber klappt das oft nicht? Wegen der äußeren Umstände? Wegen der Wirtschaftskrise, des Ehepartners, des Chefs oder der Konkurrenz im Geschäft? Meist glauben wir, dass die Ursache einer Misere in äußeren Faktoren liegt, nicht in uns. So verbringen wir viel Zeit damit, die äußeren Umstände zu verändern, suchen uns immer neue Beziehungspartner oder Jobs und alles wiederholt sich. Denn so ganz wahr scheint es nicht zu sein.

DU ALLEIN BIST FÜR DEIN LEBEN VERANTWORTLICH

Dein Leben am heutigen Tag ist das Ergebnis deiner Handlungen der ganzen letzten Jahre, die davor vergangen sind. Es ist kein Zufall, dass es so ist, wie es ist. Dein Leben ist kein Produkt der äußeren Umstände. Du hast es so erschaffen. Mit deinen Taten und auch den Dingen, die du unterlassen hast.

Das kann für dich erst mal ein Schock sein, denn das anzuerkennen bedeutet, dass du dich nicht mehr verstecken kannst. Du bist der alleinige Schöpfer deiner Wirklichkeit. Niemand anders. Das zu akzeptieren fällt schwer, vor allem angesichts von sogenannten Schicksalsschlägen. Das Haus brennt ab, es gibt einen Trauerfall in der Familie oder man verliert seinen Job. Das hat man ja wohl kaum selbst kreiert! Wieso also sollte man für so etwas verantwortlich sein? Dieser Einwand stimmt natürlich. Und wir können dazu nur sagen: Es ist der Lauf der Welt, dass alles kommt und geht. Es wird in deinem Leben immer wieder Herausforderungen geben, die du zu meistern hast. Entscheidend ist nicht, dass du sie verhinderst, sondern wie du damit umgehst. Du kannst dich ein Leben lang darüber beklagen, dass du eine schlechte Kindheit hattest. Oder du kannst sie loslassen und vorangehen.

Ununterbrochen erschaffst du dir von innen heraus deine Realität. Du brauchst das gar nicht erst zu lernen. Du tust es jetzt schon, in jeder Minute deines Lebens. Beim sogenannten Manifestieren geht es nicht um irgendetwas Schönes, das man sich mal erschaffen kann, wenn man möchte. Es passiert permanent, meist ohne dass wir uns dessen bewusst sind. Es funktioniert schon das ganze Leben lang. Also, warum dann nicht das erschaffen, was wir uns wünschen?

MANIFESTIEREN LERNEN

Also, ob auf der Arbeit, in der Freizeit, mit Freunden oder der Familie, immer bist du derjenige, der deine Welt kreiert. Deswegen kann mancher noch so schöne Urlaub am weißen Palmenstrand zur Hölle werden und eine Klitzekleinigkeit von einem geliebten Menschen kann dich unfassbar glücklich machen. Dein Leben ist immer ein genaues Abbild deiner Gedanken, mit denen du die Dinge kommentierst, bewertest, erwartest. Auf die Gedanken aber kannst du natürlich Einfluss nehmen.

Der Grund, warum so viele Menschen daran scheitern, sich ein erfülltes Leben aufzubauen, liegt in ihrem Unterbewusstsein. Sie nehmen sich zu Silvester große Dinge vor und halten sie aber nur wenige Tage oder Wochen durch. Warum? Entscheidungen, dieses und jenes anzufangen oder mit etwas aufzuhören, werden vom bewussten Verstand getroffen. Man ist motiviert und beginnt seinen Weg. Der bewusste Verstand ist aber der kleinste Teil in uns. Das Unterbewusstsein hingegen ist riesig, und es beherbergt Mengen von Glaubenssätzen (»Das kannst du nicht«), Verboten (»Das darf man nicht«), Beurteilungen (»Das macht man nicht«) und Erinnerungen (»Das hat schon mal nicht geklappt«). Es ist, einem Thermostat gleich, auf bestimmte Werte und Größen eingestellt. Und an die hält es sich, egal was wir bewusst wollen.

Wenn wir bestimmte Aussagen oft genug gehört haben, wurden sie ins Unterbewusstsein eingebrannt. Das Thermostat sorgt dafür, dass seine Ober- und Untergrenzen nicht über- oder unterschritten werden. So sorgt dein Unterbewusstsein dafür, dass alles so bleibt, wie es ist.

Das aber kannst du ändern. Nimm dir Kinder als Beispiel, sie haben noch kein festgefügtes Bild von sich selbst. Sie leben im Augenblick. Eben noch betrübt sind sie im nächsten Moment schon wieder überschwänglich. Sie kennen noch nicht so viele Begrenzungen, die sie sich irgendwann haben aufdrängen lassen. Sie sind nicht »so und so«, sondern so, wie sie gerade sind. Und das kannst du ebenfalls, wenn du flexibel und offen in deinem Kopf bleibst.

SCHLUSS MIT ZUSCHREIBUNGEN

Streich den Satz »Ich bin ein Mensch, der …« aus deinem Sprachgebrauch. Außer, er geht weiter mit: »… alles kann, was er möchte.«

DEINE VISION VON DIR SELBST

Notier dir hier alle begrenzenden Gedanken und Überzeugungen, die sich in dir festgesetzt haben.

Typisch sind solche Sätze:

→ »Ich kann das nicht!« (zum Beispiel Mathe, zeichnen, gut aussehen, tanzen, kämpfen …)
→ »Ich bin nicht gut genug.«
→ »Ich habe es nicht verdient, dass …«

Schreib hier nun deine Vision von dir auf: Wie willst du sein? Formuliere sie positiv und so konkret wie möglich. Stell dir vor, wie es ist, ohne die begrenzenden Gedanken zu leben, die du oben identifiziert hast. Wer willst du sein? Wer bist du, wenn du all dein Potenzial lebst?

ANZIEHUNGSKRAFT ENTWICKELN

Wie bringst du die Vision von dir nun ins Leben? Letztlich musst du dafür Dinge und Menschen zu dir ziehen, die dich auf deinem Weg weiterbringen. Dafür musst du wissen, was genau du willst. Du hast deine Vision von dir selbst entwickelt, und nun findest du heraus, was das konkrete nächste Ziel ist, zu dem du dich hinbewegen möchtest. Je klarer du dir darüber bist, desto leichter wird es dir fallen, die richtigen Dinge in dein Leben zu ziehen. Sonst ist es ungefähr so, als würdest du auf der Kirmes beim Dosenwerfen den Ball einfach irgendwohin schleudern, anstatt vorher die Dosenpyramide auch anzuvisieren. Du triffst bestimmt irgendwas, aber ob das etwas ist, was deiner Vision entspricht, ist fraglich. Es geht darum, klar zu sein.

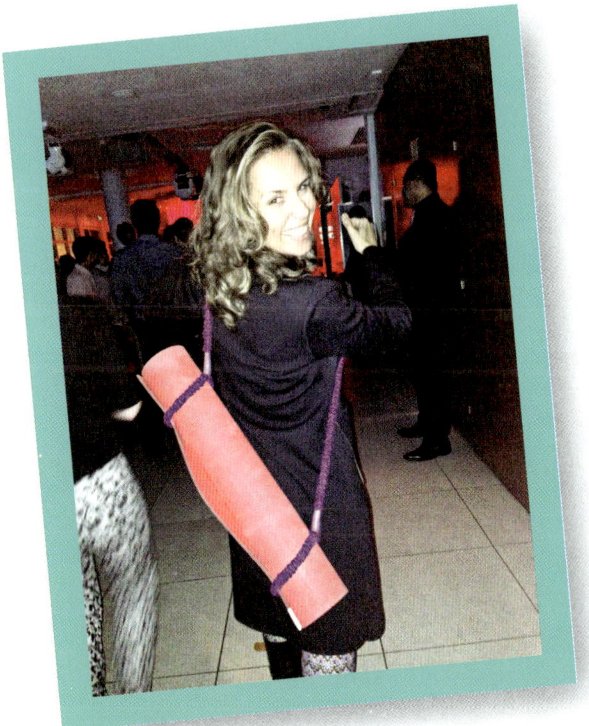

Wir verstecken uns gern hinter der Aussage »Ich weiß es nicht so genau«. So können wir uns selbst etwas vormachen und gemütlich in der Masse untergetaucht bleiben. Es ist jedoch ein falsches Sicherheitsgefühl. Und du bekommst nie, was du wirklich anstrebst.

Wenn du deine Zielvorstellung entwickelt hast und dir immer über den nächsten Schritt klar bist, wird sich viel verändern. Es werden dich Menschen, die es nicht vertragen, wenn jemand eindeutig seinen Weg geht, verlassen. Doch es werden neue kommen. Sie schätzen dich für deine Klarheit und Entschlusskraft.

Du kannst nie wissen, was in zehn Jahren ist, aber über den nächsten Schritt kann du dir klar sein. Auch dann, wenn du noch nicht alle operativen Fragen klären konntest. Das kommt im Laufe des Weges. Geh ihn möglichst entspannt und fröhlich. Auch dabei hilft dir deine Praxis.

SEQUENZ ZUR WUNSCHERFÜLLUNG

In dieser Sequenz stärkst du das Bhakti-Prinzip in deinem Charakter. Bei Bhakti geht es darum, Demut und Hingabe zu kultivieren. Haltungen wie der Demütige Krieger helfen dir dabei. Durch Hingabe und Dankbarkeit entwickelst du eine Einstellung, die dich weich und empfänglich werden lässt, und du verbindest dich mit einem Ziel, das größer ist als du selbst. Nur aus einer solchen Einstellung heraus können sich deine Wünsche wirklich manifestieren. Bist du von Eitelkeit oder rein egoistischen Gedanken angetrieben, wirst du keine Erfüllung finden. Erst wenn du dein Ziel etwas oder jemand anderem gewidmet hast, wird es dir wirkliche Freude bringen. Freunde von uns stellen sich beispielsweise jedes Jahr einer sportlichen Herausforderung und sammeln dafür Spendengelder. Die werden dann einem Waisenhaus übergeben. So ist es vollkommen egal, wie sie im Wettkampf abschneiden, gewonnen haben sie immer.

Die Übungssequenz beginnt mit dem Atem der Freude – der bringt zusätzliche Wohlgefühle in deine Praxis. Das Ein- und Ausatmen, synchronisiert mit der Bewegung, erweckt dein gesamtes körperliches und geistiges System. Es erhöht den Sauerstoffgehalt im Blut, stimuliert das sympathische Nervensystem, lässt mehr Lebensenergie durch alle Körperteile strömen und stimuliert das innere Verdauungsfeuer. Anspannungen und geistige Verkrampfungen werden gelöst. Auch das Festhalten an zu vielen Wünschen, die du am liebsten auf einmal erfüllt hättest, lockert sich. Du wirst entspannter und bist bereits zufrieden.

Falls du unter hohem Blutdruck, Migräne oder erhöhtem Augeninnendruck leidest, solltest du diese Atemübung nicht ausführen. Wenn dir währenddessen schwindelig wird, beende die Übung und praktiziere sie beim nächsten Mal nur so lange, wie es dir damit gut geht.

Wenn du mehr Zeit für deine Übungspraxis hast, mach vor dieser Sequenz ein bis drei Runden Sonnengruß (ab Seite 172) und/oder leg dich zum Abschluss für ein paar Minuten zur Entspannung auf den Rücken. Alternativ kannst du auch mit geschlossenen Augen sitzen und relaxen.

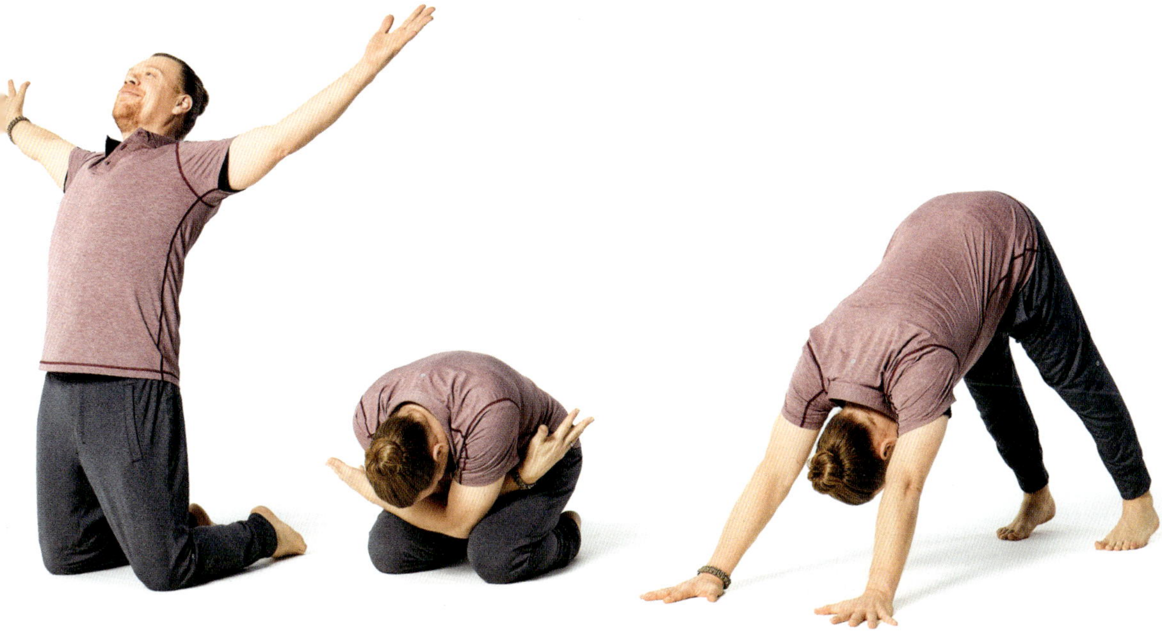

ATEM DER FREUDE

Setz dich in den Fersen- oder Schneidersitz und komm kurz zur Ruhe. Nun durch die Nase tief einatmen, streck dabei die Arme auf Schulterhöhe seitlich und nach hinten. Die Handflächen zeigen nach oben zur Decke.

Ausatmen durch den Mund, beuge dich dabei nach vorn und gib dir selbst eine große Umarmung. Die Hände berühren die Schulterblätter.

Wiederhole dies weitere neunmal. Forciere dabei nicht den Atem, sondern komm einfach in einen gleichmäßigen, friedlich entspannten Rhythmus und beweg dich mit ihm.

Schließe zum Abschluss deine Augen und beobachte, wie es dir geht. Bemerke, wie dein Herz schlägt. Vielleicht spürst du auch ein leichtes Kribbeln in Gesicht, Armen und Händen.

HERABSCHAUENDER HUND

Führe die Hände schulterbreit zu Boden und stell beide Füße hüftbreit auf die Matte. Heb das Gesäß weit nach oben. Der Körper bildet einen rechten Winkel, bei dem das Gewicht gleichmäßig auf Händen und Füßen verteilt ist. Halte den Nacken lang und entspannt. Fünf Atemzüge so bleiben.

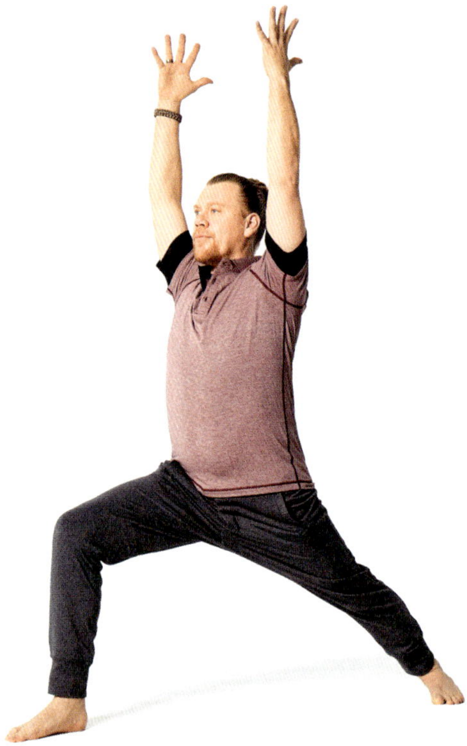

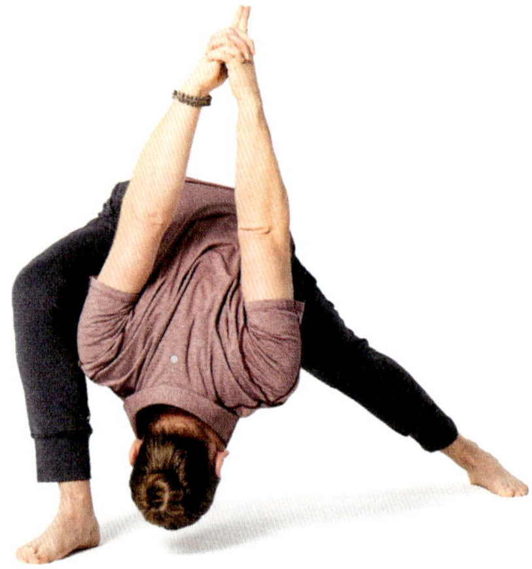

KRIEGER 1

Bring mit dem Einatmen das rechte Bein nach vorn und richte dich auf. Die Füße sind eine Beinlänge auseinander, der vordere Fuß zeigt nach vorn, der hintere ist etwa 15 Grad nach innen gedreht. Die Hüften parallel nach vorn (wie die Scheinwerfer eines Autos). Der vordere Oberschenkel ist parallel zum Boden. Die Wirbelsäule ist aufrecht und leicht nach hinten gebeugt. Die Arme strecken sich neben den Ohren nach oben, Hände in Gebetshaltung. Fünf Atemzüge halten.

DEMÜTIGER KRIEGER

Atme aus und verschränke die Finger hinter dem Kreuzbein. Der hintere Fuß steht in einem Winkel von etwa 45 Grad, die Fußaußenseite presst in den Boden, das vordere Knie steht über dem Fußgelenk. Beuge dich beim Ausatmen mit gestreckten Armen nach vorn. Die rechte Schulter kommt dabei an die Innenseite des vorderen Knies. Achte darauf, dass sich der Oberkörper nicht auf dem vorderen Oberschenkel ausruht. Fünf Atemzüge halten.

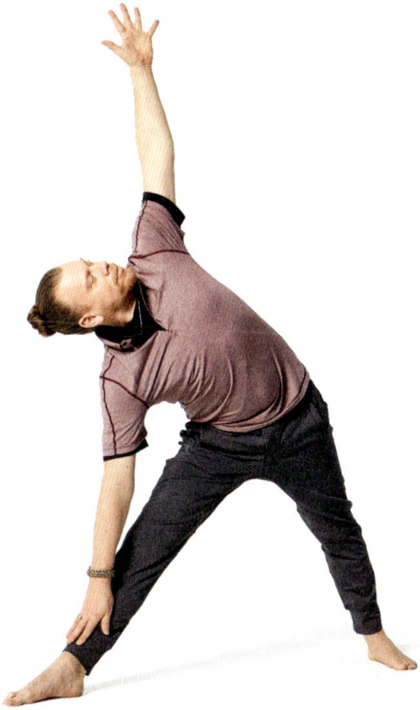

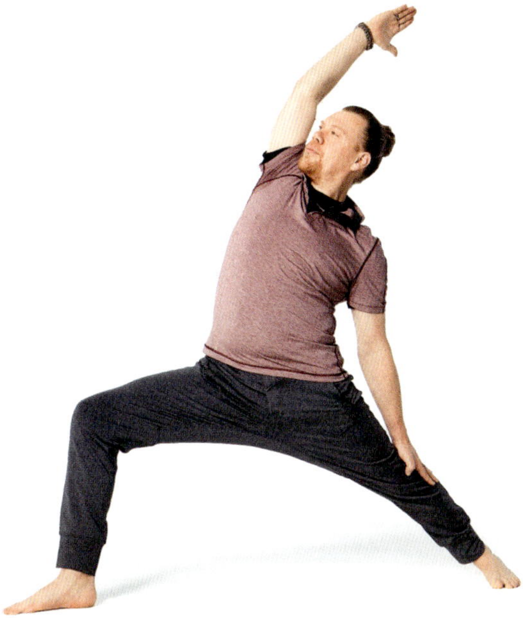

DREIECK

Halte die Füße weiterhin eine Beinlänge auseinander. Streck jetzt das vordere Bein und nimm die Arme auseinander. Die rechte Hand ist am Schienbein (oder am Boden), der linke Arm streckt sich nach oben, sodass sich der Rumpf eindreht. Das Körpergewicht ist gleichmäßig auf beide Füße verteilt. Drei bis fünf Atemzüge halten, richte dich danach mit der Einatmung wieder auf.

FRIEDVOLLER KRIEGER

Beuge jetzt wieder das vordere Bein. Lehn dich mit dem Oberkörper zurück und halte dabei Beine und Füße stabil auf der Matte. Die vordere Flanke streckt sich in die Länge, während die hintere Hand auf dem hinteren Bein ruht. Streck den vorderen Arm hoch und zurück, der Blick folgt. Kurz halten.

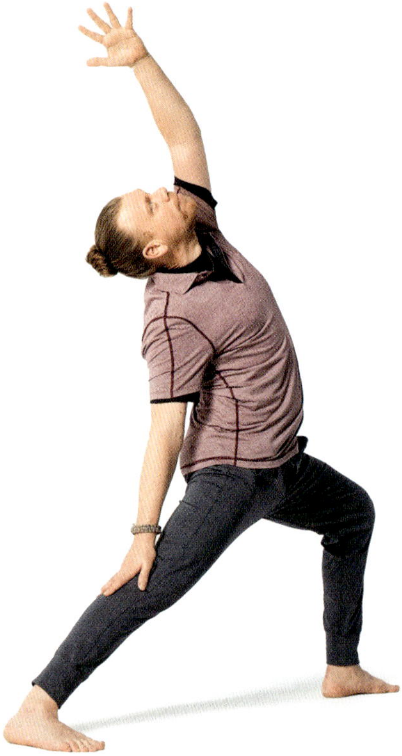

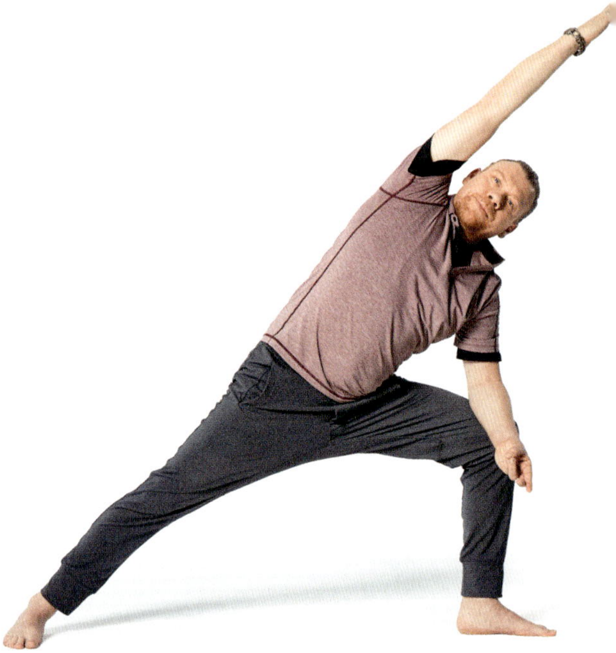

FRIEDVOLLER KRIEGER, GEDREHT

Mit der nächsten Einatmung dreh dich um 180 Grad in die gleiche Haltung, nun schaust du in die andere Richtung. Halte auch hier für einen Atemzug.

GESTRECKTER SEITWINKEL

Mit der folgenden Ausatmung richte dich auf und führe die linke Hand an die Innenseite des linken Fußes (alternativ Ellbogen auf den Oberschenkel legen). Streck den rechten Arm in die Länge nach vorn und oben, in die Verlängerung der rechten Flanke. Das linke Bein bleibt gebeugt. Bleib auch hier für drei bis fünf Atemzüge. Mit einem Einatmen richte den Oberkörper dann wieder auf.

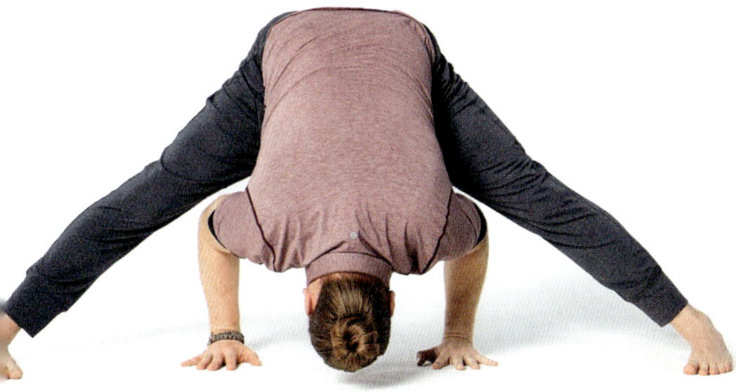

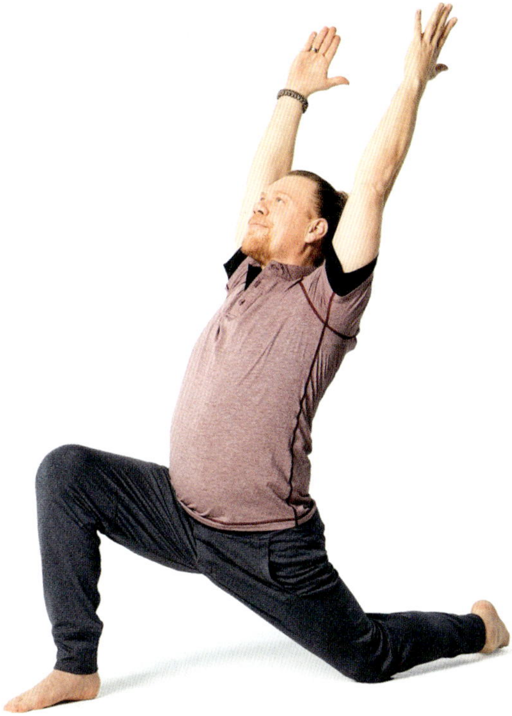

VORBEUGE IN DER GRÄTSCHE

Streck das linke Bein und dreh dich nach rechts in eine weite Grätsche. Die Füße sind leicht einwärts gedreht. Mit dem Ausatmen beuge, dich nach vorn und bring die Hände zum Boden. Der Kopf hängt entspannt nach unten, der Nacken ist lang. Bleib hier für drei bis fünf Atemzüge.

HALBMOND-VARIATION

Atme ein, dreh den rechten Fuß wieder nach vorn und komm mit dem linken Fuß auf die Zehenballen. Das linke Bein bleibt gebeugt, setz das Knie auf den Boden. Richte den Oberkörper auf und streck die Arme nach oben. Halte die Position für drei bis fünf Atemzüge.

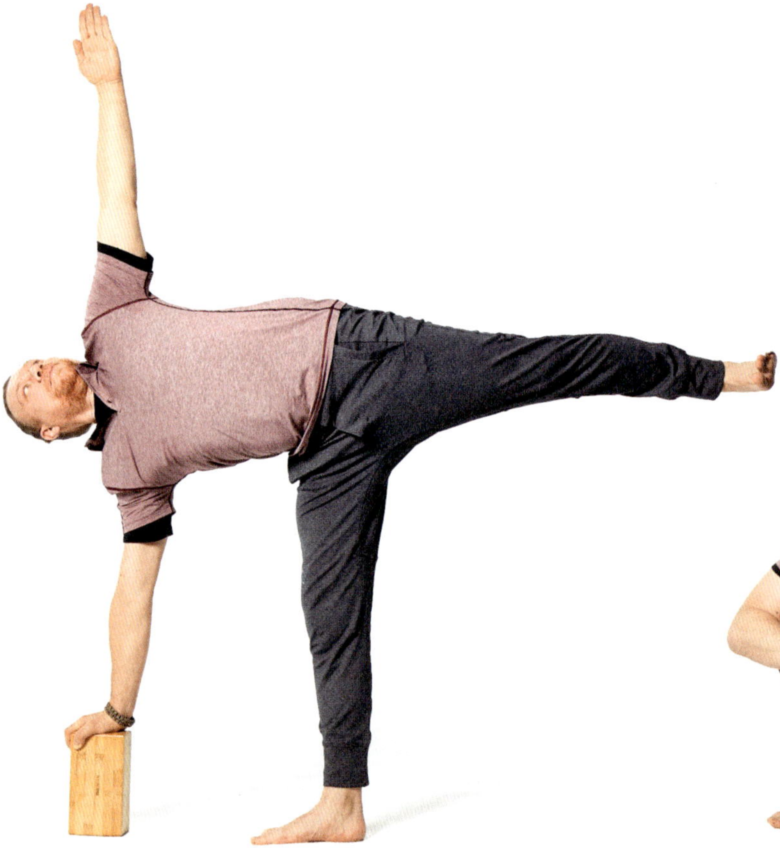

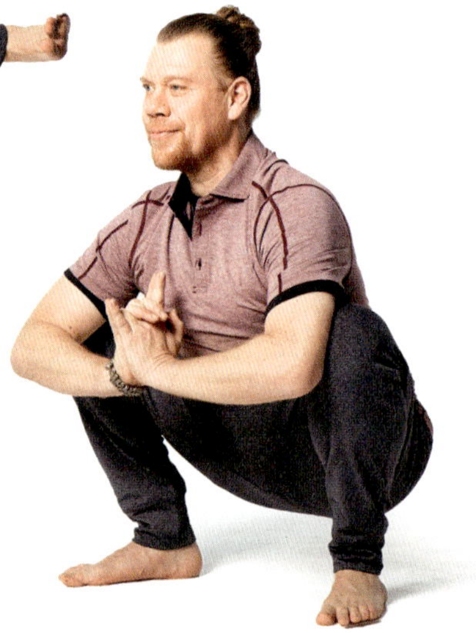

HALBMOND

Mit der nächsten Einatmung streck den rechten Arm und den gesamten Oberkörper nach vorn. Heb den hinteren Fuß vom Boden, öffne die Hüfte zur linken Seite und platziere die ausgestreckte Hand auf einem Block oder auf dem Boden vor dem rechten Fuß. Nach drei bis fünf Atemzügen beweg den Block oder die Hand direkt unter die rechte Schulter. Verlagere dein Gewicht auf das rechte Bein und die rechte Hand. Mit der nächsten Einatmung streck das rechte Bein und heb das linke Bein parallel zum Boden. Dreh die Brust nach links und streck den Arm gerade nach oben. Fünf Atemzüge halten.

HOCKE

Geh in die Hocke, die Fußsohlen bleiben am Boden. Bring die Füße so dicht wie möglich zusammen. Beuge den Oberkörper nach vorn zwischen die Beine. Die Hände sind in Gebetshaltung und die Ellbogen an den Innenseiten der Knie. Für drei bis fünf Atemzüge halten.

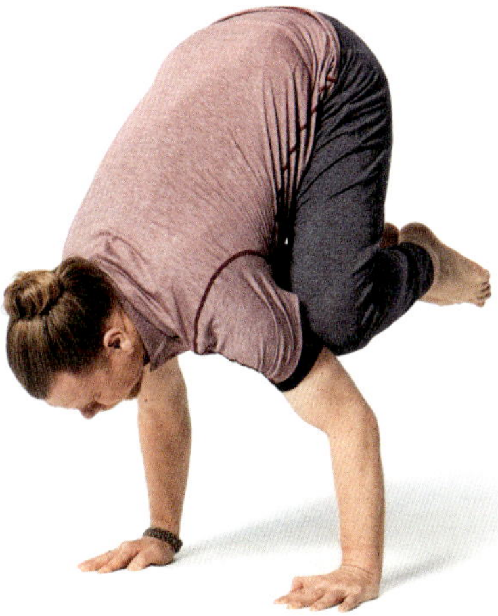

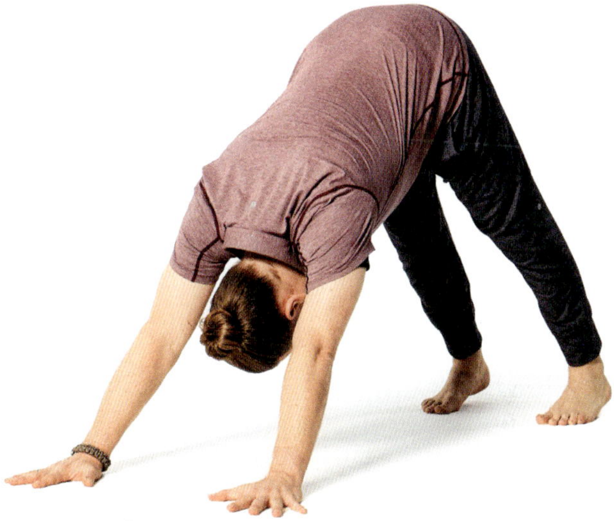

KRÄHE

Platziere die Hände schulterbreit auf die Matte. Beuge die Ellbogen nach außen. Führe die Knie zu den Oberarmen. Heb den Kopf, Blick nach vorn. Heb die Füße zum Gesäß und komm – leicht wie ein Vogel – in diese Armbalance. Möglichst fünf Atemzüge halten.

HERABSCHAUENDER HUND

Spring mit dem Ausatmen noch einmal in den herabschauenden Hund.

Wiederhole die Sequenz zur anderen Seite.

SÜSSE REZEPTIDEE

Mit diesem Dessert verwöhnst du dein Herz. Jeder braucht ab und zu etwas Süßes. Der Kakao hat eine stimmungsaufhellende Wirkung und die Vanille hilft bei Stimmungsschwankungen. Diese Mousse ist super köstlich, ohne dass sie dich schwer und schläfrig macht. Und natürlich kommt sie ganz ohne raffinierten Zucker aus. Für vier Personen.

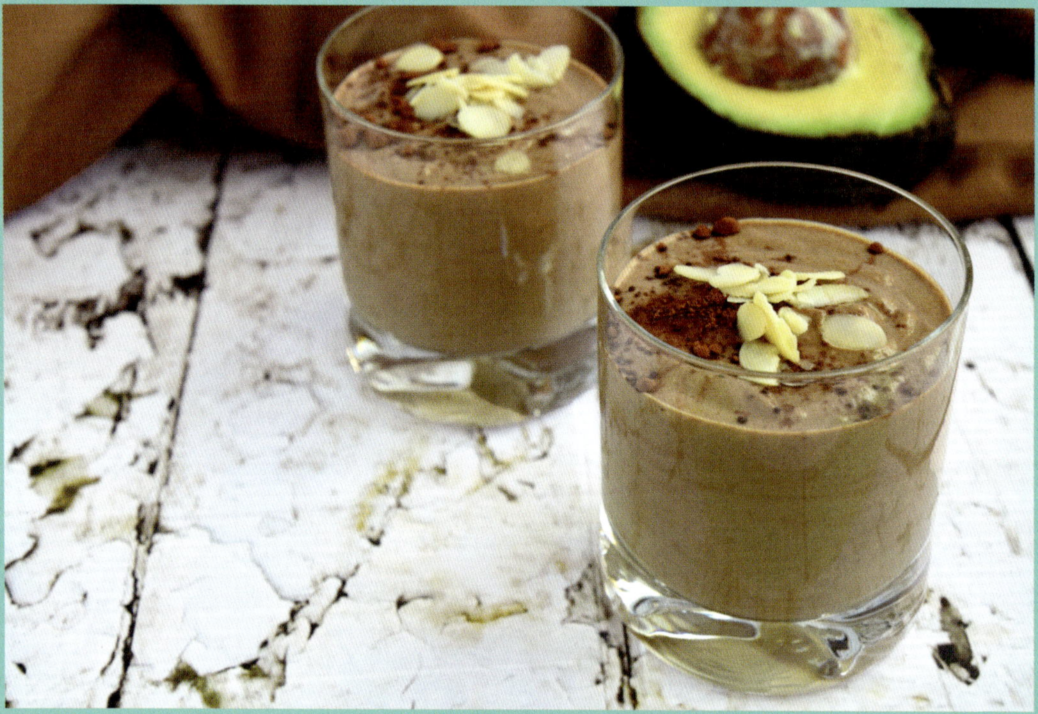

SCHOKOLADEN-AVOCADO-MOUSSE

- 4 Avocados
- 1 Tasse ungesüßtes Kakaopulver
- ½ Tasse Agavensirup
- 1 TL Vanilleextrakt

Misch alle Zutaten im Mixer, bis sie cremig sind. Am besten gekühlt servieren.

YOGA FÜR SELBSTVERTRAUEN UND SELBSTBEWUSSTSEIN

Im Yoga und im Leben erfahren wir immer wieder aufs Neue Grenzen. Eine Asana mag uns partout nicht gelingen oder ein lästiges Problem will einfach nicht verschwinden. Um nicht den Mut zu verlieren, ist dann eine Eigenschaft namens Resilienz wichtig. Es ist eine Art körperlicher, aber auch psychischer Widerstandskraft. Sie bezeichnet unsere Fähigkeit, mit Krisen umzugehen und immer wieder aufzustehen, wenn wir umgefallen sind. Ungefähr so wie das Stehaufmännchen aus unserer Kindheit. Wenn wir eine stark ausgeprägte Resilienz haben, ist es leichter für uns, auf die Berge und Täler im Leben zu reagieren. Resilienz repräsentiert einen großen Teil unserer inneren Stärke. Das Rezept, um sie aufzubauen, heißt Selbstdisziplin und ein häufiges Verlassen der Komfortzone. Wenn du die folgenden Dinge regelmäßig übst, wirst du deine innere Stärke wirksam (wieder-)aufbauen können.

1. ÜBERNIMM VERANTWORTUNG

Wenn etwas sehr gut gelaufen ist, aber auch wenn etwas schiefging, dann schätze deinen Anteil daran ehrlich ein und übernimm die volle Verantwortung dafür. Nimm Applaus genauso entgegen wie berechtigte Kritik. Das führt im Erfolgsfall dazu, dass du dich auch feiern lassen kannst und Erfolge nicht runterspielst. Und im negativen Fall lernst du, deine Mitverantwortung auch tatsächlich zu akzeptieren und dafür geradezustehen.

2. VERLASS DIE OPFERROLLE

Menschen mit innerer Stärke lassen sich nicht in die Opferrolle drängen. Sie suchen aktiv Wege aus einem Dilemma. So stärken sie ihre Selbstwirksamkeit. Die erlernst du am besten im Sturm. Bei gutem Wetter stehen alle gern am Steuerrad, aber wenn dir der Sturm ins Gesicht peitscht, dann zeigt sich, aus welchem Holz du geschnitzt bist. Es ist leicht, sich vorzunehmen, seine Ernährungsgewohnheiten zu verändern, während man sich gerade den Bauch vollschlägt. Was zählt, ist nur, was man tut, wenn man Heißhunger hat.

SOFORT WEITERGEHEN

Dirk ist bei seiner Ausbildung zum Gleitschirmpiloten einmal in eine Hochspannungsleitung geflogen. Bei seinem siebten Flug. Er musste aufwendig geborgen werden und hat sich nichts weiter getan. Trotzdem ist er eine halbe Stunde nach seiner Bergung direkt weitergeflogen. Nur dadurch ist es ihm gelungen, diese Tätigkeit weiter auszuführen. Wenn er eine zu lange Pause gemacht und übermäßig problematisiert hätte, was alles hätte passieren können, wäre das nicht möglich gewesen. So hat er das einzig Richtige getan: weitermachen.

3. SUCHE OPTIMISTISCH NACH EINER LÖSUNG

Wenn eine Krise da ist, suche nach positiven Auswegen und fokussiere deinen Geist nicht auf das Negative. In allem, was uns schlecht erscheint, ist immer auch etwas Positives. Nehmen wir an, du bist eher ein Getriebener, du arbeitest zu hart, bist hektisch und ungeduldig. Deine Kollegen und Mitmenschen nehmen dich als Antreiber wahr und fühlen sich schnell eingeschüchtert. Das ist vielleicht nicht so schön, vor allem, wenn du eigentlich geliebt werden möchtest. Das Positive aber ist, dass du mit deiner Art Dinge bewegst und voranbringst. Du schaffst Resultate. So gibt es in allem Schwierigen etwas Gutes.

4. KÄMPFE NUR, WENN ES NÖTIG IST

Innere Stärke entsteht nicht aus Verspannung und Verkrampfung. Wenn wir uns einen Panzer zulegen, werden wir dann, wenn er auseinanderbricht, umso mehr leiden. Das, was uns resilienter macht, ist das Gegenteil: Beweglichkeit und Anpassung. Im Aikido gibt es ein grundsätzliches Prinzip, einem Angriff zu begegnen: Wir stellen uns nicht in den Weg oder blocken einen Schlag oder Tritt ab. Das wäre eine Auseinandersetzung Kraft gegen Kraft. Wirksamer ist es, der Attacke auszuweichen und die Energie des Partners weiterzuführen. Das sieht von außen so aus, als würde der Angegriffene gar nicht kämpfen. Und genauso ist es auch. Er nimmt die Angriffsenergie auf und führt sie dann ins Leere. Dieses Prinzip heißt auf Japanisch »Tenkan«.

Viele Menschen kämpfen mit allem und jedem. Stell dir vor, du fährst mit dem Auto auf einer bergigen Straße. Und plötzlich, nach einer Kurve, hat es einen Steinschlag gegeben und ein zwanzig Tonnen schwerer Felsbrocken liegt auf der Fahrbahn. Würdest du jetzt aussteigen und ein paar Mal auf den Stein einprügeln und ihn anbrüllen? Dieser Kampf wäre vergebens. Du wendest das Auto, fährst zurück und suchst einen anderen Weg. Viele Menschen aber verbringen ungezählte Stunden damit, auf den Felsbrocken einzuschlagen. So erfahren sie nur wenig Selbstwirksamkeit.

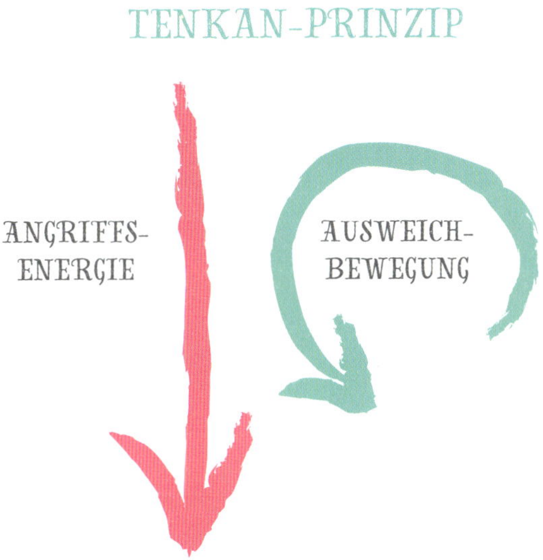

ZURÜCK ZUM KERN

Was hat es nun mit der Selbstdisziplin auf sich? Hast du sie, wenn du hart und fleißig arbeitest? Nicht unbedingt. Innere Stärke erlangst du nur, wenn dein Tun auch im Einklang mit deinen innersten Werten steht. Man könnte sagen: Wenn es deine Seele nährt. Deine Intention ist dafür das entscheidende Kriterium. Richte deine Mühen also immer so aus, dass deine inneren Werte gestärkt werden. Nutze die Praxis, die wir dir hier vorschlagen, oder deine eigenen Übungen dazu, deine Selbstdisziplin für ein erfülltes Leben zu trainieren. Selbstentfaltung ist kein Abarbeiten von Dingen – im Bewusstsein eines begrenzten Energievorrats. Im Gegenteil: Sie ist leicht und kreiert ständig neue Energie. Wenn du dich selbst entfaltest, wird es ganz einfach, denn du erschließt dir neue Energievorräte, von denen du zuvor noch gar nichts gewusst hast.

SONNE UND FEUER GRÜSSEN

Diese Sequenz produziert Hitze im Körper und regt das Verdauungsfeuer (Agni) und das Sonnengeflecht an. Sie stimuliert nicht nur das erste, sondern auch das dritte Chakra. Hier sitzt das Selbstbewusstsein. Ärger und Frust, die sich hier gern sammeln, können durch die Übungen losgelassen werden. Was nicht mehr benötigt wird, wird durch Agni verbrannt – eine effektive Entgiftung. Das Selbstvertrauen wird gestärkt, und du kannst dich von Schuldgefühlen befreien, die dich in einer Opferrolle festhalten.

Denk daran: Jeder Mensch – auch du – gibt in jedem Moment nach seinen Kräften sein Bestes. Es gibt also keinen Grund für Schuld und Groll.

Beende die Übungsreihe am besten mit einer kurzen Entspannung auf dem Rücken. Mach alternativ eine kurze Meditation im Sitzen.

KRAFT IM SOLARPLEXUS

Diese Region unseres Körpers strahlt, in ihr brennt Feuer. Diese Energie brauchen wir, um dauerhaft mit dem Leben zu interagieren. Wenn wir uns daraus zurückziehen und uns abkapseln, entziehen wir dem Feuer den Sauerstoff und es erlischt. Ein gelegentlicher und temporärer Rückzug ist zwar zu empfehlen, aber dauerhaft entzieht er unserem Leben den Brennstoff. Wir müssen Dinge ausprobieren und erfahren, damit der Funke unseres Lebens immer wieder angefacht wird. Vor allen Dingen im Umgang mit unseren Mitmenschen können wir immer weiter wachsen.

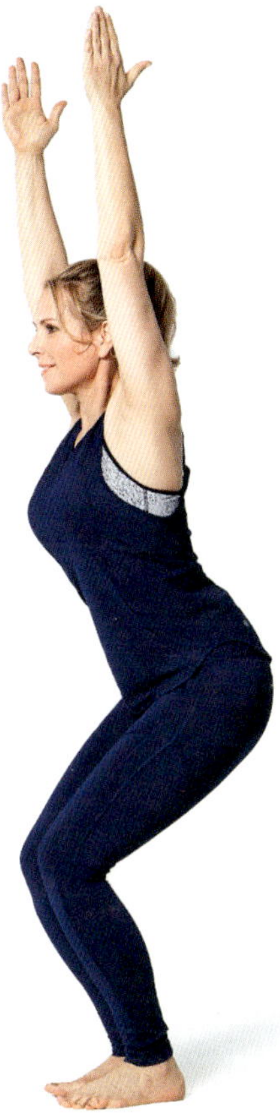

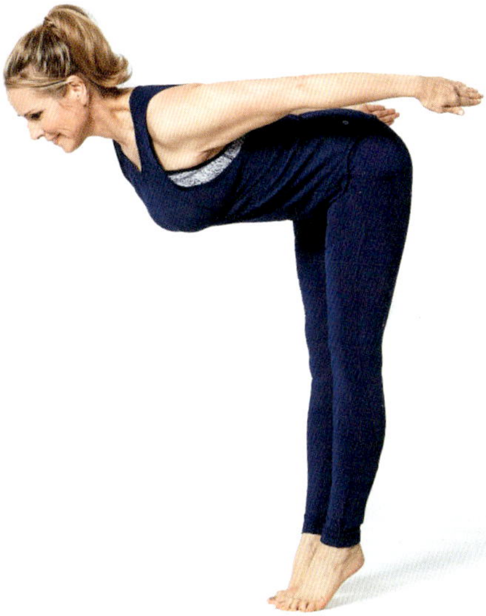

MACHTVOLLE HALTUNG

Stell dich aufrecht hin, Füße parallel, spreize die Zehen und beuge die Knie tief über die Knöchel. Halte die Knie auf gleicher Höhe und press die Oberschenkel fest zusammen. Das Steißbein zieht nach unten, der Bauch bewegt sich nach innen und oben. Heb den Brustkorb an und beuge den Oberkörper etwas nach vorn. Arme nach oben, Handflächen zusammen. Blick nach oben. Bleib so für fünf Atemzüge.

VARIATION DER VORBEUGE

Mit dem Ausatmen beuge dich nach vorn, heb die Fersen vom Boden, streck die Beine. Die Arme gehen weit zurück nach hinten, das Kinn weit nach vorn. Halte die Position für fünf Atemzüge.

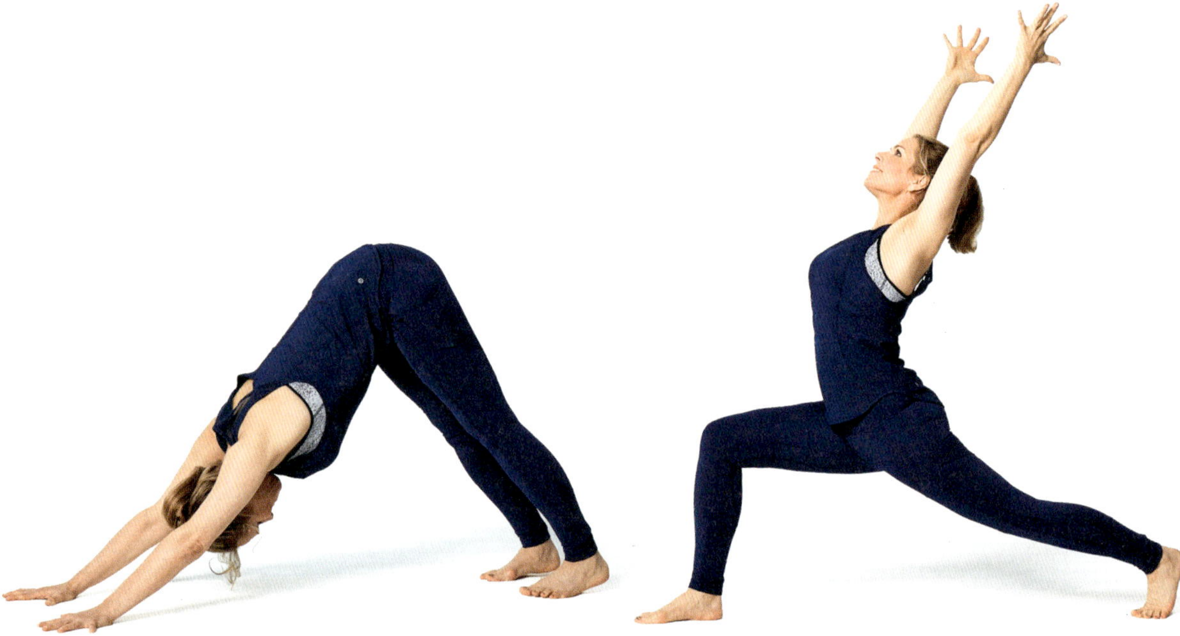

HERABSCHAUENDER HUND

Führe die Hände nun schulterbreit zum Boden und stell beide Füße hüftbreit auf die Matte – du kannst auch zurückspringen. Heb das Gesäß weit nach oben. Der Körper bildet einen rechten Winkel, bei dem das Gewicht gleichmäßig auf Hände und Füße verteilt ist. Halte den Nacken lang und entspannt. Fünf Atemzüge so bleiben.

HOHER AUSFALLSCHRITT

Nimm mit dem Einatmen das rechte Bein weit nach vorn und richte den Oberkörper auf. Die hintere Ferse bleibt in der Luft, die Zehenballen drücken fest in den Boden. Bring das vordere Knie direkt über das Fußgelenk. Heb den Brustkorb und zieh die Schulterblätter nach unten. Die Arme strecken sich gerade nach oben. Bleib so für drei bis fünf Atemzüge.

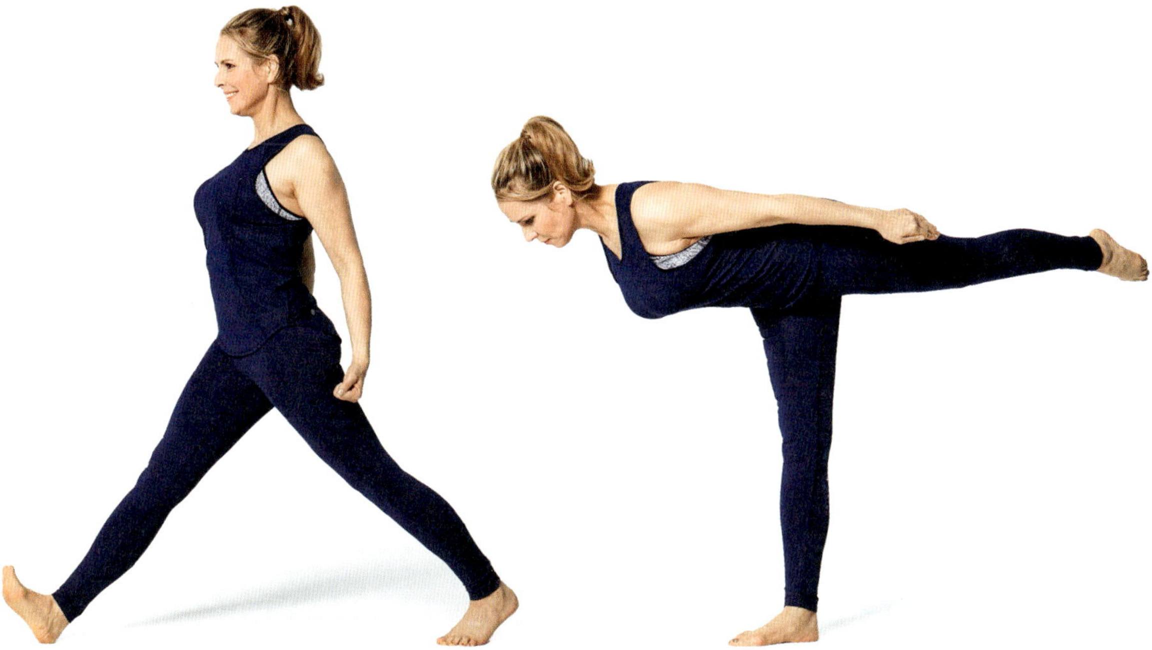

AUSFALLSCHRITT, VARIATION

Stütz mit der nächsten Ausatmung die Hände in die Taille. Streck das vordere Bein und komm auf die Ferse. Die Ferse des hinteren Fußes schwebt weiterhin in der Luft. Balanciere so auf deinen Füßen, das Becken zeigt gerade nach vorn. Atme ruhig drei- bis fünfmal ein und aus.

KRIEGER 3

Stell die Füße parallel. Beim Einatmen linkes Bein gestreckt nach hinten anheben, der Oberkörper geht dabei nach vorn, parallel zum Boden. Beide Hüften sollten auf gleicher Höhe sein. Die Arme sind an der Seite des Rumpfes. Der Blick geht nach vorn oder unten. Fünfmal gleichmäßig ein- und ausatmen.

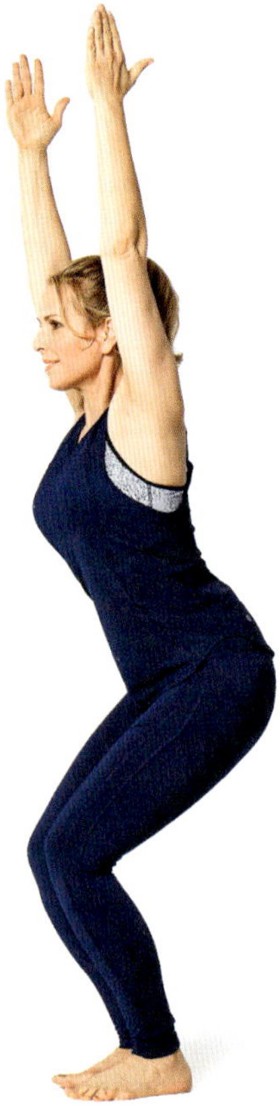

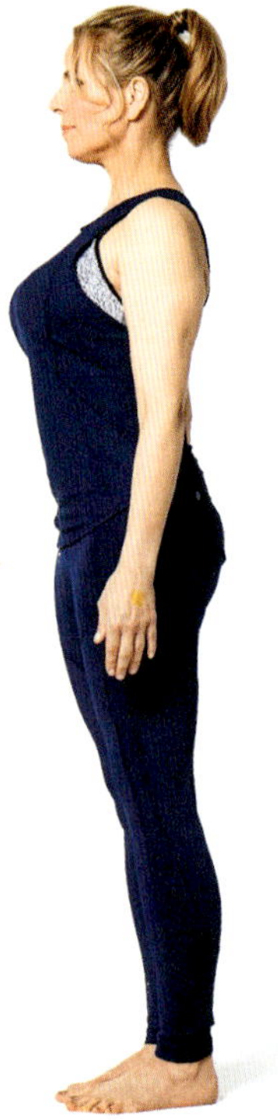

MACHTVOLLE HALTUNG

Komm erneut für fünf Atemzüge in die Haltung vom Beginn der Sequenz: Füße parallel, Knie tief gebeugt.

BERGHALTUNG

Stell dich aufrecht hin und blick entspannt in die Weite. Nimm so fünf tiefe Atemzüge.

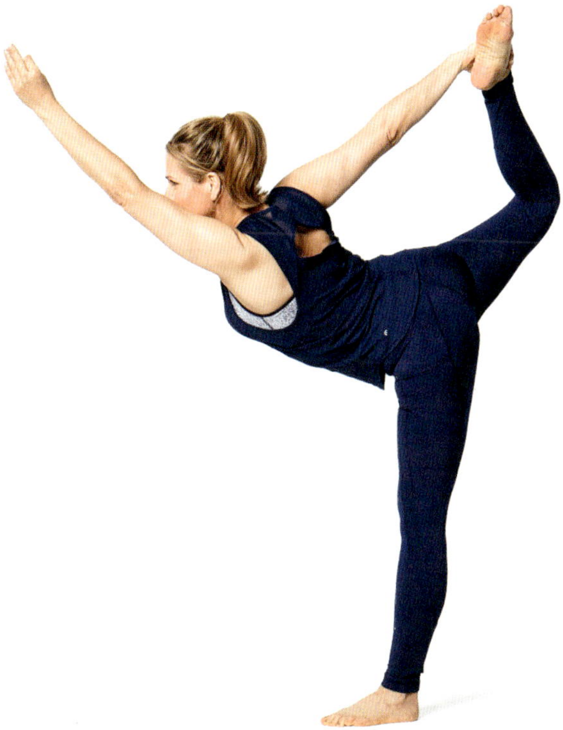

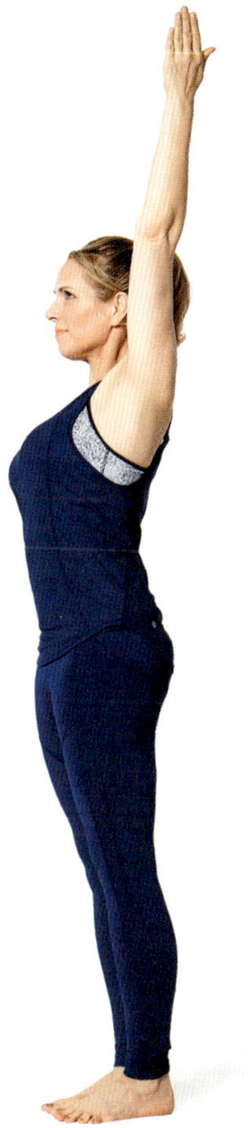

TANZENDER SHIVA

Beuge im Stand dein rechtes Knie, bring die Ferse zum Po und greif das rechte Fußgelenk mit der rechten Hand. Zieh den Oberschenkel nach hinten. Streck den linken Arm nach vorn aus und bring Daumen und Zeigefinger zusammen. Beuge dich über das Standbein nach vorn und heb das hintere Bein. Halte die Position für fünf Atemzüge.

BERGHALTUNG, VARIATION

Beim nächsten Einatmen lass den Fuß los und stell dich wieder aufrecht hin, der linke Arm bleibt oben.

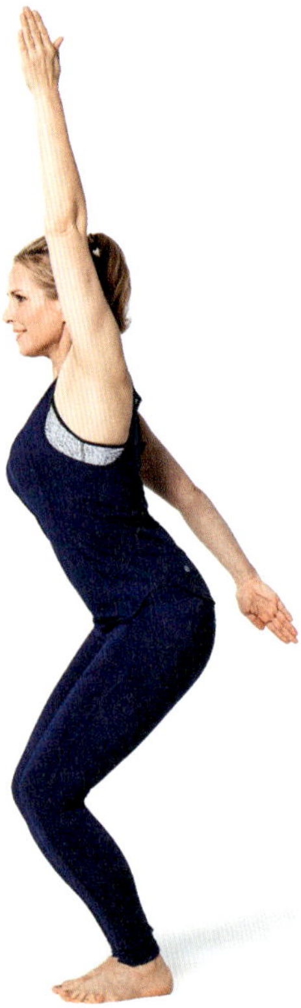

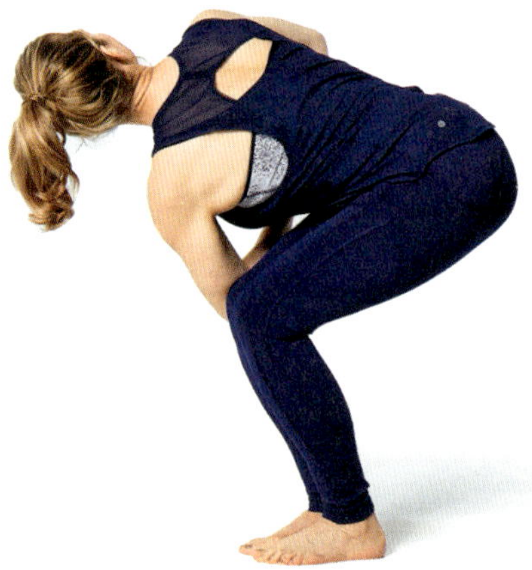

MACHTVOLLE HALTUNG, VARIATION

Komm erneut für fünf Atemzüge in die machtvolle Haltung: Füße parallel, Knie tief gebeugt. Der rechte Arm streckt sich weit zurück, der linke bleibt oben.

GEDREHTE MACHTVOLLE HALTUNG

Führe nun beide Hände zusammen in die Gebetshaltung und dreh den Oberkörper nach rechts. Der linke Ellbogen kommt zum rechten Knie. Die Handflächen drücken fest gegeneinander. Beide Knie sollten parallel zueinander bleiben. Bleib so für drei bis fünf Atemzüge.

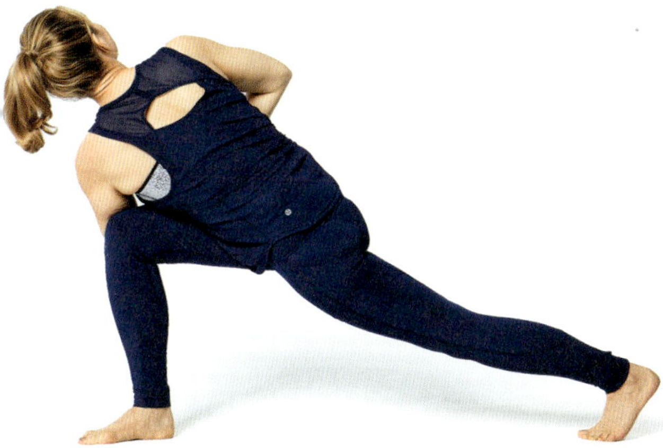

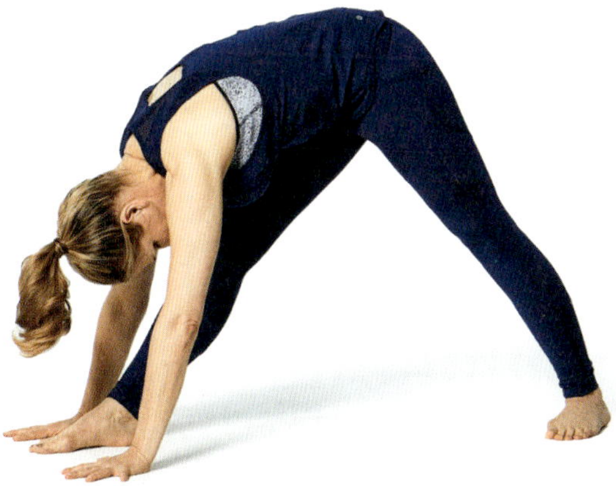

GEDREHTE MACHTVOLLE HALTUNG, VARIATION

Streck mit dem Ausatmen das linke Bein nach hinten aus. Alles andere bleibt, wie es ist. Beide Seiten des Oberkörpers werden gleichmäßig in die Länge gezogen. Halte die Position für fünf Atemzüge.

BRUST-BEIN-DEHNUNG

Komm in eine frontale Schrittstellung mit gestreckten Beinen. Der rechte Fuß ist vorn. Beuge den Oberkörper über das rechte Bein nach unten. Platziere die Hände neben den Fuß oder alternativ auf zwei Blöcke rechts und links davon. Die Krone des Kopfes strebt zu den Füßen, das Kinn zum Schienbein. Bleib so für drei bis fünf Atemzüge.

Übe die gesamte Sequenz nun zur anderen Seite.

HILFEN FÜR DEN ALLTAG

Kultiviere deine Reaktion auf nervige Anrufe oder Gespräche, E-Mails oder andere Situationen, die dich unter Stress bringen. Normalerweise wird dann der Atem flacher, und wir verkrampfen. Bemerke das und verändere das Muster. Der volle und tiefe Atem hilft dir, in deiner Kraft zu bleiben, wenn du schwierige Situationen zu bestehen hast.

VOLLES UND TIEFES ATMEN

Weite beim Einatmen den Brustkorb so sehr du kannst, als würde ein Schirm in ihm aufgespannt. Beim Ausatmen lass den Brustkorb weit und groß. Die Bauchdecke zieht nach innen und presst die letzte Luft aus den Lungen.

KRAFTBAD

Die Inhaltsstoffe in diesem Bad sorgen für eine verbesserte Durchblutung und Anregung. Das Bad entfaltet seine vitalisierende Wirkung am besten, wenn du danach eine Pause machst und deine Kräfte bewusst in dir sammelst.

Gib folgende ätherische Öle in ein warmes Wannenbad:

- → 2 Tropfen Fenchel
- → 4 Tropfen Wacholder
- → 2 Tropfen Rosmarin

YOGA FÜR DIE LIEBE

Die Kraft, die unser Universum zusammenhält, ist die Anziehungskraft. Sie sorgt für ein fragiles Gleichgewicht, das doch schon so lange hält. Jedes Objekt im All ist der Gravitation, der Schwerkraft unterworfen. Man kann diese Kraft auch als »Attraktion« bezeichnen. Und von dort ist es zum Begriff Liebe gar nicht mehr weit.

Gefühle sind Schwingungen. Sie sind vergleichbar mit verschiedenen Tönen. Jedes Gefühl hat eine spürbare Frequenz. Dabei sind Angstfrequenzen niedriger als die von Freude oder Liebe. Es ist im wahrsten Sinne ein Hochgefühl, wenn wir frisch verliebt sind. Aber auch später, wenn wir eine lange Beziehung führen, sei es mit dem Ehepartner oder mit guten Freunden, spüren wir die Freude als eine hohe Schwingung. Wir fühlen eine tiefe Verbundenheit und Vertrauen wie ein gleichmäßiges »Brummen« in uns. Angst hingegen kommt von Enge, man spürt meistens ein Gefühl von Gelähmtsein und Eingesperrtsein. Die Frequenz fühlt sich langsam und tief an und hemmt unsere Entfaltung.

In unserer direkten Interaktion mit Menschen übergeben und empfangen wir die Frequenzen, die in uns sind. Mindestens 80 Prozent der Dinge, die wir kommunizieren, senden wir mithilfe unserer Körpersprache, also nonverbal. Deswegen ist es ziemlich gefährlich, sich nur per SMS, E-Mail oder WhatsApp auszutauschen. Man kann über diese Kanäle keine Gefühle transportieren. Auch wenn man dafür extra die Emoticons erfunden hat, es bleibt eine minderwertige Lösung. Wir müssen immer auch mit Menschen direkt umgehen.

YOGA UND »EMOTIONALE DEPRESSION«

Depressionen und ihre Vorstufen sind heutzutage leider ein weitverbreitetes Phänomen. Vollkommen ungeachtet unseres sozialen Status und unserer finanziellen Situation. Quer durch alle Schichten lebt eine hohe Zahl von Menschen in einem Zustand stillen Elends. Oder sie leben zornig, wütend und zynisch einfach nur vor sich hin, unfähig eine Beziehung zu ihren eigenen Gefühlen aufzubauen. Geschweige denn zu Mitmenschen. Yoga kann dabei helfen, diese Beziehung zu beleben und den Kanal nach innen wieder zu öffnen. Häufig wird allerdings (vor-)schnell ein Medikament verschrieben, das den emotionalen Haushalt zurück ins Gleichgewicht bringen soll. Bei klinischen Depressionen, ausgelöst durch Störungen im Hirnstoffwechsel oder auch durch extreme Erlebnisse (posttraumatische Belastungsstörung) können Medikamente oftmals sehr gut helfen. Was wir mit unseren Yogatechniken bearbeiten können, ist die depressive Verstimmung oder die emotionale Depression. Sie zeigt sich in mangelndem Lebensmut, in Isolation und Zurückgezogenheit, Schuldgefühlen. Statistisch gesehen betrifft diese »mildere« Art der Depression Frauen etwas häufiger als Männer. Unserer Erfahrung nach ist sie ein Warnzeichen des Körpers und des Herzens für etwas Belastendes in unserem Leben, das immer mehr in den Vordergrund rückt. Es geht oft um ein grundsätzliches Missverhältnis im Leben, das die Menschen spüren. Das geht über eine betrübte Stimmung, die jeder mal erlebt, weit hinaus. So wie wir körperliche Schmerzen spüren, wenn beispielsweise unsere Schuhe zu eng sind, verspürt auch unser Herz einen Schmerz und will sich befreien.

MEDIKAMENTE ODER YOGA?

Während einer Privatstunde erklärte uns eine Schülerin, sie wäre unglücklich in ihrem Job. Sie hatte bereits einige Male Panikattacken auf dem Weg zur Arbeit bekommen. Ihr Arzt hätte ihr zu Medikamenten geraten, damit diese Symptome nicht wiederkommen. Sie hatte große Angst, ihren Job aufzugeben, denn sie verdiente »gutes Geld«. Sie fragte, ob wir ihr zu den Medikamenten raten würden? Wir fanden diese Geschichte tragisch, denn ganz offensichtlich war es ein plastisches Beispiel für verkehrte Prioritäten. Wir haben ihr daher vorgeschlagen, sich einen Therapeuten zu suchen und sich eine mehrmonatige Auszeit zu nehmen. In ihrem Job war das möglich. Während dieser Zeit sollte sie eine Yoga- und Meditationspraxis machen mit dem Ziel, eine innere Verbindung zu den so lange weggedrückten Gefühlen aufzubauen.

Ihr ist es in einigen Wochen dann auch tatsächlich gelungen, die emotionale Depression ohne Medikamente zu überwinden. Unserer Meinung nach kann eine Art »Yogatherapie« Menschen besser Heilung verschaffen, als wenn sie die Symptome einfach unterdrücken und so weitermachen wie vorher. Dieses Verhalten hat sie ja erst in die Depression gebracht. Gleichzeitig ist die auf dem neuen Weg gewonnene Kraft sehr mächtig, weil eine wirkliche Transformation der Energien stattgefunden hat. Aus Zynismus wird Freude, aus Selbsthass wird Selbstliebe. Wir akzeptieren uns, wie wir sind.

YOGA UND DANKBARKEIT

Dankbarkeit ist eine Übungspraxis, die du so oft wie möglich ausführen solltest. Das fördert dieses ungemein positive Gefühl, mit dem du deine manchmal negativen Emotionen auflösen kannst. Wer Dankbarkeit empfindet, bewegt sich aus der Opferrolle heraus, die viele von uns so gern und fast schon automatisch einnehmen. Wer Dankbarkeit im Herzen trägt, wird sein Leben positiv, freundlich und schöpferisch führen.

Dankbarkeit ist trainierbar wie alles andere auch. Allerdings funktioniert es wirklich nur durch die Tat, durch das bewusste Üben. Dafür gibt es zahlreiche Möglichkeiten. Sich all das bewusst zu machen, was dich an Gutem und Hilfreichem umgibt, ist eine davon. Die Dankbarkeit dafür zu spüren, ist dann der nächste Schritt.

Praktiziere die Übung »Dankbarkeitsmandala« am Ende dieses Kapitels. Beschäftige dich damit, so oft du kannst. Das wird deine Innenwelt verändern, und dieser Wandel wird sich auch im Außen manifestieren. Es werden ganz andere, schönere Dinge in dein Leben kommen, tolle Gelegenheiten, berührende Begegnungen. Die Fähigkeit, die eigenen emotionalen Gewohnheiten zu verändern, sie hin zum Positiven zu transformieren, ist sehr mächtig. Und sie ist letztlich die Basis für die Gestaltung eines erfüllten und inhaltsreichen Lebens. Daraus entsteht wieder neue Dankbarkeit …

YOGA UND VERGEBUNG

Um uns dafür bereit zu machen, Liebe zu empfinden und Liebe zu geben, ist es sinnvoll, unser System in seiner Gesamtheit »rein« zu halten. Über die Jahre unseres Lebens sammeln wir nämlich eine Menge emotionalen Ballast an, der uns dann behindert. Und zwar so, dass wir es gar nicht bemerken. Groll, Hass und ungelöste Konflikte üben einen starken Einfluss auf uns aus, auch wenn wir sie gut im Unterbewusstsein versteckt halten. Gefühle wie Wut und Zorn geben wir sogar an andere (unsere Kinder eingeschlossen) weiter wie eine ansteckende Krankheit. Sie sind ein stark wirkendes Gift, das wir in uns tragen.

In Hollywoodfilmen und anderen Medien ist dieses Muster nur zu präsent: In den meisten Filmen macht der anfangs emotional verletzte Held am Ende alle fertig. Wir lernen daraus von klein auf, dass es so sein muss: Die Bösen müssen bestraft werden. Rache ist süß. Wenn wir endlich kündigen, ha, dann sagen wir zum Abschied noch mal allen richtig die Meinung. Und wenn wir uns trennen, dann muss es ordentlich krachen!

Dabei übersehen wir leicht, dass die von uns aufrechterhaltene Wut und der anhaltende Zorn als Reaktion auf eine tatsächliche oder nur eingebildete Kränkung uns selbst schadet. Wir sind so gefangen in unserem »Ich wurde angegriffen und jetzt schlage ich zurück«-Modus, dass wir das für die reine Wahrheit und den einzig möglichen Weg halten. Dadurch wirkt dieser Mechanismus lange über die Zeit hinaus, in dem die schwierige Situation tatsächlich bestand.

Immer wieder gut zu erleben ist das im Erlebnisfeld Straßenverkehr. Hinterm Steuer entladen sich Wut und Zorn – allerdings nur bei uns selbst, denn man kann auf der Autobahn ja nicht einfach zu den anderen Fahrern hinübergehen und sie zur Rede stellen. Also bleiben alle negativen Gefühle, wie Ohnmacht, Wut und Rachsucht bei uns. Körperlich ergießt sich eine Flut von Stresshormonen in unser System. Dieser Cocktail fließt dann einige Zeit durch unseren Körper und wird langsam abgebaut. Jetzt wäre genau der richtige Zeitpunkt für eine praktische Anwendung spontaner Vergebung. Vielleicht machen wir uns bewusst, dass alle Verkehrsteilnehmer immer das Beste tun, was sie in dem jeweiligen Moment können. Auch wenn uns das gerade nicht gefällt und nicht ausreicht. Es so zu sehen, macht es uns leichter. Und um uns geht es ja schließlich. Es ist sicher nicht die leichteste Übung, im Straßenverkehr Vergebung zu praktizieren, aber es schult hervorragend für den ganzen großen Rest des Lebens.

VERGEBEN HEISST NICHT VERGESSEN

Wir möchten hier mit einem weitverbreiteten Missverständnis aufräumen, das dich vielleicht bis jetzt daran gehindert hat, dich wirklich um Vergebung zu bemühen. Wenn wir vergeben, bedeutet das nicht, unsere Gefühle zu unterdrücken. Wir entschuldigen nicht einfach ein Verhalten einer anderen Person, das uns verletzt hat, und kehren es damit unter den Teppich des Vergessens. Wir ignorieren nicht die Realität. Aber wir hören auf, darauf herumzukauen und auf Rache zu sinnen oder uns selbst mit negativen Emotionen zu vergiften. Wir tun auch nicht einfach so, als wäre das Unrecht gar nicht begangen worden. Es bedeutet auch nicht, dass wir uns nicht abgrenzen sollten, oder gar, dass wir verletzende und kränkende Handlungen billigen. Wenn wir das tun, sagen wir vielleicht nur, dass wir vergeben haben. Aber der Konflikt wird in uns weiterleben und dann an anderer Stelle wieder an die Oberfläche kommen.

Wir bringen stattdessen klare Bewusstheit hinein. Wir spüren, was die

Situation mit uns macht, wir fühlen, was in uns dadurch ausgelöst wurde. Wir bringen diese Gefühle angemessen zum Ausdruck. Und dann ist es Zeit, sie loszulassen, das Ganze abzuschließen.

Dazu gehört, dass wir entscheiden, wie wir fortan mit dem anderen umgehen wollen. Soll er weiter zu unserem Leben gehören oder nicht? Wenn uns ein Mensch in unserem Umfeld permanent kränkt und angreift, kann man ihm vergeben. Die Beziehung zu ihm wird man trotzdem beenden. Vergebung hat also nichts mit Augen verschließen oder untätigem Ertragen zu tun. Es ist eine Heilung und Reinigung unseres eigenen Inneren. Wir fühlen unsere Emotionen, statt sie zu unterdrücken. Vor allem ist Vergebung etwas, was nicht nur auf der Verstandesebene angewendet wird. Es braucht das Herz.

Vergebung bedeutet, die eigenen Gefühle zu erfahren und dann loszulassen. Es geht um die Gefühle, die du schon kennst und die immer wieder kommen. Sie lassen dich in einer Opferperspektive und binden dich an denjenigen, der dich verletzt hat. Wenn du vergibst, nimmst du den Dingen, die in der Vergangenheit liegen, ihren Schrecken und ihre Kraft. Damit löst du dich auch von der Person, die dir etwas angetan hat. Du magst vielleicht denken, dass manche Dinge wie Missbrauch oder Mord unverzeihlich sind und nicht vergeben werden können. Das mag stimmen, aber was wäre die Alternative? Dass du immer und ewig an die Emotionen, den Schmerz und den Täter gebunden bleibst? Es geht darum, dass du dir selbst hilfst, niemand anderem. Es ist, als würdest du eine Klinge, die in deinem Fleisch steckt, endlich entfernen, statt dich immer wieder darüber zu ärgern und darunter zu leiden, dass sie da ist. Andernfalls besitzt derjenige, dem du grollst, immer weiter Macht über dich. Ja, du gibst sie ihm sogar. Jedes negative Gefühl, das du durchleben und auflösen kannst, erhöht deine eigene Schwingung und lässt dich endlich die Schwermut überwinden, die mit dem Opferdasein verbunden ist.

SICH SELBST VERGEBEN

Vergebung bezieht sich nicht nur auf andere, sondern auch auf dich. Meistens ist keiner kritischer mit dir als du selbst. Dabei ist es gar nicht möglich, keine Fehler zu machen!

Wir sehen all diese idealisierten Promis und die gefakten Facebook-Identitäten und denken: Wow, die sind fehlerfrei. Kind geboren – und fünf Tage später wieder schlank. Eben noch vom Partner getrennt – und gleich wieder irgendwo auf dem roten Teppich. Diese Leute werden unsere Helden, die wir verehren, anhimmeln und auf einen Thron setzen. Wir haben in den letzten zwanzig Jahren mit so einigen Prominenten auf der ganzen Welt zu tun gehabt, und bei allen, wirklich allen, gab es Zweifel, Unsicherheiten und Schwächen. Außer vielleicht bei Bruce Springsteen … Es sind eben auch »nur« Menschen. Und gerade weil sie viele Facetten des Menschseins kennen, können sie außergewöhnliche Künstler sein.

Du kannst dir deine Fehler und Unzulänglichkeiten (eingebildete und tatsächliche) also ohne Weiteres vergeben. Alle haben wir solche Seiten an uns. Lerne aus deinen Fehlern und starte die nächste Runde mit der Erfahrung, die du daraus gezogen hast.

MACH DICH NICHT FERTIG!

Es besteht kein Grund, sich selbst fertigzumachen. Deswegen sagt Dirk, wenn er morgens ins Bad geht, auch nicht mehr »Ich mach mich mal fertig«, sondern »Ich bereite mich mal vor für …«

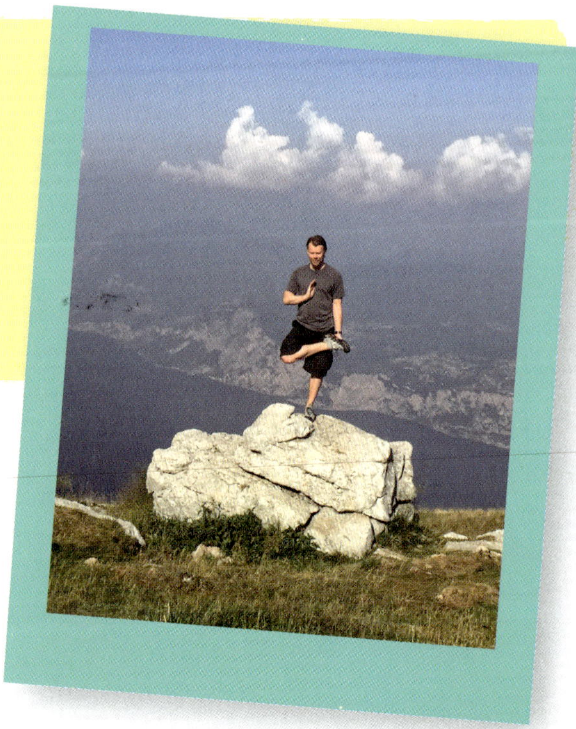

FÜR EIN OFFENES HERZ

Wenn du die Größe hast, loszulassen und dir und anderen zu vergeben, dann befreist du dich selbst. Das fällt dir leichter, wenn du dir bewusst machst, dass jeder, dem du im Leben begegnest, immer das Beste tut, was er kann. Dir selbst geht es ja auch so, oder?

Die folgende Sequenz basiert auf Rückbeugen. Im Yoga sagt man, dass Rückbeugen uns in die Zukunft bringen. Die Leichtigkeit, mit der du dich in Zukunft bewegst, wird widergespiegelt in der Leichtigkeit, mit der du heute psychisch und physisch Rückbeugen übst. Sie machen es dir durch die Weite im Brustkorb auch leichter, Liebe anzunehmen. Wenn du mehr Zeit hast, übe vor dieser Sequenz ein bis drei Runden Sonnengruß (ab Seite 172) und verbring danach einige Minuten ruhend im Liegen.

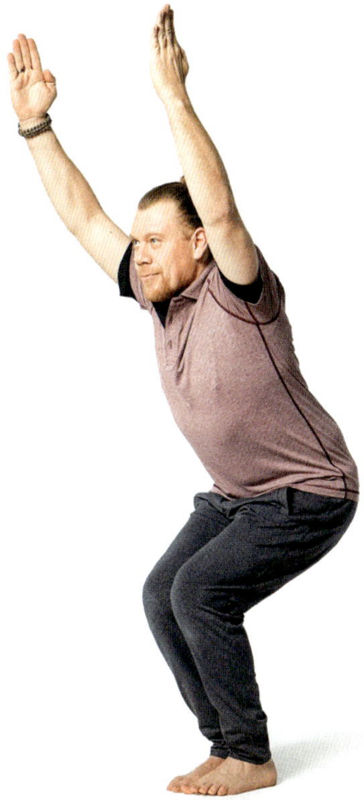

MACHTVOLLE HALTUNG

Stell dich aufrecht hin, Füße parallel. Press die Oberschenkel fest zusammen und beuge die Knie tief über die Knöchel. Das Steißbein zieht nach unten, der Bauch bewegt sich nach innen und oben. Heb den Brustkorb an und beuge den Oberkörper 45 Grad nach vorn. Arme nach oben, Handflächen zusammen. Blick nach oben. Bleib so für fünf Atemzüge.

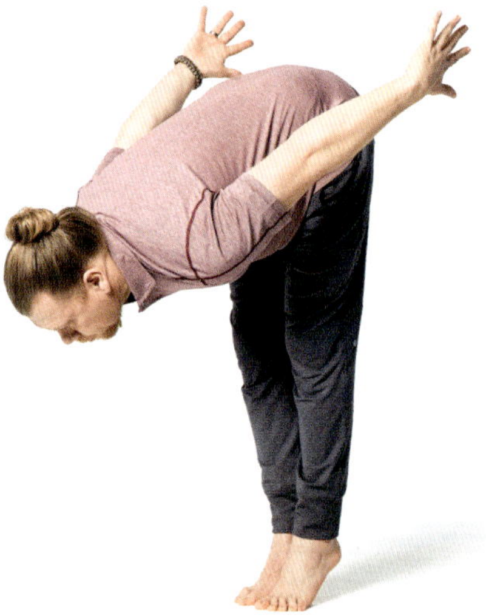

VARIATION DER VORBEUGE

Mit dem Ausatmen beuge dich nach unten, heb die Fersen vom Boden, streck die Beine. Die Arme gehen weit zurück nach hinten, das Kinn weit nach vorn. Halte die Position für fünf Atemzüge.

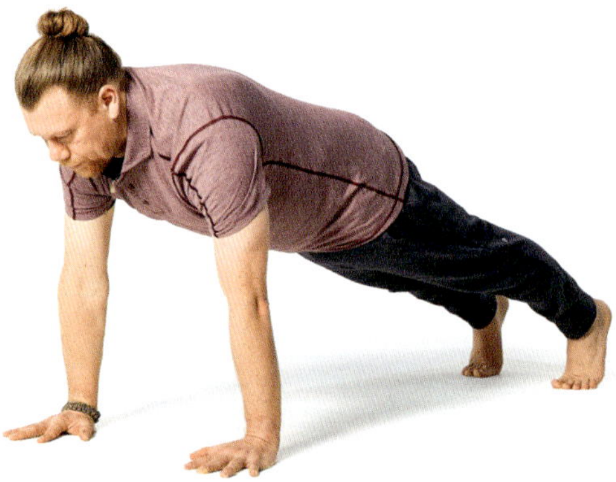

PLANKE

Mit der nächsten Ausatmung bring beide Hände Richtung Boden und beuge die Knie tiefer, bis die Hände den Boden berühren. Bleib auf den Zehenspitzen. Geh oder spring mit dem Ausatmen in die Planke. Arme gestreckt, Weite im Brustkorb, Blick nach vorn. Halte die Bauchmuskeln aktiv, aber nicht verkrampft. Bleib so für drei bis fünf Atemzüge.

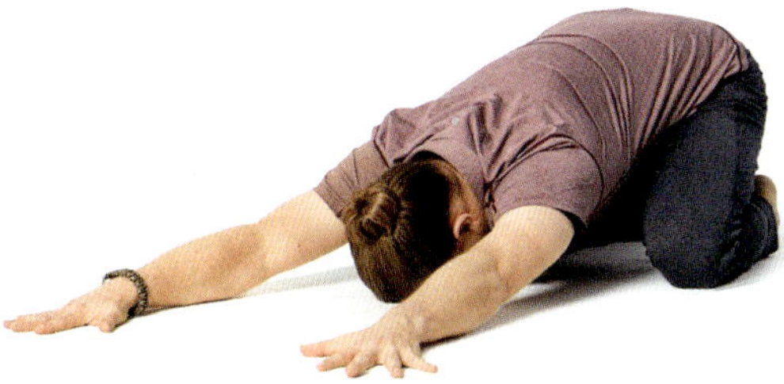

KINDSHALTUNG

Atme in der Planke aus, setz die Knie auf den Boden und schieb dein Gesäß zu den Fersen. Die großen Zehen berühren sich. Beuge dich nach vorn, der Brustkorb ruht auf den Oberschenkeln, Stirn am Boden, streck die Arme lang nach vorn. Halte die Position für drei Atemzüge.

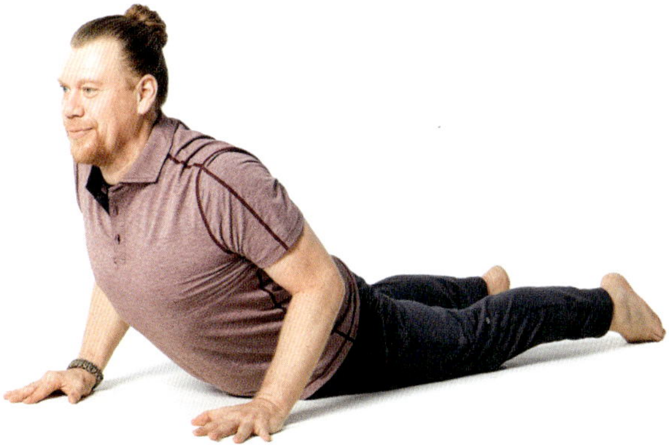

KOBRA

Mit der folgenden Einatmung schlängle dich auf den Bauch. Setz die Hände neben die Brust und richte beim nächsten Einatmen den Oberkörper auf. Zieh die Schulterblätter nach hinten, Blick nach vorn oder zur Decke. Drei Atemzüge halten. Senk mit der folgenden Ausatmung den Oberkörper wieder zum Boden, dreh den Kopf zur Seite und leg die Wange auf dem Boden ab. Entspanne so für ein oder zwei Atemzüge.

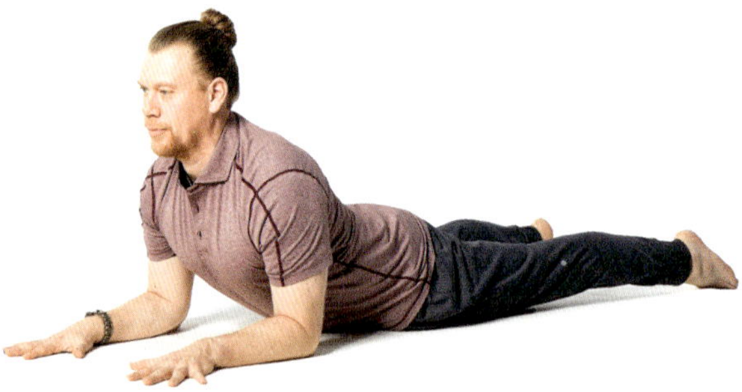

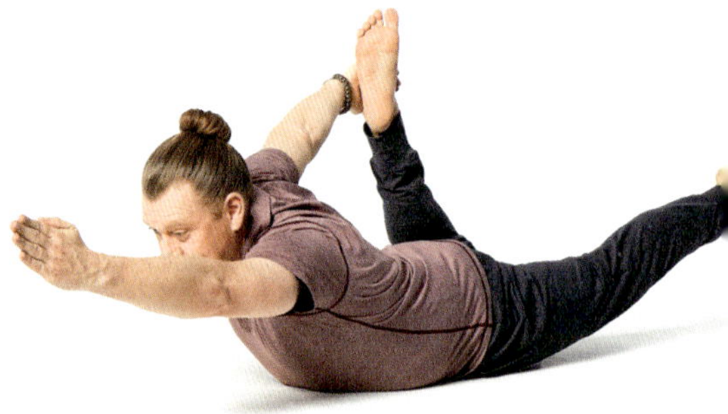

SPHINX

Bleib in Bauchlage und halte die Beine angespannt und aktiv. Kiefer, Zunge und Augen sind entspannt. Bring die Ellbogen unter deine Schultern und die Unterarme parallel zueinander auf die Matte. In der folgenden Einatmung heb Oberkörper und Kopf weg vom Boden in eine sanfte Rückbeuge. Bleib in der Sphinx für fünf Atemzüge. Dann absenken und die andere Wange auf dem Boden ablegen. Entspanne für ein oder zwei Atemzüge.

HALBER BOGEN IM LIEGEN, RECHTS

Bleib auf dem Bauch liegen, streck den linken Arm nach vorn. Greif mit der rechten Hand das rechte Schienbein oder den Knöchel. Zieh Hand und Fuß nun weit nach oben. Der Brustkorb weitet sich. Der linke Arm zieht weit nach vorn. Das linke Bein zieht zurück, Fuß gestreckt. Für drei bis fünf Atemzüge halten und wieder absenken. Kopf ablegen, kurz entspannen.

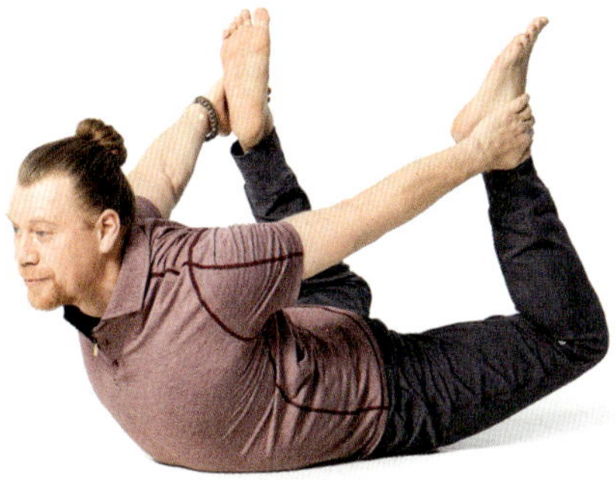

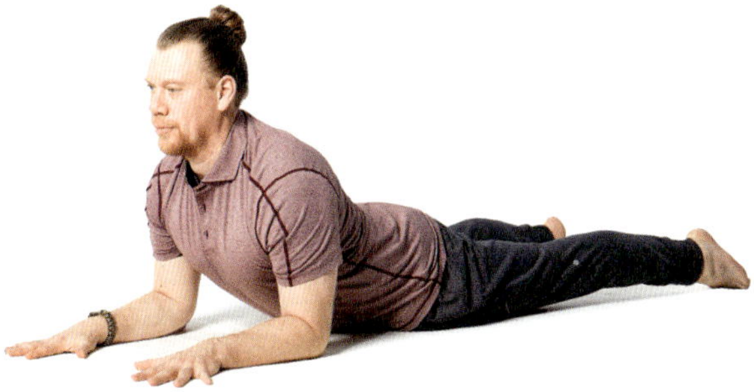

BOGEN

Nimm beide Arme zurück und greif Schienbeine oder Knöchel. Zieh Hände und Füße weit nach oben. Die Oberschenkel heben vom Boden ab, das Brustbein hebt sich. Verlagere das Körpergewicht auf den Bauch. Blick nach oben. Zehen und Fersen können sich berühren. Drei bis fünf Atemzüge halten und ablegen.

SPHINX

Komm erneut in die Sphinx: Unterarme parallel auf den Boden. Oberkörper und Kopf anheben, sanfte Rückbeuge für fünf Atemzüge. Dann in Bauchlage entspannen.

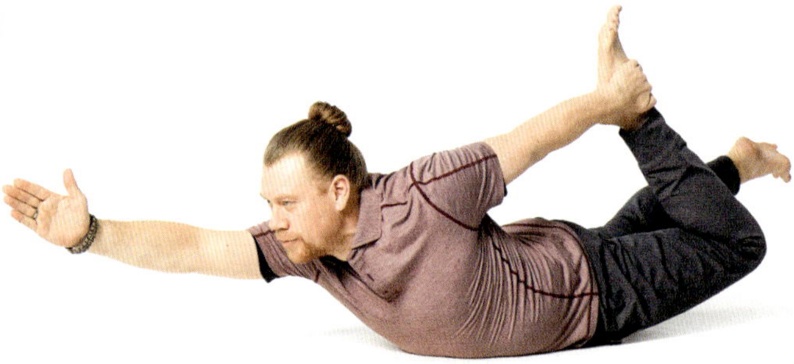

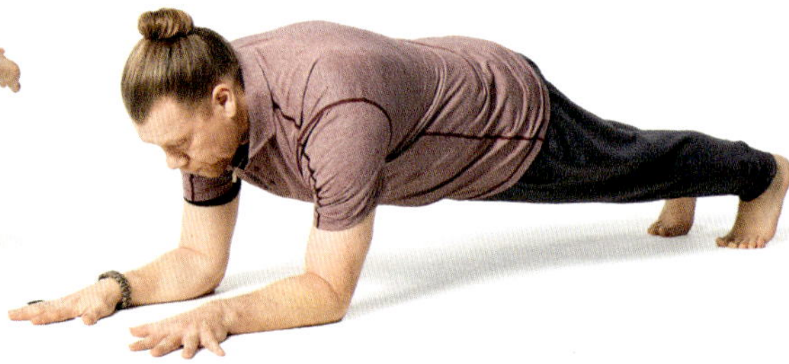

HALBER BOGEN IM LIEGEN, LINKS

Komm noch einmal in den halben Bogen, diesmal fasst die linke Hand Schienbein oder Knöchel. Fünf Atemzüge halten, dann absenken und kurz entspannen.

UNTERARMPLANKE

Bring die Unterarme parallel auf den Boden, in einer Linie mit den Schultern. Stell die Zehen auf, heb die Knie vom Boden und wandere mit den Füßen so weit zurück, dass die Beine gestreckt sind. Drei Atemzüge halten. Mit der folgenden Ausatmung absenken, die andere Wange ablegen, ein bis zwei Atemzüge entspannen.

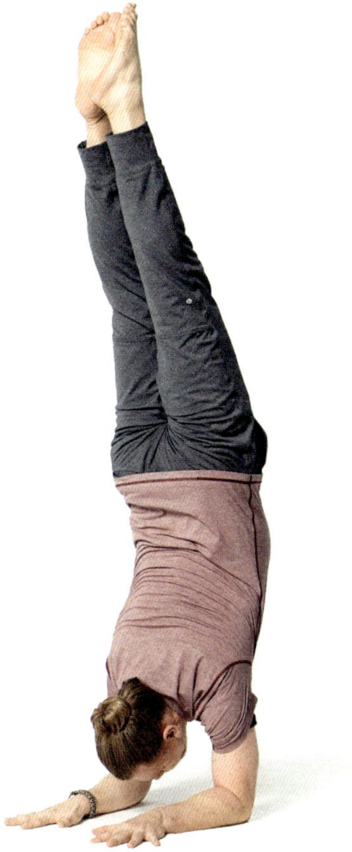

UNTERARMSTAND

Die Unterarme liegen parallel schulterbreit auf der Matte. Die Handgelenke ruhen, die Fingerspitzen greifen regelrecht in den Boden. Bring nun die Schultern unter den Oberkörper und über die Ellbogen. Heb erst ein Bein senkrecht in die Luft, und wenn du dich sicher fühlst, auch das zweite. Der Blick geht nach vorn oben. Führ die Beine in der Luft zusammen und streck sie aktiv. Du kannst auch an der Wand üben. Zehn Atemzüge halten.

Übe alternativ weiter die Unterarmplanke oder auch den Delfin, der gleich folgt.

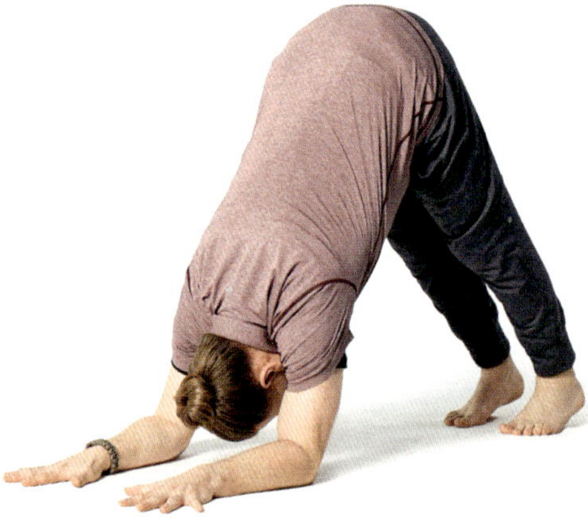

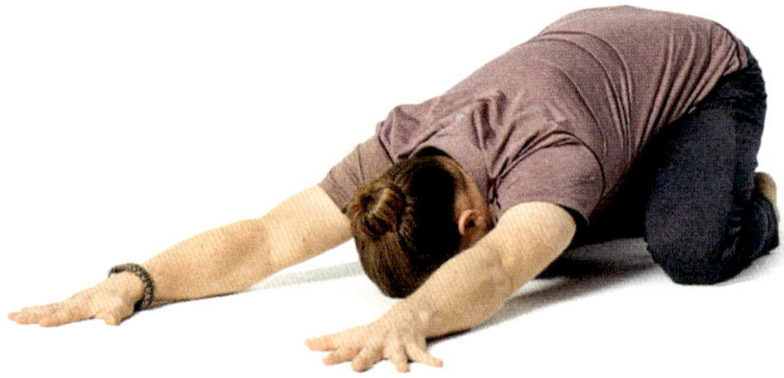

DELFIN

Ellbogen schulterbreit am Boden. Press Daumen und Zeigefinger aktiv in die Matte. Drück mit den Unterarmen den Boden weg, sodass sich Schultern und Hüften vom Boden abheben. Spann die Beine fest an. Wandere jetzt mit den Füßen nach vorn und heb das Gesäß nach oben. Wenn nötig beuge leicht die Beine, um einen Buckel zu vermeiden. Zehn Atemzüge halten. Bring dann die Knie zum Boden und setz dich für ein bis zwei Atemzüge aufrecht auf die Fersen.

KINDSHALTUNG

Komm zum Abschluss noch einmal in die Kindshaltung: Gesäß auf den Fersen, Oberkörper und Arme lang nach vorn gestreckt. Fünf Atemzüge entspannen.

LIEBE VON INNEN UND AUSSEN

Jetzt ist es Zeit, Vergebung und Selbstliebe praktisch umzusetzen – mit Reflexion, Meditationen, Beauty-Programm und einem leckeren Dessert. Mit all dem heilst du dich selbst und kannst dabei Genuss und Lebensfreude zelebrieren.

DANKBARKEITSMANDALA

Mach es dir bequem, vielleicht mit einem Lieblingsgetränk und an einem Ort, an dem du dich wohlfühlst. Nimm dir mindestens fünfzehn Minuten Zeit und schreib auf, wofür du alles dankbar bist in deinem Leben.

Wenn du das Ganze kreativer gestalten möchtest, kannst du dir auch aus Zeitschriften Bilder ausschneiden und eine Collage basteln. Oder du gestaltest dir mit Bildern und Textbausteinen aus Überschriften ein Dankbarkeitsmandala. Deiner Kreativität sind keine Grenzen gesetzt.

Häng dein Arbeitsblatt oder dein persönliches Mandala dann an einen auffälligen Ort, sodass du öfters am Tag einen Blick darauf werfen kannst. Du wirst schon beim Gestalten und später jedes Mal beim Betrachten einen richtigen Energieschub verspüren und dabei viel Liebe in dein Leben einladen. Dankbarkeit ist die Muskulatur der Liebe.

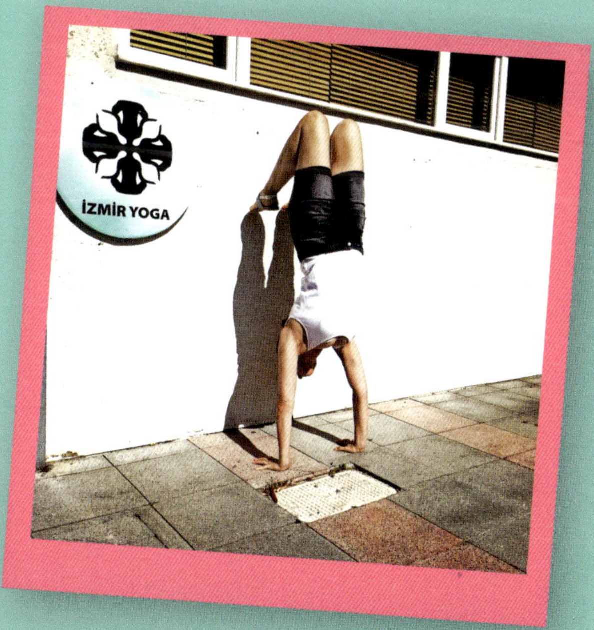

MEDITATION ZUR SELBSTVERGEBUNG

Du weißt wahrscheinlich selbst, dass jede Kränkung, jeder Liebeskummer, jeder Schmerz von der Intensität her irgendwann automatisch nachlässt. Damit diese Gefühle dein Geist-Körper-System aber endgültig verlassen, ist es wichtig, zu vergeben. Mit dieser Übung wird dein System von alten, negativen Gefühlen gereinigt.

Komm in einen aufrechten bequemen Sitz und schließ für einen Moment die Augen. Mach dir bewusst: Es gibt viele Situationen, in denen ich mich selbst verletzt habe. Ich habe mich betrogen und mich selbst wissentlich oder unwissentlich verlassen und verleugnet. Es geschah durch Gedankenlosigkeit, in Worten oder Taten.

Nimm deinen Körper bewusst wahr. Wie fühlt er sich an? Erinnere dich an eine Situation, für die du dir selbst vergeben möchtest. Visualisiere, was damals geschah, tauch wie in einen Film noch mal da hinein. Fühle die Traurigkeit, die du damals empfunden hast, lass sie noch einmal bewusst durch deinen Körper strömen. Vielleicht wird das Gefühl erst mal stärker oder es verwandelt sich in Wut. Lass in jedem Fall mit der Ausatmung ganz bewusst dem Gefühl, das du gerade empfindest, seinen Raum. Bleib so lange dabei, bis du spürst, dass die Emotion weniger wird und dein Herz sich leichter anfühlt. Sag dir ganz bewusst: Ich vergebe mir.

Bei größeren Belastungen kann es vorkommen, dass du viel Wut oder sogar Angst empfindest. Geh behutsam mit dir um und vergib dir selbst, wenn du merkst, dass du das Gefühl noch nicht loslassen kannst. Vergebung kann nicht mit dem Verstand forciert werden. Wiederhole die Übungspraxis immer wieder und lass die Worte und Bilder auf ihre eigene Weise an dir arbeiten. Im Laufe der Zeit kann die Selbstvergebung zu einem festen Bestandteil deines Lebens werden. Es wird dir mit etwas Übung immer leichter fallen, die Vergangenheit loszulassen und dein Herz in jedem Augenblick mit weiser Güte zu öffnen.

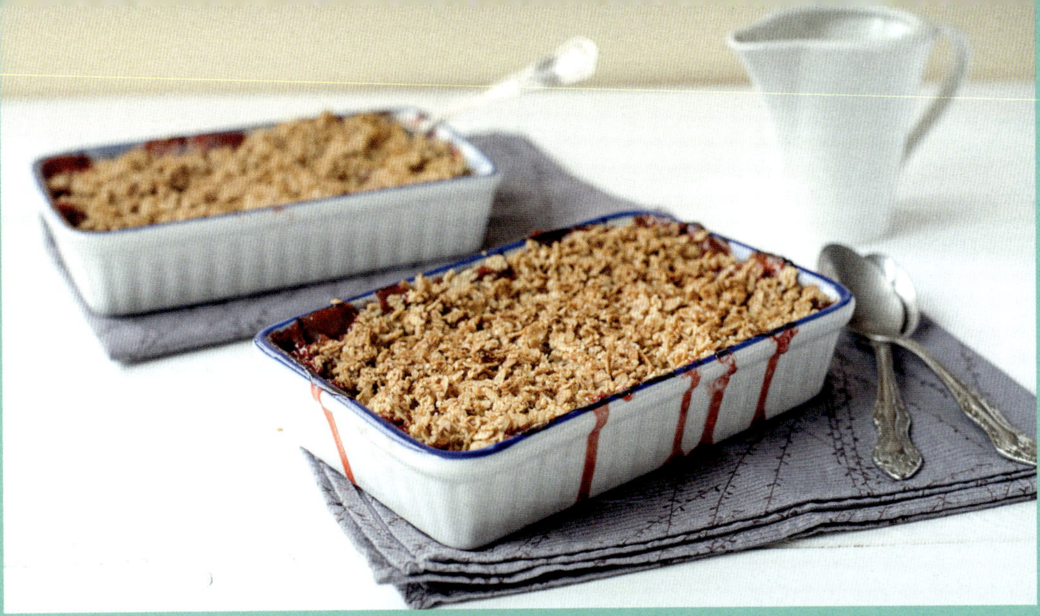

HIMBEERCRISPIES

Hier geht die Liebe über den Gaumen durch den Magen. Unsere Lieblingssüßigkeit zum Frühstück ist auch ein Liebling bei unseren Gästen. Für zwei bis drei Portionen.

→ Kokosöl für die Backform
→ Mehl zum Bestäuben

Für die Beerenfüllung

→ ½ Tasse Apfelsaft
→ 1 EL Pfeilwurzpulver
→ 6 Tassen Himbeeren
→ ¼ TL Vanilleextrakt

Für den Belag

→ 1 Tasse ganze Haferflocken
→ 1 Tasse glutenfreie Mehlmischung oder Mandelmehl
→ ¼ TL gemahlener Zimt
→ ½ TL Meersalz
→ ¼ Tasse geschmolzenes Kokosöl
→ ¼ Tasse Agavendicksaft

Ofen vorheizen auf 180 Grad. Pinsel eine etwa 20 cm große quadratische Backform mit Öl ein und streu ein wenig Mehl darauf.

Gib Apfelsaft in eine Rührschüssel. Pfeilwurzpulver einrühren, bis es vollständig aufgelöst ist. Himbeeren hinzufügen (TK-Ware muss nicht aufgetaut sein), Vanille dazu und sanft umrühren. In die vorbereitete Backform geben und noch mal zur Seite stellen.

Für den Belag Hafer, Mehl, Zimt und Meersalz in einer großen Schüssel mischen. Kokosöl und Agavendicksaft einrühren. Alles gleichmäßig über die Beerenmischung verteilen.

Zwanzig bis dreißig Minuten backen, bis der Belag goldbraun ist. Warm servieren.

BEAUTY-TIPP

Bananen, Avocados und Tomaten für die Selbstliebe! Nämlich in Form einer Gesichtsmaske. Die verschönert nicht nur, sondern lässt die Haut besser atmen. Und sie fördert die Selbstliebe, weil du für dich selbst so gut sorgst.

Zerdrück ein oder zwei Bananen und füge etwas Fruchtpektin, Agar-Agar, Heilerde oder Hafermehl hinzu, um die Mischung zu festigen, damit sie dir nicht vom Gesicht rutscht. Gleichmäßig auf Gesicht, Hals und Decolleté auftragen und für zehn bis zwanzig Minuten einwirken lassen. Dann mit kühlem Wasser und einem sauberen Waschlappen abnehmen.

Diese Maske ist für normale und trockene Haut geeignet. Bei fettiger oder unreiner Haut wähle Tomaten statt Bananen. Bei reifer Haut nimmst du Avocado.

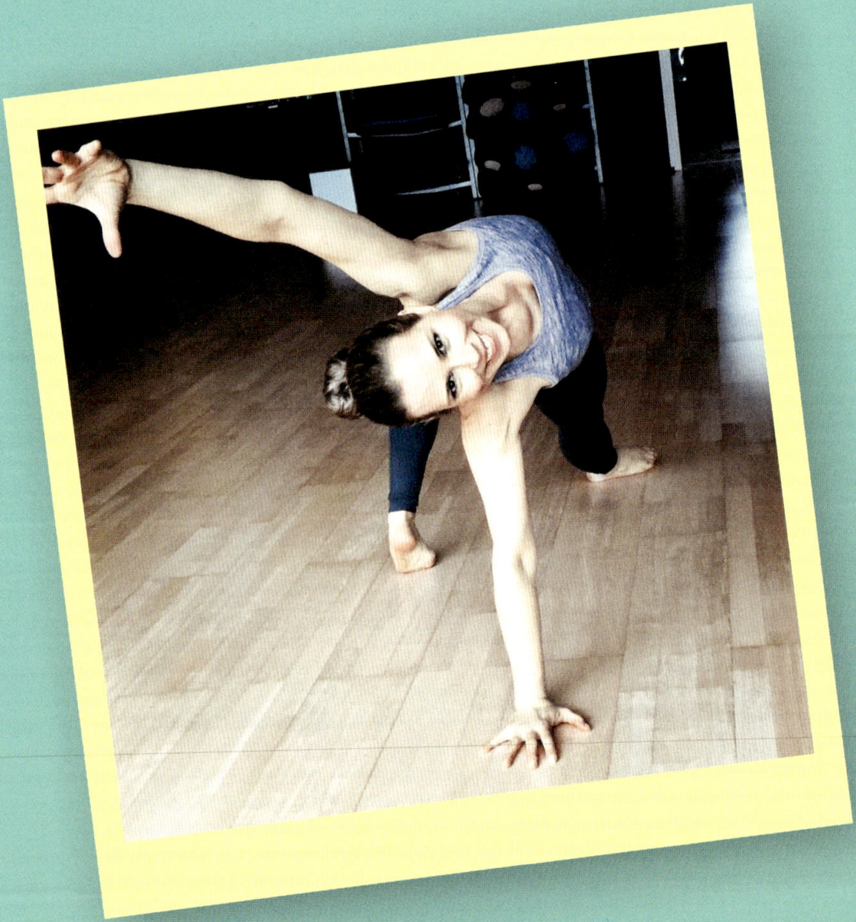

YOGA FÜR EIN ENTSPANNTES LEBEN

Wahre Entspannung hat immer auch etwas mit unserem Herzen zu tun. Unser Herz weiß in der Regel, was gut für uns ist und was nicht. Die Gefühlsebene wird nur allzu häufig vom Verstand überstimmt, weil er die härteren Fakten zu bieten hat. Aber wahrscheinlich kennst auch du Situationen, in denen du nach deinem Herzen gehandelt hast, was sich später als goldrichtig erwiesen hat.

Um mit dem Herzen wahrzunehmen, müssen wir ein Feingefühl dafür entwickeln. Wenn das während der Praxis passiert, verspüren wir so ein Gefühl des Angekommenseins. Wir müssen nirgendwo mehr hin. Wir können zwar gehen, wohin wir wollen, aber wir sind nicht mehr getrieben von dem Gedanken, erst irgendwo anders das Glück zu finden. Es strahlt bereits aus unserem Inneren hervor. Wir brauchen keine materiellen Dinge mehr, um Erfüllung zu finden. Wir genießen die Dinge, aber wir müssen sie nicht mehr haben, um Freude zu empfinden.

DAS GLÜCK IM EIGENEN INNEREN

Wenn du dieses Glück in deinem Inneren gefunden hast, wird alles ganz leicht. Du empfindest keine Entbehrung mehr, wenn du auf Dinge verzichtest. Du brauchst sie einfach nicht mehr. Du bist zunehmend in dir selbst zu Hause. Und von dort aus lebst du ein authentisches Leben, in dem du genau die Dinge tust, die dir wirklich wichtig sind. Was der Werbung, der Familie oder der Gesellschaft wichtig ist, nimmst du vielleicht wahr. Aber du entscheidest aus dir selbst heraus.

Da du nicht mehr so viel herumrennst, um die Erfüllung »irgendwo« zu finden, hast du ausreichend Raum, dich zu fragen, wer du wirklich bist und was du im Leben tatsächlich willst. Und du hast die innere Stärke, genau danach auch deinen Alltag zu gestalten. Und deine Praxis ebenso.

Es ist manchmal gar nicht so leicht, auf sein Herz zu hören. Wir alle sind so voller Erwartungen und Verstandesvorstellungen, die im Vordergrund die Musik spielen. Wir beide haben aber die Erfahrung gemacht, dass man als Lehrer seinen Schülern schon vertrauen darf und als Schüler sich selbst. Und dass die Yogapraxis ein adäquates Mittel sein kann, die Tiefe der Wahrnehmung zu erreichen, in der man spürt, was jetzt richtig ist. All das ist eine nie zu Ende gehende Praxis.

WAS WILL ICH WIRKLICH?

Wir haben vor einigen Jahren Los Angeles besucht, um dort mit einigen Yogameistern zu studieren. Einer, den wir besucht haben, war Erich Schiffmann. Dieser Herr ist ein gelassener Althippie, der in den 1990ern viel mit der Schauspielerin Ali McGraw zusammengearbeitet hat und einer der ersten Yogalehrer der USA war. An besagtem Tag haben wir seine Morgenklasse in Santa Monica besucht. Es waren etwa vierzig Leute da, und er kam mit einem Kassettenrekorder bewaffnet in den Übungsraum. Das war damals schon etwas aus der Mode.

Die Stunde begann, und wir sollten uns auf den Rücken legen, unsere rechte Hand ansehen und sie schütteln. Und wir sollten in Gedanken zu uns sagen, sie wäre nicht real. Wir beide lagen da und dachten: Das ist jetzt der große Erich Schiffmann? Dirk war voll im Yogaperformance-Modus und überlegte, wann wir denn nun Handstände und die ganzen Leistungsasanas machen würden. Doch das Schütteln ging noch eine ganze Weile weiter. Ganz unvermittelt sagte Erich dann: »So, fünfzehn Minuten Freestyle. Macht, was ihr wollt.« Er drückte Play auf seinem Kassettenrekorder, und die Musik fing an. Wir guckten uns etwas verstohlen um, links neben ihm unterhielten sich zwei Damen einfach und in der Ecke tanzte ein älterer Herr ungelenk vor sich hin. Na ja, das war dann wohl die Zeit für körperliche Übungen, und Dirk machte seine Liegestütze und Sonnengrüße und Handstände und … bis ihm nach ein paar Minuten auffiel, dass das gar nicht das war, was er jetzt gerade wollte. Eigentlich wollte er sich lieber hinlegen, denn der Jetlag hatte auch ihn noch voll im Griff. Diese Stunde ist uns unvergesslich geblieben.

BLEIB EINFACH NUR DIR SELBST TREU

In diesem Zusammenhang möchten wir dich vor einer Falle auf dem Weg warnen. Je mehr wir uns mithilfe unserer Übungen entwickeln, desto leichter droht uns nämlich das Schicksal des Eiferers. »Nur ich und vielleicht noch Meister soundso haben die perfekte Methode. Alle anderen Stile, Techniken, Wege sind nix wert!« Und schon beginnen Streit und Kleinkrieg, ja sogar große Kriege fangen so an. Das sehen wir in Religionen, und wir sehen es bei spirituellen Methoden, beim Coaching, in Kampfkünsten, im Yoga, im Kleingartenverein und bei Dackelzüchtern. Und wahrscheinlich überall anders auf der Welt ebenso. Diese Denkart führt immer zur Spaltung. Alle Beteiligten handeln im Bewusstsein, das einzig Richtige zu tun. Alle fühlen sich als die Hüter des heiligen Grals. Besonders dann, wenn sie anderen Menschen helfen, wie sie es als Yogalehrer beispielsweise tun. Aber dann werden sie häufig feindselig denen gegenüber, die das nicht tun. Und was passiert: Wir werden dadurch immer mehr zu dem, was wir eigentlich am meisten ablehnen. Bleib also stets offen und freigeistig deinen Mitmenschen gegenüber, damit du dich weiterentwickeln kannst. Lass dich nicht von irgendwelchen Ideologen vereinnahmen und werde nicht arrogant. Auf die entspannte Weise bewirkst du ohnehin viel mehr.

Ein Beispiel: Wir beide sind seit Jahrzehnten Vegetarier, es war eine reine Herzensentscheidung. Wir wollten eines der Yogaprinzipien – Ahimsa, Gewaltlosigkeit – in unseren Alltag integrieren und nicht mehr an dem ganzen Elend partizipieren, dem die Tiere ausgesetzt sind. Das war unser persönliches Motiv.

Sobald wir das kundgetan hatten, ging der Ärger los. In der Familie hieß es: Was sollen wir euch denn jetzt zu Weihnachten zu essen machen? Bei Freunden und Bekannten wurde der Grillabend plötzlich zu einem Problem, auf Dienstreisen oder in Restaurants haben wir oft nur Gemüse oder Salat gegessen. Mittlerweile ist das ganz anders geworden, fast überall gibt es vegetarische Spitzenkost. Aber damals waren wir oft genervt. Die innere Reaktion von Dirk war es, sich als den ethisch und moralisch fortgeschritteneren Menschen zu verstehen. Die Auseinandersetzungen wurden schärfer, die anderen fühlten sich angegriffen und reagierten entsprechend ablehnend. Erst seit ihm bewusst wurde, dass er damit einen Krieg anfängt, konnte er das stoppen. Alle Freundschaften haben gehalten, es gibt keine Missionierung mehr von Dirk, und jeder darf sein, wie er möchte. Und siehe da: Er ist zu einem Vorbild und einer Inspiration geworden, viel mehr, als er es durch Anklagen und Missionierung je hätte sein können.

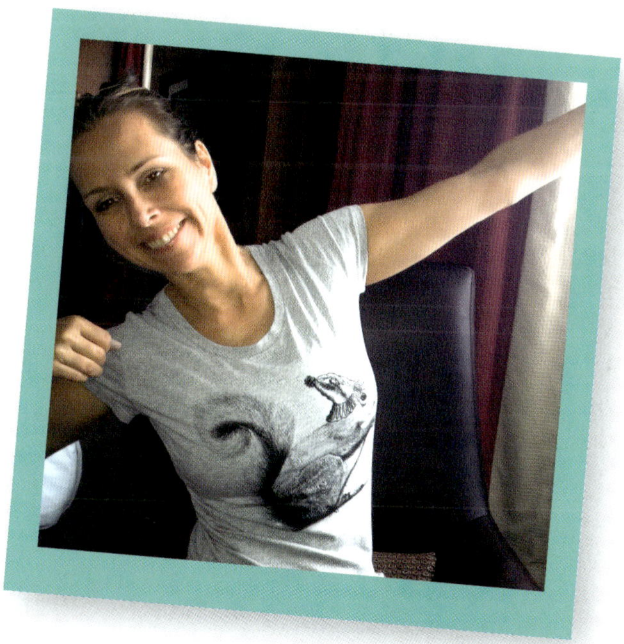

YIN-YOGA-SEQUENZ

Diese langsame Yin-Praxis öffnet auf physischer und emotionaler Ebene dein Herz und ermöglicht es dir, die Anspannung in Körper und Geist loszulassen. Auch das macht Vergebung und Selbstvergebung leichter.

Wir können nicht frei sein, solange wir an negativen Gefühlen anderen gegenüber festhalten. Wir erkennen auf unserem Yogaweg, dass die gesamte Verantwortung für alle Taten, Worte und Gedanken, die wir ausstrahlen und empfangen, bei uns selbst liegt. Andere Menschen in die Verantwortung zu ziehen, löst die Probleme nicht. Dabei arbeiten wir nur im Außen. Es ist wesentlich wirksamer, an der eigenen Innenwelt zu arbeiten. Unsere Yogamatte ist dabei wie ein kleines Labor, in dem wir unsere Reaktionen auf das Leben beobachten können.

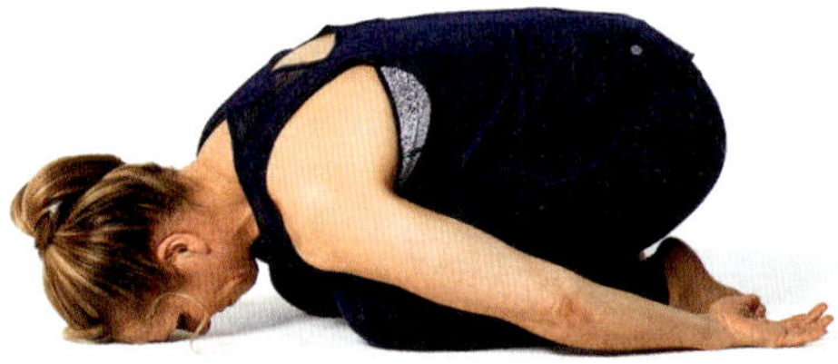

KINDSHALTUNG

Bring die Unterschenkel zum Boden und das Gesäß zu den Fersen. Beuge dich weit nach vorn und leg die Stirn am Boden ab. Die Arme können nach vorn gestreckt sein oder neben dem Körper liegen. Alternativ kannst du die Hände unter deine Stirn legen. Wenn das angenehmer ist, kannst du die Knie leicht öffnen. Bleib für etwa drei Minuten in dieser Entspannungshaltung.

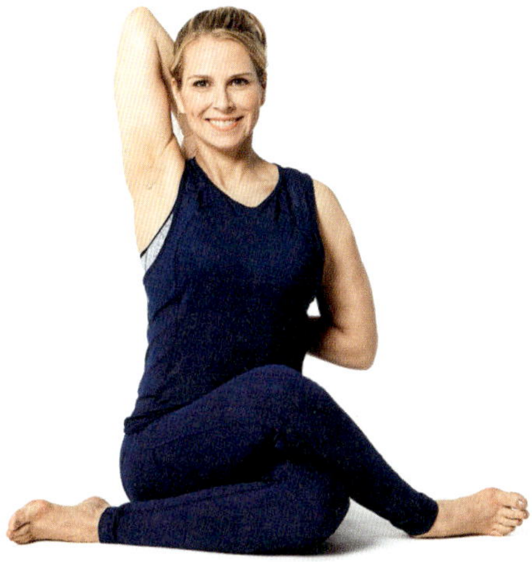

KUHGESICHT

Komm in den Vierfüßlerstand, platziere das rechte Knie vor dem linken. Die Unterschenkel öffnen sich. Setz dich nun zwischen deine Fersen. Wenn dir das nicht möglich ist, lass das linke Bein ausgestreckt, führe das rechte darüber und zieh den Fuß so weit wie möglich in Richtung Gesäß. Rücken aufrecht. Streck mit einer Einatmung den rechten Arm nach oben, beuge den Ellbogen und führe die Hand zwischen die Schulterblätter, Handfläche zum Körper. Mit der linken Hand versuchst du, von unten die rechte Hand zu greifen. Mit einem Gurt oder Handtuch wird das eventuell leichter. Beuge dich mit der Ausatmung nach vorn und bleib so für drei Minuten, solange es ohne Schmerzen geht. Dann lösen und Arme und Beine wechseln. Entspanne zwischendurch für einige Atemzüge in der Kindshaltung.

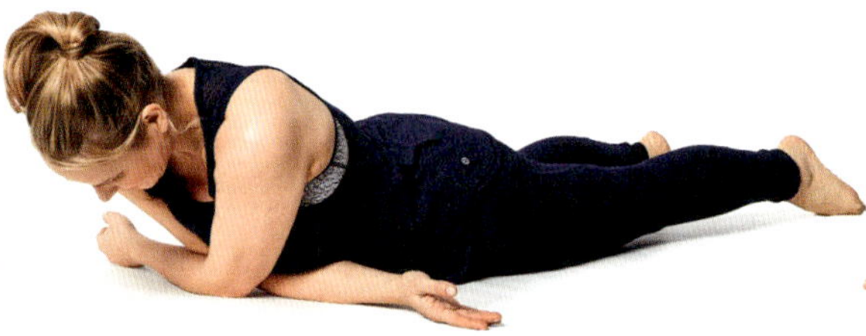

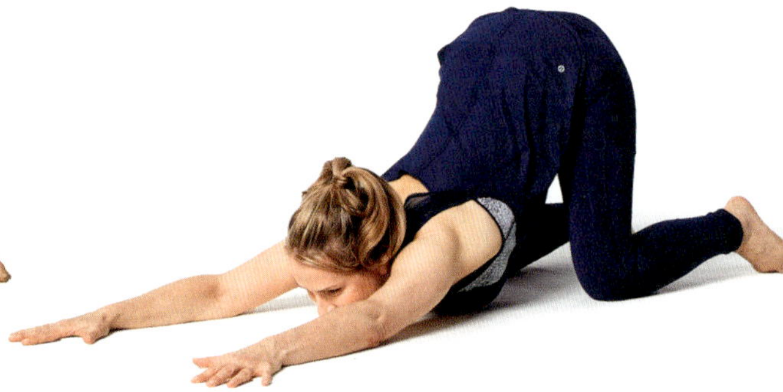

SCHULTERKREUZ

Leg dich auf den Bauch und kreuz beide Oberarme vor der Brust. Die Unterarme zeigen gerade nach links und rechts. Entspanne Schultern und Nacken bestmöglich. Nach zwei bis drei Minuten lösen und Seite wechseln, der andere Arm ist jetzt der vordere.

HERZPOSITION

Streck im Vierfüßlerstand mit dem Ausatmen die Arme lang nach vorn auf dem Boden aus, gerade oder etwas geöffnet. Das Gesäß bleibt über den Knien, das Kinn streckt sich bestmöglich nach vorn. Lass bei Nackenverspannungen einen Arm unter der Stirn. Bei dieser Alternative zwei bis drei Minuten auf jeder Seite üben, sonst drei Minuten insgesamt. Falls Finger und Hände zu stark prickeln, verlass die Haltung. Komm dazu in Kindshaltung oder Bauchlage.

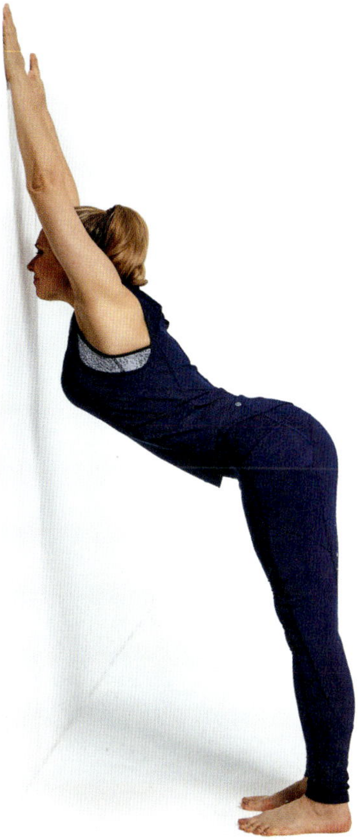

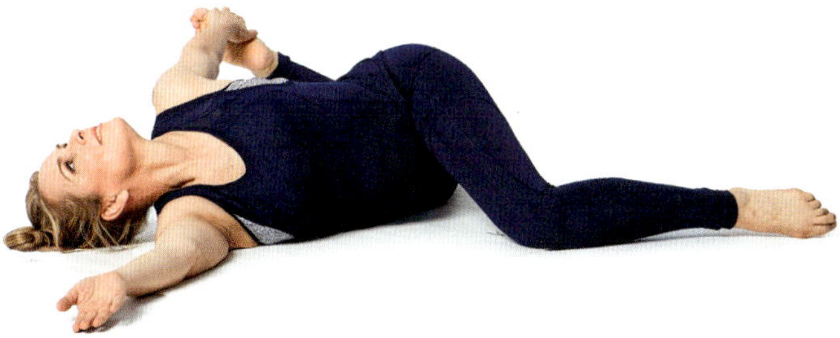

HERZPOSITION AN DER WAND

Für weniger Druck im Schultergelenk: Stell dich hin, Füße hüftbreit auseinander, etwa eine Beinlänge von der Wand entfernt. Platziere Hände und Unterarme schulterbreit auseinander an der Wand. Zieh die Schulterblätter nach unten. Bleib auch hier für drei Minuten. Danach kurz entspannen.

CAT PULLING IT'S TAIL

Leg dich auf den Bauch. Zieh das linke Knie zur linken Armbeuge. Dreh den Oberkörper so, dass dein rechter Oberarm am Boden liegt. Beuge jetzt das rechte Bein und greif mit der linken Hand zum rechten Fuß. Dreh den Oberkörper weit auf und bleib so für drei Minuten. Um die Haltung zu verlassen, löse die Hand vom Fuß und roll auf den Bauch. Wechsle die Seite und roll dich danach auf den Rücken und zieh die Knie zur Brust oder komm in die Kindshaltung. Kurz entspannen.

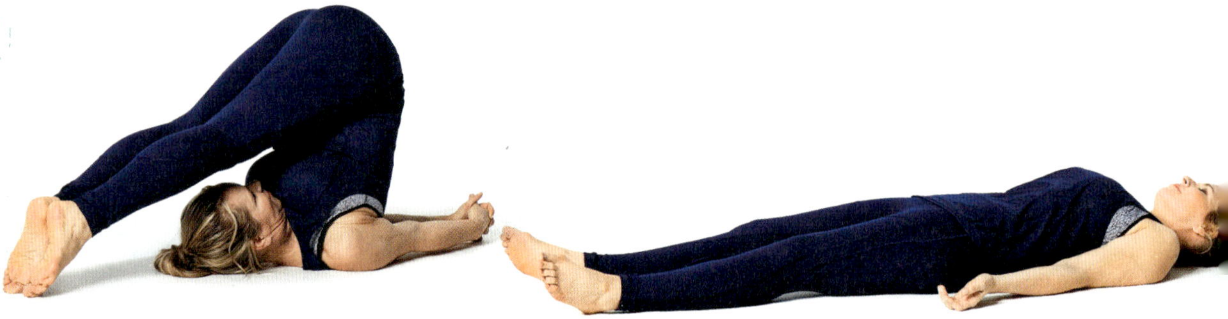

PFLUG

Beginne in Rückenlage. Heb Beine und Hüften an und unterstütze dich mit den Händen. Runde den Rücken, beuge deine Beine und platziere die Füße hinter dem Kopf auf dem Boden, alternativ auf einem Block oder einem Kissen. Du liegst vor allem auf deinen Schulterblättern, nur ein wenig auf dem Nacken. Bleib so für drei Minuten, verlasse die Position aber früher, wenn du dich unwohl fühlst. Roll dich am Ende langsam zurück, die Hände unterstützen den Rücken. Vermeide den Pflug bei hohem Blutdruck, in der Schwangerschaft und bei Bandscheibenvorfällen im unteren Rücken.

ENTSPANNUNG

Leg dich zum Abschluss flach auf den Rücken. Nimm die Arme neben den Körper und öffne die Beine leicht. Lass deinen Atem frei und leicht fließen. Entspanne den ganzen Körper für fünf bis zehn Minuten und genieße das Gefühl der tiefen und erfrischenden inneren Weite.

BESSER SCHLAFEN

Guter Schlaf wird möglichst nicht gestört und gehört zu einem natürlichen Wechsel zwischen Schlaf- und Wachphasen. Er hilft dir, deine Gesundheit zu erhalten, und macht dich leistungsfähiger und gleichzeitig ruhiger. Du sammelst im Schlaf geistige, seelische und körperliche Kraft. Hier ein paar Anregungen, deinen Schlaf zu unterstützen.

SCHLAFMEDITATION

Leg dich flach auf den Rücken, mach es dir bequem, als würdest du einschlafen wollen. Es gibt nichts zu tun. Nimm einfach fünf tiefe Atemzüge, durch die Nase einatmen, durch den Mund aus. Du spürst bei der Einatmung, wie sich die Lungen mit Luft füllen und der Brustkorb ganz weit wird. Stell dir bei der Ausatmung vor, wie deine Gedanken und Gefühle in der Ferne verschwinden. Du kannst deinen Körper von jeglicher Anspannung lösen.

Lenk deine Aufmerksamkeit auf das Gewicht deines Körpers und wie es sich auf der Unterlage verteilt. Wo spürst du den Kontakt am meisten?

Nimm deinen natürlichen Atem wahr und lenk die Aufmerksamkeit an die Stelle, wo du den Atem am meisten spüren kannst. Verändere den Rhythmus deines Atems nicht, sondern erlaube dem Körper, so zu sein, wie er ist. Es gibt hier kein Richtig oder Falsch. Dein Atem fließt so, wie er gerade fließt, und das ist okay.

Wenn du jetzt wahrnimmst, dass deine Gedanken überhandnehmen, kehre zur Beobachtung des Körpers zurück, entspanne alle Körperteile tiefer. Falls du dich immer wieder erwischst, den Fokus zu verlieren, nicht verzweifeln. Das ist völlig normal. Nimm dir dann einen Moment und gestatte deinen Gedanken, wieder in der Ferne zu verschwinden. Tu das, bis du schließlich einschläfst.

TRATAKA FÜR EINE ENTSPANNTE AUSSTRAHLUNG

Trataka ist eine wunderbare Augenübung und eine einfache Vorstufe zur Meditation. Es ist auch eine Reinigungspraxis und bedeutet übersetzt so viel wie »ruhiges Starren mit den Augen«. Es wird angenommen, dass Trataka bei der Behandlung und sogar Auflösung mehrerer Augenerkrankungen hilft, beispielsweise bei Sehschwäche. Außerdem verbessert es die Konzentration und die Entschlossenheit. Trataka hilft dir, tief zu entspannen und Abstand vom Lärm und von den Ablenkungen der Außenwelt zu bekommen. Deine innere Schönheit wird im Laufe der Zeit durch diese Übung immer besser zum Vorschein kommen.

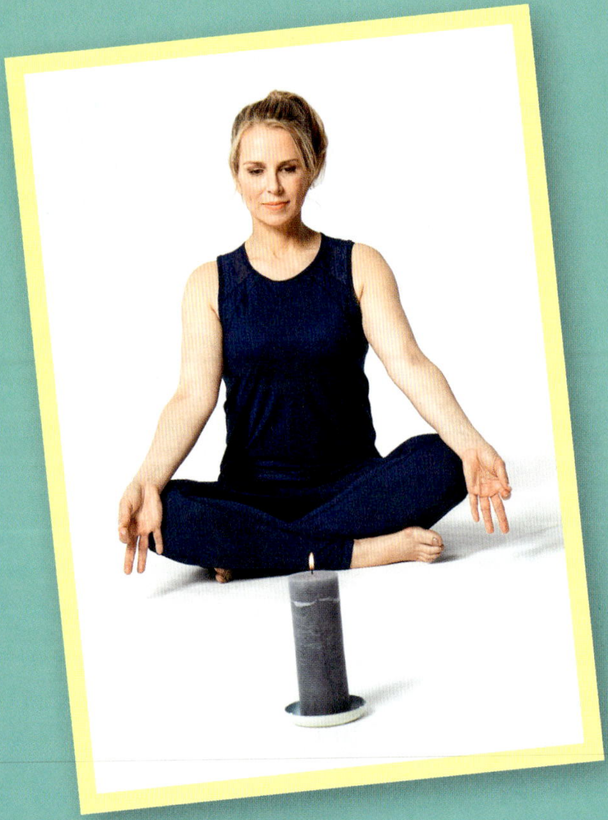

Übe ohne Brille oder Kontaktlinsen. Setz dich in einen bequemen aufrechten Sitz. Stell eine Kerze so hin, dass der Docht der Flamme auf Höhe deiner Augen ist, etwa eine Armlänge entfernt. Nun blickst du entspannt auf das obere Ende des Dochtes der brennenden Kerze. Versuche, nicht zu blinzeln. Halte diesen fokussierten Blick konstant. Es kann passieren, dass deine Augen dabei tränen. Das ist nicht gefährlich, sondern im Gegenteil, es ist Augentraining und Reinigungspraxis zugleich.

Schließe nach vier bis sechs Minuten die Augen und betrachte nun das innere Bild der Flamme. Wenn du es nicht gleich siehst, sei nicht enttäuscht. Mit regelmäßiger Übung und im Laufe der Zeit wird das Bild kommen.

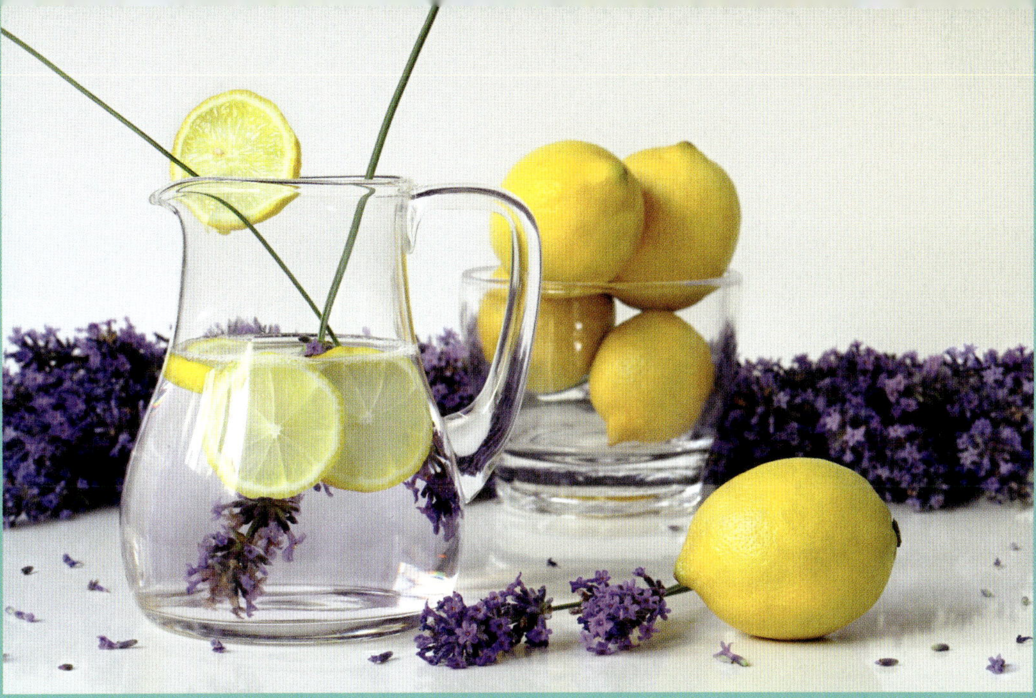

LAVENDELLIMONADE

Dieses erfrischende Tonikum gibt dir entspannte Energie. Für festliche Anlässe kannst du Mineralwasser mit Kohlensäure statt des kalten stillen Wassers verwenden.

- ¼ Tasse getrocknete Lavendelblüten
- 2 Tassen kochendes Wasser
- ¼ Tasse Agavendicksaft
- 8 Zitronen
- 5 Tassen kaltes Wasser
- Ein paar Zitronenscheiben zum Garnieren

Gib den Lavendel in eine Schale und gieße das kochende Wasser darüber. Zehn Minuten ziehen lassen.

Durch ein Teesieb abgießen. Agavensirup einrühren.

Die Zitronen entsaften, in einen Krug gießen, das kühle Wasser und dann das heiße Lavendelwasser hinzugeben. Für etwa eine Stunde abkühlen lassen oder sofort über Eis servieren.

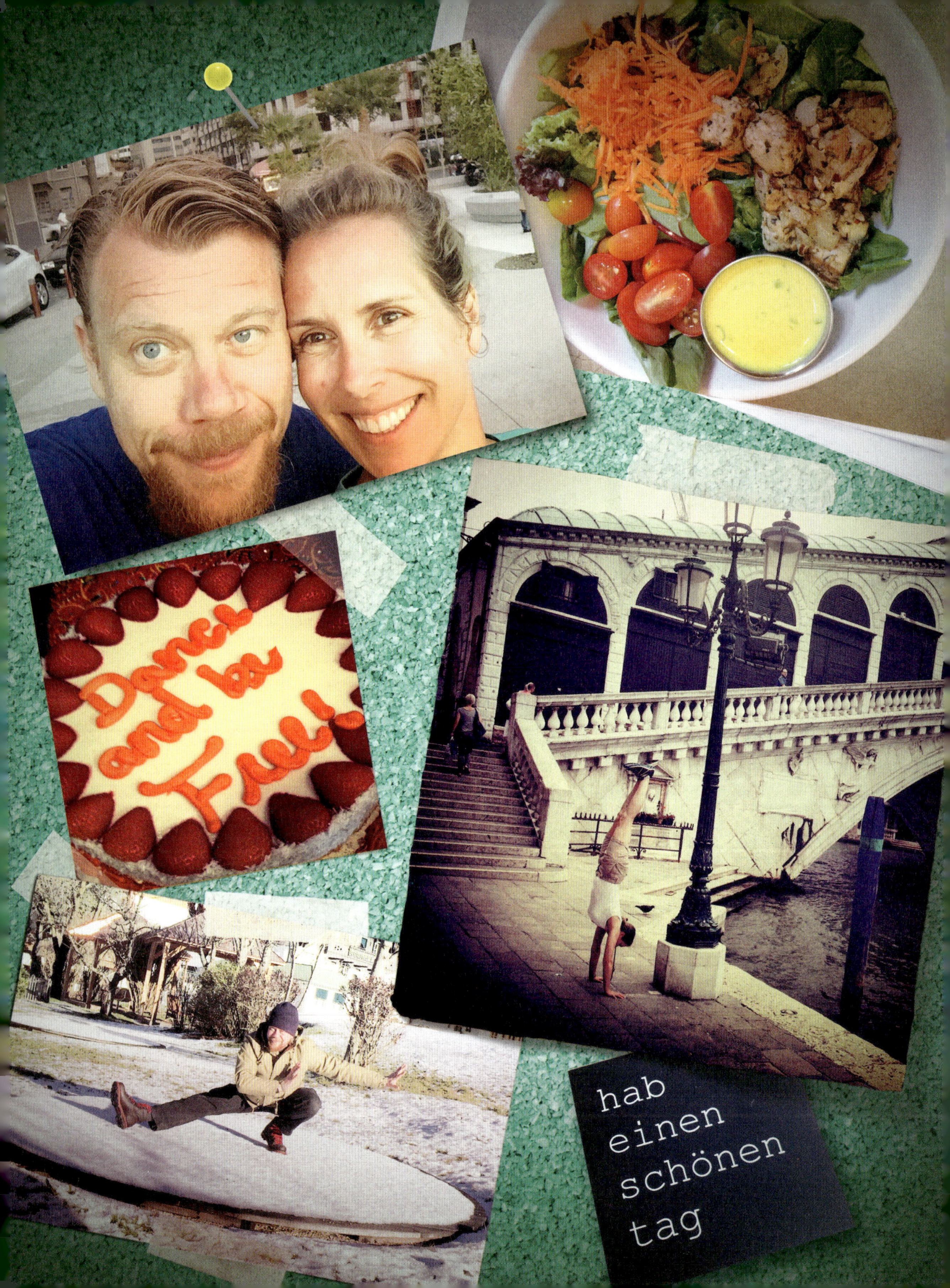
hab
einen
schönen
tag

DIE PRAXIS IST ES, DIE DICH TRANSFORMIERT

Eine regelmäßige Yogapraxis, das können wir nicht oft genug sagen, verwandelt dein ganzes Leben und dich gleich mit. Wie aber damit beginnen? Das Buch hat dir bereits zahlreiche Anregungen und konkrete Übungssequenzen gegeben. Hier folgen noch zwei Programme, die dir einen perfekten Start ermöglichen, einen, der dich bereits transformieren kann.

ZWEI PROGRAMME ZUR ANREGUNG

Um dir den Einstieg in deine persönliche Praxis zu erleichtern, haben wir zwei Beispielprogramme zusammengestellt, die du für dich ausprobieren kannst. Das eine umfasst ein Wochenende, das andere einundzwanzig Tage. Beide sollen dir als Anregung dienen, wie man eine regelmäßige Praxis aufbaut. Diese zwei Routinen entstammen unserer eigenen Praxis, wir haben damit sehr gute Erfahrungen gemacht.

Die eigene Praxis ist am wirksamsten, wenn sie zu einer Angewohnheit wird und nicht nur eine temporäre Angelegenheit ist. Aber jeder noch so lange Weg fängt mit dem ersten Schritt an. Unsere Angewohnheiten sind sehr starke und bestimmende Faktoren in unserem Leben. Wiederkehrende Abläufe sind eigentlich dazu da, unser Leben einfacher zu machen. Du musst nicht jeden Tag neu darüber nachdenken, welche Brötchen du morgens holst, welchen Weg du zur Arbeit fährst, welche Musik du einschaltest oder wann du Mittagspause machst. Diese Entscheidungen laufen auf Autopilot. Die geistige Kapazität steht so für etwas anderes zur Verfügung. Ideal ist es, wenn die Yogapraxis irgendwann ebenfalls eine Angewohnheit ist, über die du nicht mehr nachdenken musst. Morgens meditierst du – selbstverständlich. Abends machst du deine Asanas – ebenfalls keine Frage. Oder du hast einen ganz anderen Rhythmus, aber: Du praktizierst.

SETZ DEINE SCHWERPUNKTE

Die Programme, die wir dir hier vorschlagen, sind alltagstauglich und wirksam. Sie sind aber natürlich nur Vorschläge. Sei offen im Geist und probiere sie aus – und dann probier auch anderes. Du findest im Buch genügend Sequenzen. Leg besonderes Augenmerk auf die Teile der Praxis, mit denen du im Widerstand bist. Dinge, die dich nerven oder die du einfach nicht machst, weil sie dir zu banal oder zu schwierig sind oder was auch immer. Diese Stellen könnten die interessantesten für dich sein, denn sie zeigen dir an, wo du am meisten Chancen zur Veränderung hast. Hier verlässt du die gemütliche Komfortzone. Und genau das bringt dich weiter.

DISZIPLIN MACHT SPASS

Wenn du es schaffst, die Praxis mit Freude in deinen Tagesablauf zu integrieren, wird es deiner Weiterentwicklung einen entscheidenden Schub geben. Viele von uns verwechseln Disziplin mit dem öden und langweiligen Abarbeiten von stupiden und sinnlosen Aufgaben. Das ist hier nicht gemeint.

Eine regelmäßige Praxis ist etwas, was aus dir heraus entsteht. Es trainiert dich dahingehend, dass du dir selbst ein Kommando geben kannst und das dann auch tatsächlich umsetzt. Das ist für die meisten gar nicht so leicht, zumal es so viele Ablenkungen und Versuchungen gibt. Aber: Wer ist stärker? Und um wessen Leben geht es?

Mit einer regelmäßigen Übungspraxis stärkst du deine Umsetzungskraft. Geh kleine, aber stetige Schritte, auch wenn deine Anfangsmotivation hoch ist. Es ist ein großartiges Gefühl dranzubleiben. Es erhöht deine Selbstwirksamkeit um ein Vielfaches.

Praktiziere das Ganze entspannt, in dieser perfekten Mischung aus klarer Absicht und Entschlossenheit plus Gelassenheit. Es soll ja auch Spaß machen. Halte dich an den Yogagroßmeister B. K. S. Iyengar, der sagte, als er die Arbeit mit dem Geist beschrieb: Wenn ein Pferd auf der Koppel wäre, das du einfangen möchtest, kannst du wie ein Verrückter hinterherrennen – du wirst keine Chance haben, es zu fangen. Viel einfacher ist es, sich mit einem Apfel an den Zaun zu stellen und zu warten.

In diesem Sinne: Practice smart!

GENIEẞE DEINE FORTSCHRITTE

Übe immer mit Körper, Geist und Herz. Mach die Asanas so, dass dein Körper wirklich davon profitiert. Halte deine Ziele und den aktuellen Stand am besten in einem Notizbuch fest – das motiviert. Und bezieh immer auch dein Herz ein. Frage dich regelmäßig: Was macht mein Gefühlshaushalt? Was bewirkt die Praxis in mir und für meinen Alltag? Wie reagiert meine Umwelt auf mich?

Besonders wertvoll sind deine Notizen, wenn du sie Wochen, Monate oder Jahre später wieder ansiehst. Denn dann kannst du die Veränderung, die von Tag zu Tag immer nur in kleinen, kaum wahrnehmbaren Schritten passiert, deutlicher sehen. Irgendwann liest du dann auf den ersten Seiten deines Tagebuchs nach und stellst erstaunt fest: Dein ganzes Leben hat sich verwandelt.

DAS WOCHENENDPROGRAMM

Vielleicht kennst du das von Workshops und Seminaren: Zwei Tage – und du kommst völlig verwandelt zurück. Genau das kannst du zu Hause auch erleben: mit einem klug gestalteten Wochenend-Yogaprogramm. Das folgende Programm ist eine Anregung dafür, die du ausprobieren solltest. Später kannst du es ganz nach deinen eigenen Bedürfnissen abwandeln.

TAG 1

Morgens:

→ Kapalabhati (Seite 57)
→ Sich strahlend schön atmen (Seite 84)
→ Sonnengruß (ab Seite 172)
→ Bananen-Blaubeer-Smoothie (Seite 109)

Mittags:

→ Asanas für gute Laune (ab Seite 116)
→ Kitchari (Seite 71)

Abends:

→ Sequenz zur Entspannung (ab Seite 102)
→ Meditation zur Selbstvergebung (Seite 196)
→ Lavendellimonade (Seite 210)

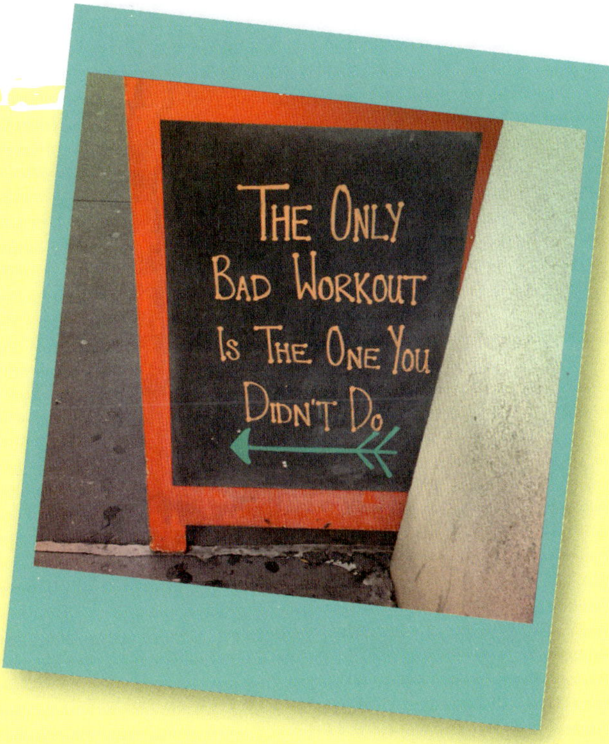
THE ONLY
BAD WORKOUT
IS THE ONE YOU
DIDN'T DO

TAG 2

Morgens:

- → Hummelatem (Seite 123)
- → Yogasequenz für spannende Abenteuer (Seite 139)
- → Apfel-Walnuss-Quinoa-Porridge (Seite 125) mit Mandelmilch (Seite 152)

Mittags:

- → Trataka (Seite 209)
- → Hüftentspanner (ab Seite 64) und Rückenentspanner (ab Seite 68)
- → Brauner Reis (Seite 135)

Abends:

- → Yoga für Erfolg und Fülle (ab Seite 132)
- → Meditation für einen besseren Schlaf (Seite 207)
- → Kräuterbad zur Entspannung (Seite 108)

DAS 21-TAGE-TRANSFORMATIONSPROGRAMM

Für dieses Programm haben wir dir verschiedene Aktionen zusammengestellt, eine bis zwei pro Tag. Wenn du diese Dinge in deinen Alltag integrierst, wird langsam eine stetige Praxis in dein Leben einziehen. Der Rest deines Tagesablaufs braucht sich erst mal gar nicht großartig zu verändern. Es geht einfach darum, diese eine oder zwei bewussten Handlungen über den Zeitraum von 21 Tagen auch tatsächlich verlässlich durchzuführen. Dein Körper und dein Geist werden so eine Praxis bald als etwas ganz Natürliches und Wertvolles wahrnehmen. Mehr praktizieren kannst du immer.

TAG 1

→ Atem der Freude (Seite 161) und Kitchari (Seite 71)

TAG 2

→ Dynamik-Sequenz (ab Seite 48)

TAG 3

→ Asanas für gute Laune (ab Seite 116)

TAG 4

→ Kopfmassage (Seite 153)

TAG 5

→ Viloma-Atmung (ab Seite 94)

TAG 6

→ Bliss Balls (Seite 85)

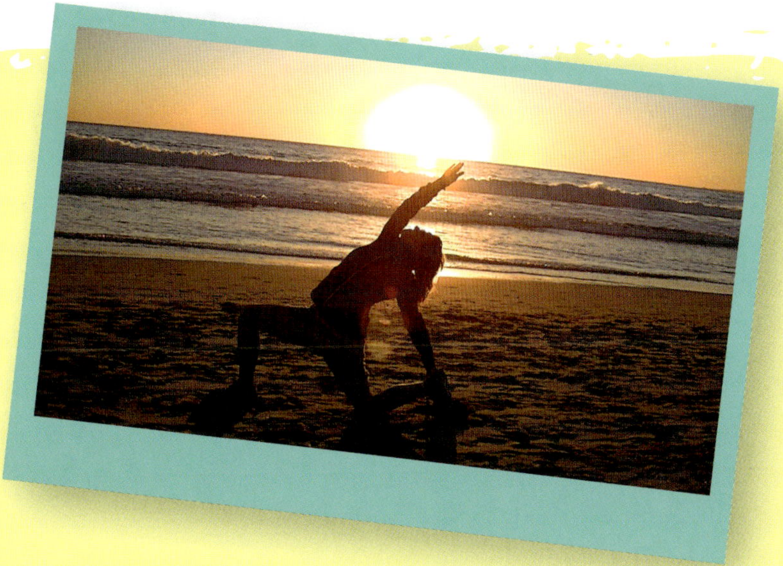

TAG 7

→ Kapalabhati (Seite 57)

TAG 8

→ Sequenz für ein offenes Herz (ab Seite 187)

TAG 9

→ Yogasequenz für spannende Abenteuer (Seite 139) oder Praxis an der Wand (ab Seite 146)

TAG 10

→ Sequenz für ein strahlend schönes Aussehen (ab Seite 78)

TAG 11

→ Meditation für einen besseren Schlaf (Seite 207)

TAG 12

→ Brauner Reis (Seite 135) und Lavendellimonade (Seite 210)

TAG 13

→ Hüftentspanner (ab Seite 64) und Rückenentspanner (ab Seite 68)

TAG 14

→ Morgensmoothie (Seite 58) und Kitchari (Seite 71)

TAG 15

→ Sonnengruß »Sonne und Feuer grüßen« (ab Seite 172)

TAG 16

→ Trataka (Seite 209)

TAG 17

→ Sequenz zur Wunscherfüllung (ab Seite 160)

TAG 18

→ Yoga für Erfolg und Fülle (ab Seite 132)

TAG 19

→ Meditation zur Selbstvergebung (Seite 196)

TAG 20

→ Yin-Yoga-Sequenz (ab Seite 202)

TAG 21

→ Himbeercrispies (Seite 197)

CHECKOUT

Herzlichen Glückwunsch, du hast das Buch bis hierhin gelesen und hoffentlich auch schon ein bisschen Yoga praktiziert. Jetzt liegt es an dir, dein Leben erfüllt und erfolgreich umzugestalten. Wir wissen, dass die Informationen in diesem Buch funktionieren, wir wenden sie täglich an und haben auch bei unseren Schülern schon große positive Veränderungen miterleben dürfen. Es ist die Essenz dessen, was wir erfahren haben. Auch unser Weg ist noch nicht zu Ende, neue Herausforderungen warten immer, auf jeden von uns.

Lass dich nicht einschränken und praktiziere niemals Dinge, die für dich nicht wirksam oder nicht gesund sind. Es gibt genügend Auswahl. Geh weiter auf deinem eigenen Weg. Nutze dieses Buch und deine Notizen und auch unsere Website www.yogafürdeinleben.de, um dich immer neu zu orientieren und dir auch deine Fortschritte bewusst zu machen. Gib dir selbst die Erlaubnis, dein Leben frei und fantastisch zu leben. Es ist möglich.

Alles Gute und viel Freude,

ANDREA UND DIRK

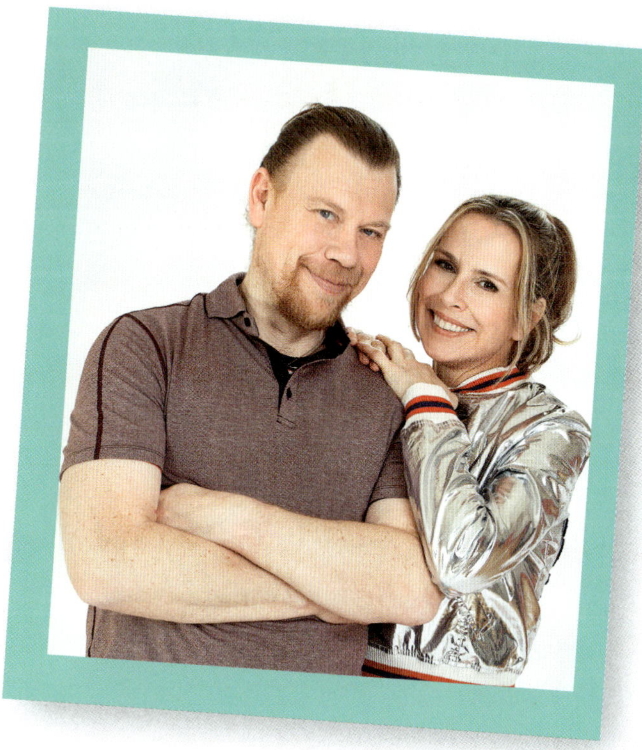

ADRESSEN

ANDREA KUBASCH / DIRK BENNEWITZ

www.poweryogagermany.de
info@poweryogagermany.de

www.dirkbennewitz.de
info@dirkbennewitz.de

ONLINESTUDIO POWER YOGA GERMANY:

www.poweryogagermany.de/online-studio.html

ONLINEVIDEOS UND VIELES MEHR:

www.yogafürdeinleben.de

POWER YOGA GERMANY CENTER

Hamburg / Schanzenviertel
Ludwigstr. 10, 20357 Hamburg

Hamburg / Winterhude
Herderstr. 38, 22085 Hamburg

BILDNACHWEIS

Bildredaktion und Leitung der Fotoproduktion: Bele Engels

Fotograf: Marco Grundt
Assistent: Andi Hopfgarten
Haare & Make-up: Claudia Wegener
Styling & Prop-Styling : Hannah Godde
Models: Dirk & Andrea
Für die freundliche Unterstützung der Fotoproduktion danken wir
Yogistar (www.yogistar.com)
Lululemon (www.eu.lululemon.com)
Manduka (www.manduka.com)

Fotos: © Andrea Kubasch und Dirk Bennewitz
Mit Ausnahme von:
S. 4 oben rechts, 25, 88, 93, 219, alle Übungsfotos von S. 48-208: ©Marco Grundt
S. 58 (vanillaechoes/shutterstock), S. 62 (Silvia Jansen/istockphoto),
S. 85 (SewCream/shutterstock), S. 109 (Anastasia Izofatova/shutterstock),
S. 125 (Mizina/istockphoto), S. 152 (Looker_Studio/shutterstock)
S. 168 (Amallia Eka/ shutterstock), S. 196 (Denis_Vermenko/istockphoto)
S. 209 (vora Obrazy/istockphoto)

IMPRESSUM

Die in diesem Buch vorgestellten Informationen und Empfehlungen sind nach bestem Wissen und Gewissen geprüft. Dennoch übernehmen die Autoren und der Verlag keinerlei Haftung für Schäden irgendwelcher Art, die sich direkt oder indirekt aus dem Gebrauch der hier beschriebenen Anwendungen ergeben. Bitte nehmen Sie im Zweifelsfall bzw. bei ernsthaften Beschwerden immer professionelle Diagnose und Therapie durch ärztliche oder naturheilkundliche Hilfe in Anspruch.

Die Verlagsgruppe Random House weist ausdrücklich darauf hin, dass im Text enthaltene externe Links vom Verlag nur bis zum Zeitpunkt der Buchveröffentlichung eingesehen werden konnten. Auf spätere Veränderungen hat der Verlag keinerlei Einfluss. Eine Haftung des Verlags für externe Links ist stets ausgeschlossen.

MIX
Papier aus verantwortungsvollen Quellen
FSC® C112556
FSC www.fsc.org

Verlagsgruppe Random House FSC® N001967

Erste Auflage 2017

Redaktion: Diane Zilliges
Covergestaltung: Guter Punkt, München
Coverfotos: © Dirk Bennewitz und Andrea Kubasch,
Thinkstock Lecic, Marco Grundt
Layout, Satz & Illustrationen: Sabine Dunst | Guter Punkt, München
Druck und Bindung: DZS Grafik d.o.o., Slowenien
ISBN 978-3-7787-8266-8

www.Ansata-Integral-Lotos-verlag.de
www.facebook.com/Integral.Lotos.Ansata